疾 病 观 察 与 护 理 技 能 丛 书

急诊科

疾病观察与护理技能

主 编　马燕欣　李军梅

中国健康传媒集团
中国医药科技出版社

内容提要

本书以急诊科常见疾病的概念、临床特点及治疗原则为基础，重点突出常见的护理问题，再针对护理问题给出相应的护理措施。全书条理清晰，重点突出，简洁实用，为急诊护理人员提高护理技能的实用工具书。

图书在版编目（CIP）数据

急诊科疾病观察与护理技能／马燕欣，李军梅主编．—北京：中国医药科技出版社，2019.3

（疾病观察与护理技能丛书）

ISBN 978 – 7 – 5214 – 0783 – 9

Ⅰ．①急…　Ⅱ．①马…　②李…　Ⅲ．①急性病 – 护理　Ⅳ．①R472.2

中国版本图书馆 CIP 数据核字（2019）第 023156 号

美术编辑　陈君杞
版式设计　南博文化

出版　**中国健康传媒集团** ｜ 中国医药科技出版社
地址　北京市海淀区文慧园北路甲 22 号
邮编　100082
电话　发行：010 – 62227427　邮购：010 – 62236938
网址　www.cmstp.com
规格　710×1000mm $\frac{1}{16}$
印张　22
字数　312 千字
版次　2019 年 3 月第 1 版
印次　2019 年 3 月第 1 次印刷
印刷　三河市万龙印装有限公司
经销　全国各地新华书店
书号　ISBN 978 – 7 – 5214 – 0783 – 9
定价　**46.00 元**

编委会

/ 前 言 /

随着急诊医学的发展，急诊护理也得到迅猛发展，从无到有，从弱到强，20余年过去了，急诊护理已具规模。但随着急诊诊疗技术的发展，培养高素质的急诊护理人才投身于急诊护理实践，开创新的急诊护理模式，为更多急诊病人提供护理支持，已成为新时期面临的新课题。

鉴于我国目前急诊护理学有的仅作为选修课或作为内科护理学的一个分支，现有急诊护理教材内容的专业特色不鲜明，没有统一的急诊护理教材；急诊护士岗前培训、继续教育的内容、方式和时间也是五花八门、良莠不齐；无明确的"急诊医护法规"和"急诊行业规范"来有效提高急诊护理质量和管理行为，无专业的急诊护理流程引导急诊从业护士的护理行为。为此，我们组织有丰富临床经验的主任和护士长编写了《急诊科疾病观察与护理技能》一书。本书共九章，分别论述了急性中毒、物理因素所致疾病、急症及外科、内科、妇科、儿科、五官科、传染科的常见病急诊护理。全书以急诊常见病的概念、临床特点、治疗原则为基础，重点突出护理问题，针对护理问题给出相应的护理措施。全书条理清晰，重点突出，简洁实用，针对性强，是提高广大急诊护理人员护理技能的实用工具书。

参与本书编写的作者均来自临床一线，同时还有多名专家对书稿进行审校，力求为临床护理人员提供切实可行的指导，使急诊各项护理操作更加科学、规范、安全，从而更好地做好急诊临床护理工作。

本书可作为护理人员、高等护理院校学生的参考书。

由于编者水平有限，不足之处在所难免，恳请广大读者和护理界的同仁提出宝贵建议和意见，以便我们不断改进。

编　者

2018 年 8 月

/ 目录 /

第一章
急　症

第一节　发　热

一、疾病概述

【概念与特点】

当体温调节中枢受热原作用或本身功能紊乱时，使人体体温升高超过正常范围的高限时，称为发热。当腋下温度超过 38.5℃、口腔温度超过 39.5℃时为高热。

【临床特点】

（1）热度　①低热：38℃以下；②中度热：38～39℃；③高热：39.1～40℃；④超高热 >40℃。

（2）热型　①稽留热：多见于传染性非典型肺炎、败血症、伤寒、大叶性肺炎。②弛张热：多见于脓毒血症、肝脓肿、败血症、感染性心内膜炎、粟粒型结核、恶性组织细胞病等。③间歇热：多见于疟疾、胆管感染、回归热、Still 病等。④回归热：体温急骤升高至39℃以上，持续数日后又骤然下降至正常水平，高热期与无热期各持续若干日，即规律性地互相交替 1 次，见于回归热、霍奇金病、周期热等。⑤波状热：体温逐渐升高至39℃或以上，数日后逐渐下降至正常水平，数日后又逐渐升高，如此反复多次，常见于布氏菌病、恶性淋巴瘤等。⑥不规则热：发热持续时间、体温波动无一定规律，可见于结核病、风湿热、流感、普通上呼吸道感染、支气管肺炎、渗出性胸膜炎、感染性心内膜炎等。

（3）伴随症状　①寒战：先寒战后高热见于大叶性肺炎，输血、输液反应；反复寒战、高热见于败血症、感染性细菌性心内膜炎。②淋巴结肿大：全身淋巴结肿大有压痛见于传染性单核细胞增多症；局部淋巴结肿大有压痛见于炎症、无压痛见于转移瘤。③伴昏迷：先发热后昏迷见于流行性乙型脑炎、斑疹伤寒、流行性脑脊髓膜炎，先昏迷后发热多见于脑出血、巴比妥类药物中毒。④伴黄疸：急性病毒性肝炎、肝脓肿、化脓性胆管炎、胆管癌、胰头癌、急性溶血、疟疾、传染性单核细胞增多症等。⑤伴心脏增大、心脏杂音：风湿热、亚急性感染性心内膜炎、心包炎等。⑥伴有皮疹：发热后出疹时间大致为猩红热第 2 天，麻疹第 3~5 天，风疹第 1~2 天，斑疹伤寒第 4~6 天，水痘第 1 天，天花第 3 天，登革热第 4~6 天，伤寒第 7 天后，幼儿麻疹第 3~4 天，传染性单核细胞增多症第 4~10 天。⑦伴特殊面容：伤寒病人常表情淡漠；斑疹伤寒、流行性出血热有醉酒样面容；猩红热见口周苍白圈及草莓舌；麻疹常见眼睑水肿，结膜充血，眼分泌物增多。

【治疗原则】

急性发热治疗的根本是病因治疗。对生命体征稳定的低热和中等度发热，应在动态观察体温的同时积极查找病因；对高热和超高热应在查找病因的同时予以积极降温和对症处理，以稳定病情和缓解病人的痛苦；对生命体征不稳定的急性发热病人应在动态观察的同时开始经验性治疗。

二、主要护理问题

（1）体温过高　与感染有关。

（2）潜在并发症　休克、心力衰竭。

（3）体液不足　与高热出汗有关。

（4）焦虑、烦躁　与突发疾病、担心预后有关。

三、护理措施

1. 常规护理

（1）将病人置于安静、舒适、通风的环境，如空调室、室内放置冰块、电扇通风等。

（2）口腔护理 高热病人易发生舌炎、齿龈炎等，应注意口腔清洁，防止感染和黏膜溃烂等。

（3）皮肤护理 高热病人在降温过程中伴有大汗，应及时更换衣裤和被褥，注意皮肤清洁卫生和床单干燥、舒适。有出血倾向的病人，应防止皮肤受压与破损。

（4）饮食 以清淡为宜，给细软、易消化、高热量、富含维生素及蛋白、低脂肪的饮食。鼓励病人多饮水，多食用新鲜水果和蔬菜。

2. 专科护理

（1）30%～50%酒精擦拭颈部、四肢处。

（2）用一次性冰袋置于额、枕后、颈、腋或腹股沟等处。

（3）对过高热病人尚可置于空调病房中。

（4）药物降温 ①选用水杨酸制剂。②糖皮质激素。③对过高热或伴惊厥者尚可应用冬眠疗法。④高热引起脑水肿者，在积极治疗原发病同时可用20%甘露醇加地塞米松静脉滴注。

3. 病情观察

（1）严密观察体温、脉搏、呼吸、血压、神志变化 了解病情及观察治疗反应。在降温过程中，应持续测量体温或每5分钟测量1次，注意防止体温突然下降而造成虚脱或休克。

（2）观察末梢循环情况 高热而四肢末梢厥冷、发绀者，往往提示病情更为严重，经治疗后体温下降和四肢末梢转暖，发绀减轻或消失，则提示治疗有效。

（3）高热惊厥的护理 注意保护，防止坠床和碰伤，床边备开口器与拉舌钳，防舌咬破，及时吸除鼻咽腔分泌物，保持呼吸道通畅。

（4）用药观察 ①应用激素时，注意有无恶心、呕吐、心律失常、电解质紊乱等不良反应。②应用吲哚美辛（消炎痛）时，常见的不良反应有胃肠道反应、中枢神经系统症状、变态反应等。③在应用由哌替啶、氯丙嗪、异丙嗪组成的冬眠合剂时，应注意观察有无呼吸抑制、血压下降、休克等情况。

（5）预见性观察 观察有无伴随症状，如寒战、大汗、咳嗽、呕吐、腹泻、出疹或出血等，有无颅内压增高、惊厥等，以协助诊断，防止并发症。

4. 健康指导 卧床休息，补充足够的水分和营养，超高热或高热伴有惊厥、谵妄者可应用镇静药物，必要时应用保护器具，防止病人坠床、抓伤等。

第二节 昏 迷

一、疾病概述

【概念与特点】

正常意识状态的维持需要结构完整、功能健全的大脑皮质和脑干网状上行激活系统两者功能的协调一致，其中任一者的结构和功能异常都会出现不同程度的意识障碍。昏迷是严重的意识障碍，其主要特征为随意运动丧失，对外界刺激失去正常反应并出现病理反射活动。需迅速明确病因和诊断，积极治疗。

【临床特点】

（1）昏迷程度 ①嗜睡：持续处于睡眠状态，能被唤醒，停止刺激后又入睡，能简单对话。②昏睡：用较重的疼痛刺激或大声呼唤才能唤醒，可有自发性肢体活动，基本不能执行指令。③浅昏迷：不能唤醒，对疼痛刺激有表情及回避动作，不能执行指令。④深昏迷：对外界一切刺激均无反应，各种反射消失，生命体征常有改变。

（2）生命体征 ①体温：体温升高常见于严重感染性疾病，体温下降见于酒精中毒、周围循环衰竭，老年人严重感染时体温也可不升。②脉搏：昏迷伴脉搏变慢，可见于颅内压增高、房室传导阻滞等；脉搏增快可见于高热或感染性疾病等；脉搏先慢后快伴血压下降，可见于脑疝压迫脑干、延髓生命中枢衰竭，提示预后不良。③呼吸：呼吸深而慢、脉搏慢而有力、血压增高为颅内压增高的表现；昏迷晚期或脑干麻痹时中枢性呼吸衰竭，可出现潮式呼吸、失调性呼吸、叹息样双吸气呼吸等。④血压：血压急剧上升常见于脑出血、子痫、高血压脑病等；血压急剧下降可见于急性失血、心肌梗死、巴比妥类药物中毒、糖尿病昏迷、中毒性菌痢、中毒性肝炎、药物过敏反应等。⑤意识与瞳孔：意识障碍的情况常作为正确理解颅脑损伤程度和判断预后最有价值的临床症状之一。脑震荡的意识短暂丧失又恢复，一般不超过30

分钟，如果意识障碍时间延长，则可能有脑挫伤。如脱水治疗后意识障碍逐渐加重，则提示脑受压、颅内血肿的可能。昏迷程度加深，瞳孔不等大（患侧缩小），对光反射迟钝，以后瞳孔散大，对光反射消失，呼吸不规则，脉搏快慢不均，血压不稳定等均为颅内压增高、脑疝的表现，提示预后不良。

【治疗原则】

对于危及生命的昏迷病人应立即给予有效的处置，保持呼吸道通畅，必要时气管插管，人工辅助通气，应用呼吸兴奋剂；纠正休克，维持有效循环。

二、主要护理问题

(1) 有生命体征改变的可能　与中枢受累有关。

(2) 清理呼吸道低效　与机体咳嗽反射消失有关。

(3) 自理缺陷　与昏迷有关。

(4) 有窒息的危险　与分泌物误吸、舌后坠有关。

(5) 有受伤的危险　与突发昏迷摔倒有关。

(6) 有皮肤完整性受损的危险　与摔倒后受伤有关。

(7) 有发生失用综合征的危险　与长期卧床有关。

三、护理措施

1. 常规护理

(1) 安置病人，保证病人安全，加床档防止坠床，必要时用约束带。

(2) 病人取平卧位，松解领口，取出义齿，防止舌咬伤。头偏向一侧，给氧，准备吸痰用物，保持呼吸道通畅，做好气管内插管或气管切开以及机械通气的准备和护理。

(3) 建立静脉通路，维持水、电解质和酸碱的平衡，维持血压，遵医嘱给予镇痛、镇静、降温、解毒、促进脑细胞代谢和功能恢复的药物。

2. 专科护理

(1) 做好基础护理和心理护理　保持床单位平整干净，做好病人口腔、皮肤护理，定时翻身、拍背、按摩，防止肺部、泌尿系统感染和压疮形成；

留置导尿管者每 3 ~ 4 小时排放 1 次，每周更换 1 次导尿管，大便后用温水洗净肛门；帮助病人使各个关节处于良好功能位置，每天对各关节做被动运动，防止肌肉萎缩或关节僵硬挛缩；做好家属和病人清醒后心理安抚工作。

（2）各种导管的护理　注意输液管是否通畅，根据病情调整输液速度；注意各种导管如导尿管、胸腔闭式引流管、脑室引流管的护理，记录引流液的量、性质以及引流是否通畅。如病人已留置胃管或鼻饲管，应定时观察其回抽液，以便早期发现有无应激性溃疡。

3. 病情观察

（1）实施监护，观察生命体征　严密监测病人的生命体征（体温、血压、呼吸、脉搏）及意识状态、瞳孔大小、对光反射并记录，准确记录出入液量。

（2）病因护理　观察病因去除后，病人的状况是否好转。如低血糖病人应用葡萄糖后是否神志转清；安眠药中毒病人经洗胃、解毒等处理后是否好转。

4. 健康指导

（1）做好病人的相关疾病知识指导　如患有糖尿病病人，不得自行停药或增加药物剂量。

（2）对经过积极抢救后病情较稳定而病程较长的出院者，要指导家属和有关人员对病人进行细致的皮肤、口腔、肺部、泌尿系统等部位护理，防止并发症发生；同时要训练病人的肢体，防止关节僵硬和肌肉萎缩，以促进康复。

第三节　头　痛

一、疾病概述

【概念与特点】

头痛一般是指眉弓、耳郭上缘和枕外隆凸连线以上的头颅上半部疼痛，而面痛指上述连线以下到下颌部的疼痛。急性头痛为内科急症中常见的症状，它可以是劳累、神经紧张和焦虑的一般表现；或是许多全身疾病的一种伴随症状；也可能是高血压脑病、脑卒中或颅内肿瘤等颅内严重疾病的一种早期信号。

【临床特点】

头痛的主要临床表现为全头或局部的胀痛或钝痛、搏动性疼痛、头重感、戴帽感或勒紧感等，同时可伴有恶心、呕吐、眩晕和视力障碍等。临床上，引起头痛的原因不同，其临床表现也可能不相同。

（1）偏头痛 是临床常见的原发性头痛，其特征是发作性、多为偏侧中重度、搏动样头痛，一般持续 4～72 小时，可伴有恶心、呕吐，光、声刺激或日常活动均可加重头痛。包括无先兆偏头痛和有先兆偏头痛。

（2）丛集性头痛 发作无先兆，头痛突然开始，为一连串密集的头痛发作，多从一侧眼窝及其周围开始，向同侧颞顶部及耳鼻扩散，也可扩散至枕、顶部；疼痛为钻痛或搏动性痛，特别地剧烈，在头痛达高峰时病人极其烦躁，坐卧不安。头痛时部分病人有同侧眼结膜充血、流泪、鼻塞和流涕、面部潮红、眼睑水肿以及恶心、厌食、畏光等。常在午睡时或凌晨发作，病人可从睡眠中痛醒。每次头痛持续时间 0.5～2 小时，然后很快消失。头痛发作期间每天发作数次，时间及部位较固定，可持续数周至数月。

（3）紧张性头痛 头痛部位不定，可为双侧、单侧、全头部、颈项部、双侧枕部、双侧颞部等部位。通常呈持续性钝痛，许多病人可伴有头晕、失眠、抑郁或焦虑等症状。

（4）低颅内压性头痛 以双侧枕部或额部多见，也可为颞部或全头痛，但很少为单侧头痛，呈轻至中度钝痛或搏动样疼痛。头痛与体位有明显关系，立位时出现或加重，卧位时减轻或消失。

【治疗原则】

（1）积极处理和治疗原发病。

（2）适当使用解热镇痛药，如索米痛片、米格来宁，或少量服用可待因、罗通定等。

（3）对焦虑烦躁者可酌情加用安定药或镇静药，对抑郁表现者加用抗抑郁剂。

（4）针对发病机制进行治疗。

二、主要护理问题

(1) 疼痛　与心理、精神或文化痛苦引起的疼痛（主要为头痛）有关。

(2) 知识缺乏　与对信息、资源不熟悉有关。

(3) 活动无耐力　与疼痛有关。

三、护理措施

1. 常规护理　情绪紧张、焦虑、不安、兴奋都会使全身肌肉紧张收缩，促使头痛恶化。护理病人时应对疾病的检查、治疗进行充分解释，指导病人解除焦虑的方法，如压力调节及肌肉放松技巧等。有头痛眩晕、心烦易怒、夜眠不佳、面红、口苦症状的病人，应予以安慰和精神支持，耐心听取病人主诉，做好解释工作，消除病人的不良情绪。尽可能满足病人的合理需求，取得病人的信任、理解和配合，帮助病人解除心理压力，避免病人的负性情绪。

2. 专科护理

（1）指导病人及家属减轻头痛的方法　①休息：充足的休息和良好的睡眠质量，可以减少或缓解头痛，过度疲劳和劳累可增加血氧消耗，造成血管扩张，从而引起头痛。轻度头痛，一般不用休息，可服用镇痛药，如索米痛片等。头痛剧烈者，必须卧床休息，减少头部运动。②保持环境安静，控制噪声；保持环境舒适的温度、湿度，避免强光、异味等不良因素刺激而诱发头痛。③体位适当：头部低位可促使脑血液循环，使缺血的脑血管收缩得以缓解，但颅内压高者应抬高头部，以减低颅内压，避免颅内压上升而引起头痛。腰椎穿刺后的头痛常因直立位而加重。丛集性头痛则因直立位而减轻。脑肿瘤、脑膜炎的头痛常因转头、俯首、咳嗽而加剧。颈肌急性炎症所致的头痛常因颈部运动而加重；反之，与职业有关的颈肌过度紧张所致的头痛则于颈部活动后减轻。④头颈部肌肉适当地按摩及放松运动，避免头颈部肌肉长时间保持一个姿势可减少紧张型头痛的发作。⑤按压穴位镇痛：偏头痛可按压外关，前额痛可按压印堂、合谷、阳白穴，两侧痛可按压百会。双手指压太阳穴、合谷穴也可使头痛暂时缓解。⑥冷热的应用：冷敷可阻滞神经传导，具有镇静、麻醉及解痉等作用，可用于缓解偏头痛。温热敷可促进血液循环，使紧张的肌肉得以放松，适用于紧张性头痛。⑦饮食指导：可进高营养、高蛋白、易消化的食物。忌烟酒，饮酒会引起血管扩张，引起或加重头痛症状。⑧保持大便通畅：便秘及用力排泄会使血压及颅内压快速升高，引起头痛。

（2）腰椎穿刺的护理　去枕平卧6～8小时，预防或减少脑脊液漏，并鼓励病人多饮水，以促进脑脊液恢复，预防穿刺后的低颅内压性头痛。低颅内压综合征多发生于腰椎穿刺、颅脑损伤、手术或脑膜脑炎等之后以及严重脱水等情况。坐起后突发剧烈头痛，常伴恶心、呕吐，平卧后头痛迅速缓解。低颅内压综合征头痛的特点为在抬高床头或坐立时，头痛加重，系因此时颅内压进一步下降，颅内疼痛敏感组织失去了脑脊液的托浮而受到牵拉所致，故也属于牵引性头痛，平卧后头痛减轻。

（3）高颅内压性疼痛　应绝对卧床休息，保持病室安静，可将床头抬高30°，以利于脑静脉回流而减轻脑水肿。减少颅内压增高的诱发因素如排便不可过猛和用力，避免咳嗽、喷嚏，以免使颅内压增高程度加重而发生脑疝。

3. 病情观察　观察病人头痛的特征及性质、有无头痛的前驱症状及其表现，观察头痛程度及伴随的不适症状、有无生命体征变化，了解影响头痛的主要因素。

4. 健康指导

（1）教会病人观察头痛的特点，并主动向医护人员报告。

（2）告诉病人能避免的头痛因素。

（3）正确对待工作、生活中的事情，避免长时间固定一种体位，适当参加体育锻炼，保证睡眠质量，建立健康的生活方式，保持良好的精神状态。

（4）按医嘱服药。

第四节　胸　痛

一、疾病概述

【概念与特点】

胸痛在内科急症中较为常见，主要由胸部疾病所致，少数由其他疾病引起。胸痛的程度因个体痛阈的差异而不同，与病情轻重程度不完全一致。在临床急诊工作中，应首先确定就诊的急性胸痛病人是否有急性心肌梗死、主动脉夹层、肺栓塞、气胸等，因为这些疾病如果处理不及时，常危及生命。

【临床特点】

（1）基本表现 ①病人胸部（从颌部到上腹部）的一种疼痛或不适感。②胸痛部位、性质、严重程度、持续时间和诱因，因疾病不同和病人个体差异而临床表现不同。

（2）伴随症状 ①心慌、心悸；②呼吸困难和发绀；③晕厥；④大汗；⑤恶心、呕吐。

（3）危及生命的胸痛及其特点 见表1-1。

表1-1 危及生命的胸痛的临床特点

病因	胸痛特点	诱发因素或缓解因素	危险因素	伴随症状
心绞痛	胸骨后压迫感、烧灼样疼痛，向颈、颌、肩、手臂放射，持续3~15分钟	运动、寒冷、情绪变化、餐后诱发，休息、使用硝酸甘油缓解	男性>35岁，女性>45岁，绝经后妇女，高胆固醇血症、高血压、糖尿病、吸烟、家族史	焦虑、气短、心动过缓或过速、恶心、呕吐、大汗
心肌梗死	胸骨后压榨样、窒息感，向颈、颌、肩、手臂放射，疼痛时间>15分钟	休息、硝酸甘油不能缓解	同上	同上
主动脉夹层	突发胸骨后、肩胛间剧烈疼痛，撕裂样，持续性	—	高血压、结缔组织疾病、妊娠、主动脉缩窄、高龄、瓣膜疾病、家族史	恶心、呼吸困难、大汗、相关神经病学改变
肺栓塞	胸骨下、病变局部胸膜炎性疼痛，持续性	呼吸时加剧	癌症、妊娠/产后、创伤、手术后、长期卧床、高龄	焦虑、喘息、气短、咳嗽、咯血、心动过速、晕厥
气胸	患侧胸膜炎性疼痛，向颈、背放射，持续性	呼吸性疼痛	慢性肺病史、吸烟、月经期、既往发作史	气短、唇发绀
食管破裂	胸骨后或上腹部烧灼样痛，向后胸放射，持续性	颈部弯曲时疼痛加剧	剧烈呕吐、食管的机械操作后	恶心、剧烈呕吐、大汗、呼吸和吞咽困难

【治疗原则】

1. 基本治疗

（1）主诉胸痛病人在明确诊断前分诊至急诊抢救室或胸痛单元。

（2）建立静脉通路　建立至少一条静脉通路以备病人情况恶化时给药。

（3）充分给氧　给予病人 2 ~ 4L/min 鼻导管吸氧。

（4）做 12 导联心电图。

（5）心电监测。

（6）即刻的床旁 X 线胸片和动脉血气分析。

（7）会诊　①心胸外科会诊：怀疑主动脉夹层、主动脉瓣膜狭窄或食管破裂。②心脏科和（或）呼吸科会诊：血流动力学紊乱的胸痛病人。

2. 支持治疗

（1）控制疼痛　①如无禁忌证，给予硝酸甘油和（或）吗啡控制疼痛。②怀疑消化道疾病，考虑尝试给予雷尼替丁或法莫替丁、氢氧化铝凝胶。

（2）控制血压和减轻心脏负荷　①普萘洛尔、美托洛尔、艾司洛尔。②硝普钠。

3. 病因治疗

（1）急性心肌梗死　溶栓或介入治疗。

（2）肺栓塞　溶栓治疗。

（3）张力性气胸　胸腔闭式引流。

（4）主动脉夹层或食管破裂　外科手术。

二、主要护理问题

（1）疼痛　与心肌缺血、缺氧有关。

（2）活动无耐力　与心肌氧的供需失调有关。

（3）知识缺乏　缺乏控制诱发因素及预防性药物应用知识。

（4）潜在并发症　心肌梗死。

三、护理措施

1. 常规护理

（1）休息　立即停止正在进行的活动，应卧床休息，并密切观察。

（2）氧疗　遵医嘱给予氧气吸入。急性肺水肿病人采用配制 30% ~ 50% 酒精湿化间断吸氧；慢性肺源性心脏病病人予持续低流量吸氧；呼吸功能不全者使用面罩加压吸氧或必要时行机械通气。

（3）营养护理　鼓励病人进食富含维生素、易消化的饮食，少量多餐、避免刺激。必要时限制钠盐摄入。

（4）排泄护理　帮助病人建立良好的排便习惯。连续数日未排便者可给予缓泻剂或低压温水灌肠，对重病人记录 24 小时尿量，定时测体重。

（5）心理护理　安慰病人解除紧张不安情绪，以减少心肌耗氧量。协助病人克服各种不利于疾病治疗的生活习惯及嗜好。

2. 专科护理　遵医嘱给予硝酸甘油等静脉滴注，应控制滴速，以防低血压发生。部分病人用药后出现面部潮红、头部胀痛、头晕、心动过速、心悸等不适，应告知病人是由于药物所产生的血管扩张作用导致，以解除顾虑。应用肝素、阿司匹林、低分子肝素以防止血栓形成，阻止病情发展为心肌梗死。

3. 病情观察　动态评估病人疼痛的部位、性质、程度、持续时间，给予心电监测，描记疼痛发作时的心电图，严密监测心率、心律、血压变化，观察病人有无面色苍白、大汗、恶心、呕吐等。

4. 健康指导

（1）控制热量，保持理想体重。

（2）控制脂肪摄入的质和量，控制糖摄入量，适当增加膳食纤维的摄入。提倡多食用膳食纤维、水果、豆制品、液体植物油等。保证必要的有机盐及微量元素供给。减少钠的摄入。少量多餐，切忌暴饮暴食，晚餐不宜过饱，应采用定时、定量、少食多餐的方法。

（3）戒烟限酒。

第五节 咯 血

一、疾病概述

【概念与特点】

喉以下的呼吸道或肺组织出血，经口腔咯出，称为咯血。24 小时内咯血量 500ml 以上者或每次咯血量超过 20ml 者为大咯血。大咯血病人常因窒息而死亡。应早期检查确定病因，及早治疗。

【临床特点】

（1）症状 ①在咯血前可有喉痒、胸闷、头晕等先兆症状。②伴有咳嗽、咳痰、胸痛或发热。③或伴有低热、盗汗、乏力、面色潮红。④或伴胸闷、心悸、气急、咳泡沫样痰。

（2）体征 肺部啰音、呼吸音减低或有实质体征等。心率增快、心脏病理性杂音、呼吸困难等。杵状指（趾），多见于支气管扩张、肺癌、肺脓肿等。面色苍白，皮肤、黏膜出血，多见于出血性疾病。

【治疗原则】

止血、镇静及对症治疗。

二、主要护理问题

（1）焦虑、恐惧。

（2）咳嗽无力 与清理呼吸道低效，反复咯血有关。

（3）潜在并发症——窒息 与出血量多有关。

三、护理措施

1. 常规护理

（1）做好心理护理，尤其精神紧张的病人，做好解释和安慰工作，并以认真热情的态度、敏捷的动作、娴熟的技术来获得病人的信任。

（2）安排病人在安静、舒适的病室，卧床休息。

2. 专科护理

（1）体位引流　立即将病人置于头低足高位引流，轻拍背部以利引流。

（2）保持呼吸道通畅，及时吸出口腔内的血块，必要时气管插管或气管切开。

（3）在解除气道梗阻以后，给予高浓度氧气吸入及适量呼吸中枢兴奋药，以改善缺氧。

（4）无自主呼吸者，立即行气管插管和人工呼吸机辅助呼吸。

3. 病情观察

（1）临床观察　①严密观察生命体征，监测血压、脉搏、呼吸及意识的变化，观察并记录咯血的次数和量；②根据医嘱给予止血药和抗菌药，观察用药疗效及药物反应。

（2）药物观察　垂体后叶素有缩血管的作用，对毛细血管和小动脉的作用尤为显著。在病人输液过程中应严格控制滴速，最好用输液泵控制速度，观察病人是否有腹痛、便意、大便次数增多等情况。

（3）预见性观察　窒息是咯血病人死亡的主要原因。密切观察咯血窒息的早期特征，保持正确的体位引流，鼓励并指导病人将血轻轻咯出，以防血块堵塞气管。床旁准备抢救物品，如气管插管或气管切开包、吸引器、呼吸机、氧气等。

4. 健康指导

（1）咯血发生时应积极采用有效的措施配合抢救，保持呼吸道通畅，嘱其采取患侧卧位，有利于健侧通气。

（2）向病人说明屏气无助于止血，且对机体不利，应尽量将血咯出，不能咽下和屏气，以防窒息。

（3）充分做好吸痰、气管切开、气管插管等抢救工作。遵医嘱给予止血药。

第六节 呕 血

一、疾病概述

【概念与特点】

呕血是由于上消化道（食管、胃、十二指肠、空肠上段、胰腺、胆道）急性出血所致。

【临床特点】

上消化道出血的临床表现以呕血和黑便为主要特征，常伴有周围循环衰竭症状。呕血前常有恶心感、上腹部不适、脉搏增快等先兆。出血早期短时间内可见急性周围循环衰竭征象，如头晕、心悸、出汗、恶心、口渴，排便前或排便后晕厥倒地，脉细无力，甚至触不到，血压下降。出血较多时，出现全身冷汗、四肢厥冷、少尿等休克症状。

【治疗原则】

处理时首先针对失血造成的血容量不足，努力纠正血循环不稳定状态。抗休克的同时，尽早查清出血的原因和部位，然后分别给予相应的处理。

二、主要护理问题

（1）呼吸道清理低效　与咳嗽无力有关。

（2）潜在并发症——窒息　与出血量多有关。

（3）焦虑、恐惧心理　与突发疾病、担心预后有关。

三、护理措施

1. 常规护理

（1）出血量大的病人绝对卧床休息，保持环境安静、温度适宜，注意保暖。

（2）专人护理，细微生活照顾，给予心理支持，消除恐惧。

（3）禁食，保证输血、输液通畅，以维持水、电解质、酸碱的平衡。对心、肺疾患病人应监测心脏功能，通过测定中心静脉压来控制输液速度。

（4）呕血时可抬高下肢，以保证脑部供血。保持呼吸道通畅，呕血时头偏向一侧，防止呕吐物进入呼吸道引起窒息和吸入性肺炎，必要时给予氧气吸入。大出血者应迅速建立静脉通路，及时备血。输液开始宜快，但老年病人宜根据中心静脉压调节输液速度，避免输液、输血过快引起肺水肿。

（5）心理护理　护士工作应稳重而有秩序，使病人镇定，消除不良心理。应劝导病人家属不要在病人面前表现出情绪波动而干扰病人。应经常巡视、陪伴病人，使其有安全感。呕血或黑便后应及时清除血迹、污物，以免引起病人惊慌。听取并解答病人及家属的疑问，以减轻其疑虑。指导病人有关休息与放松的技巧，必要时给予病人镇静剂，以减少其不安和恐慌。

2. 三腔双囊管的使用护理

（1）使用前检查气囊是否破损以及气容量。

（2）做好病人的解释工作，以取得配合。

（3）管插入深度为 60cm 左右，若有胃液抽出表示管在胃内。

（4）三腔双囊管插入后，必须先向胃气囊充气。

（5）将胃气囊充气 200～300ml，然后轻轻提拉至不能拉动为止，用止血钳将管口夹紧以防漏气。

（6）如胃气囊止血不成功，将食管气囊充气 100～150ml，用一个 0.5kg 的物体牵拉来固定三腔双囊管的位置。

（7）胃气囊充气不够、提拉不紧是导致压迫止血失败的常见原因。如胃气囊充气少而又提拉过猛，则可使胃气囊进入食管下段，挤压心脏引起不适，并出现恶心、呼吸困难、频繁期前收缩；有时提拉不慎，将胃气囊拉出阻塞于咽喉部而引起窒息，此时宜速放气囊，检查原因。

（8）保持胃管通畅，观察引流液的量和颜色并及时记录，如胃管内有新鲜血液流出，应立即通知医生。如在胃管内注入止血药（如去甲肾上腺素、凝血酶）进行治疗时，应夹管 30 分钟。

（9）应注意口腔卫生，经常吸除痰液，不宜咽下，以免误入气管，引起吸入性肺炎。

（10）一般情况下，三腔双囊管压迫 12～24 小时，食管气囊放气 15～30 分钟，以免局部黏膜受压过久糜烂坏死。

（11）出血停止后，须观察 24 小时后方可拔管，拔管前宜服液状石蜡 20~30ml，以防囊壁与黏膜黏着，拔管后应继续观察有无再出血现象。

3. 病情观察

（1）观察出血对病人机体的生理影响 ①观察生命体征的变化：根据病情一般每 30 分钟至 1 小时测量 1 次，并详细记录。②观察神志和意识的改变：病人平静，对答自如，表示脑血供充足；若病人烦躁不安、表情淡漠提示脑缺氧，是观察休克的客观指标之一。③观察皮肤色泽和肢体温度的变化：大出血病人面色苍白、皮肤湿冷、口唇发白、四肢冰凉，提示微循环血液灌注不足。治疗过程中皮肤逐渐转红、出汗停止、肢体转暖，说明血流灌注好转。④观察呕吐物和粪便的性质、颜色和量。⑤观察尿量变化：疑有休克时应放置导尿管，测每小时尿量，应保持每小时尿量 25~30ml 以上。⑥定期复查红细胞计数、血红蛋白、血细胞比容、网织红细胞计数与血尿素氮，注意这些指标的动态变化。

（2）观察出血是否停止或继续出血 在临床上，第 1 次出血量大者易发生再出血；呕血病人再出血的机会比仅有黑便者多；食管胃底静脉曲张破裂出血比消化性溃疡、胃炎等再出血的可能性大。

观察中出现下列迹象，提示有继续出血或再出血，必须及时予以处理：反复呕血或黑便次数增加，甚至转为暗红色，伴有肠鸣音亢进；周围循环衰竭表现经足量补充血容量及输液后未见明显好转或好转后又恶化；中心静脉压波动或稍见稳定后又有下降；红细胞计数与血细胞比容、血红蛋白量继续下降，网织红细胞计数持续增高或在补液量和排尿足够的情况下，血尿素氮持续增高。门静脉高压病人原有脾大，在出血后应暂时缩小，如不见脾大恢复亦提示出血未止。

4. 健康指导

（1）加强口腔与皮肤护理 出血病人抵抗力低，禁食期间唾液分泌减少，口腔细菌易繁殖，故应做好口腔清洁，预防口腔炎和肺炎。卧床病人保持床单清洁干燥，定时用温热水擦洗臀部，定时翻身，预防局部皮肤受压、血供不佳引起压疮。

（2）记录出入量 认真观察记录出入量，尤其是尿量、出血量等，监测有关实验室检查指标，及时纠正水、电解质紊乱和酸、碱平衡失调。

（3）预防肝性脑病　肝硬化所致上消化道大出血病人，除一般病情观察外，还应特别注意有无意识和性格行为变化。限制食物中蛋白质和钠盐的摄入，保持排便通畅，防止血氨升高。定期监测血氨指标，必要时给予降血氨治疗。

第七节　便　血

一、疾病概述

【概念与特点】

便血是指血液从肛门排出，可为大便带血或全为血液，色鲜红、暗红或柏油样。便血只是一个症状，并非一种疾病。便血多见于下消化道，特别是结肠与直肠病变，亦可见于上消化道出血。

【临床特点】

便血的颜色、出血量和伴随症状取决于出血的部位。

1. 颜色　见表 1-2。

表 1-2　便血颜色与出血位置

出血颜色	位置
鲜红色	上消化道出血伴有肠蠕动加速时
柏油样	小肠出血，血液在肠内停留时间较长
暗红色甚至鲜红色稀便	结肠和直肠出血，血液在肠内停留时间较短
血与大便混杂	上位结肠出血
新鲜血液附着于成形大便表面	乙状结肠和直肠出血
脓血样、血便伴有黏液及脓液	痢疾、结肠血吸虫病、慢性结肠炎

2. 出血量　见表 1-3。

表 1-3　出血量与出血位置及疾病

出血量	位置及疾病
少量便血	直肠、乙状结肠或降结肠疾病、肠套叠
中等量便血	肠系膜及门静脉血栓形成
大量便血	上消化道或急性出血坏死性肠炎、肠伤寒

3. 伴随症状 见表 1 - 4。

表 1 - 4 出血伴随症状与出血部位及疾病

伴随症状	部位及疾病
便血伴剧烈腹痛	肠系膜血管阻塞、出血性坏死性肠炎、缺血性结肠炎、肠套叠
便血伴腹部肿块	结肠癌、肠套叠、放线菌病
便血伴皮肤或其他器官出血	血液病、急性感染性疾病、重症肝脏病、尿毒症、维生素 C 缺乏症

【治疗原则】

（1）一般治疗 严密观察生命体征、神志、便血量及颜色，记录尿量。

（2）补充血容量 对便血量大或活动性出血者，应立即输液或输血，迅速补充血容量，维持水及电解质的平衡，纠正休克。

（3）止血与内镜治疗 部分病人可用凝血酶保留灌肠，以达到止血目的。也可用内镜电凝、局部喷洒止血药。如为息肉出血，可在内镜下进行电凝切除及激光或微波凝固治疗。

（4）积极明确出血部位及病因。

（5）外科手术治疗。

二、主要护理问题

（1）焦虑 与长期便血、病因不明有关。

（2）恐惧 与大量便血有关。

（3）体液不足 与大量便血有关。

（4）活动无耐力 与失血后贫血、急性期禁食等因素有关。

（5）潜在并发症 失血性休克。

三、护理措施

1. 常规护理

（1）心理护理 首先安排病人卧床休息，保持安静，安静休息有利于止血。及时清除黑便后的血液或污物，减少不良刺激。护理人员要冷静果断完成各种治疗抢救措施，关心安慰病人。针对病人的年龄、文化层次，运用心理护理的各种技术和方法，施以不同的心理护理。

（2）采集血标本　在开放静脉通路的同时采集血标本，及时做血常规、生化检验并配血，根据化验结果初步判断病人的出血量，指导医生采取相应的治疗方案。

（3）加强基础护理　出血期便血病人因大便次数频繁，每次便后应擦净，保持臀部清洁、干燥，以防发生湿疹和压疮。保持床铺清洁、干燥，便后及时清洁用物。

（4）饮食护理　急性出血期应禁食。出血停止后按序给予温凉流质、半流质及易消化的软食。出血后 3 天未解大便病人，慎用泻药，病情稳定后，指导病人要定量，少食多餐，避免进食粗糙、生冷、辛辣等刺激性食物，同时要禁烟、酒、浓茶和咖啡。

2. 专科护理

（1）快速补液　尽快恢复有效循环血量是抢救成功的关键，应迅速建立 2 条以上静脉通道，其中一路补液为输血做准备，输液速度宜快，必要时可加压，但对年老体弱者应注意避免输血、输液过快过多而引起急性肺水肿，如有异常及时通知医生。

（2）用药护理　遵医嘱及时、准确地用药，应做到沉着冷静、忙而不乱，注意"三查八对"，观察输血后的反应及使用特殊药物反应。

3. 病情观察　每小时测生命体征 1 次。观察便血的颜色、次数、量、性质，估计出血量及程度。准确记录 24 小时出入量。观察病人意识，末梢循环、尿量等变化，注意保暖，并对便血次数及时记录。如病人由于卧位改为半卧位即出现脉搏增快，血压下降，头晕、出汗甚至晕厥，则表示出血量大，应立即抢救。

4. 健康指导

（1）指导病人了解疾病有关的危险因素，疾病过程、治疗、护理原则，减轻病人精神、心理不安和恐惧等。

（2）指导病人合理饮食、工作、活动和休息。指导家属和病人学会观察呕吐物或排泄物量、性状、次数。

（3）指导病人了解和观察继续出血或再出血的现象。按医嘱指导病人按时服药，定期复查。

第八节 休 克

一、疾病概述

【概念与特点】

休克是一种以急性微循环障碍导致组织的氧供和氧需之间失衡。休克发生后体内重要器官微循环处于低灌流状态，导致细胞缺氧，营养物质缺乏，或细胞不能正常代谢其营养物质，最终导致细胞损害，无法维持正常的代谢功能。伴有静脉血氧含量减少和代谢性酸中毒。

【临床特点】

（1）休克早期 烦躁不安，面色苍白，口唇和甲床发绀，四肢湿冷，出冷汗，心率加快，但意识尚清，血压正常或偏低，脉压差缩小，尿量减少。部分病人表现肢暖、出汗等休克特点。眼底可见动脉痉挛。

（2）休克中期 表情淡漠、反应迟钝，口渴，脉细数而弱，心音低钝，少尿或无尿，收缩压 60～80mmHg（8.0～10.7kPa），有代谢性酸中毒。

（3）休克晚期 面色青灰，口唇及肢端发绀，皮肤湿冷，出现花斑，血压＜60mmHg（8.0kPa）或测不出，嗜睡或昏迷，尿闭，呼吸急促或潮式呼吸，可发生弥散性血管内凝血和广泛脏器功能衰竭。

【治疗原则】

引起各种休克的原因虽然不同，但都存在有效循环血容量不足、微循环障碍和不同程度的液体代谢改变。因此，对休克的治疗原则，是尽早去除休克的诱因，尽快恢复有效循环血量，纠正微循环障碍，增强心脏功能和恢复人体的正常代谢。一般可根据病情进行相应的治疗。

二、主要护理问题

(1) 体液不足　与失血、失液、体液分布异常有关。

(2) 组织灌流量改变　与有效循环血量减少有关。

(3) 气体交换受损　与肺组织灌流量不足、肺水肿有关。

(4) 有受伤的危险　与脑细胞缺氧导致的意识障碍有关。

(5) 有感染的危险　与侵入性监测、留置导尿管、免疫功能降低、组织损伤、营养不良有关。

(6) 潜在并发症　多器官系统衰竭。

三、护理措施

1. 常规护理

(1) 体位　安置病人于休克卧位，即头胸部与下肢均抬高30°，抬高头胸部有利于膈肌活动，增加肺活量，使呼吸运动更接近于生理状态。抬高下肢有利于增加静脉回心血量，从而增加循环血容量。

(2) 氧气吸入　鼻导管给氧，氧流量2~4L/min。如病人发绀明显或发生抽搐时需加大氧气流量至4~6L/min。吸氧可保证全身各脏器有足够的氧供，纠正组织细胞缺氧，维持各脏器功能。

(3) 快速建立2条或两条以上静脉通道　一条选择大静脉快速输液监测中心静脉压，另一条选表浅静脉缓慢而均匀地滴入血管活性药物或其他需要控制滴速的药物。

(4) 注意保暖　如盖被、低温电热毯，但不宜用热水袋加温，以免烫伤或使皮肤血管扩张加重休克。

2. 专科护理　严格执行查对制度，以保证用药准确无误；均匀地滴注血管活性药物，以维持血压的稳定，禁忌滴速时快时慢，以致血压骤升骤降；扩血管药物必须在血容量充足的前提下应用，以防血压骤降；若病人四肢厥冷、脉细弱、尿量少，不可再使用血管收缩剂来升压，以防引起急性肾衰竭；严防血管收缩剂外渗，导致组织坏死。

3. 病情观察 严密观察生命体征及神志、瞳孔、尿量的变化，并详细记录。

（1）意识表情 能够反映中枢神经系统血液灌注情况。观察病人是否有神志淡漠、烦躁等。若病人由兴奋转为抑制，提示脑缺氧加重；若经治疗后神志清醒，示脑循环改善。

（2）皮肤色泽和肢端温度 反映体表灌注的情况，若肤色苍白、湿冷，提示病情加重；若皮肤出现出血点和瘀斑，提示进入 DIC 阶段；若四肢温暖、红润、干燥，表示休克好转。

（3）脉搏 注意脉搏的速率、节律和强度。若脉律加速且细弱，为病情恶化的表现；若脉搏逐渐增强，脉律转为正常，提示病情好转。

（4）血压与脉压差 血压下降，脉压差减小，提示病情严重；血压回升或血压虽低但脉搏有力，脉压由小变大，提示病情好转。

（5）呼吸 观察呼吸的次数，有无节律的变化，呼吸增速、变浅、不规则，说明病情恶化；呼吸增至 30 次/分以上或降至 8 次/分以下，是病情危重的表现。

（6）尿量、尿相对密度的观察 当休克病人血压下降时，可引起肾动脉血压下降而直接影响肾的血液灌注，发生急性肾衰竭。因此，应严密观察每小时尿量与尿相对密度的变化，若每小时尿量少于 30ml、尿相对密度增高则提示循环血量不足，而肾功能并未受到损害，应加快输液速度；若每小时尿量大于 30ml，提示休克好转。

（7）中心静脉压 反映出病人的血容量、心功能和血管张力的综合状况。若血压降低，中心静脉压小于 5cmH$_2$O（0.49kPa），表示血容量不足；中心静脉压大于 15cmH$_2$O（1.47kPa），则提示心功能不全；中心静脉压大于 20cmH$_2$O（1.96kPa），提示有充血性心力衰竭。

（8）动脉血气分析 是判断肺功能的基本指标。严密观察血氧分压是否有下降或二氧化碳分压是否升高，警惕急性呼吸窘迫综合征的发生。

4. 健康指导 休克的并发症较多，休克引起的并发症是目前导致病人发病率病死率较高的一种循环性综合性障碍之一，由它所引起的并发症对病人的生命构成极大的威胁及时发现和正确治疗是感染性休克的关键。如急性呼吸窘迫综合征、脑水肿、心功能障碍、急性肾衰竭、心力衰竭、播散性血管内凝血、休克肺等。迅速纠正低血压，保证有效循环血容量，则许多严重的并发症就不会发生。在护理上要协助病人经常变换体位，鼓励病人咳嗽，防止吸入性肺炎或肺不张的发生。有保留导尿的病人应定时进行膀胱冲洗以防尿路感染。休克病人如时间稍长极易发生压疮，应进行充分的预防。护理要点：早期解痉，休克恢复期病人应严格控制液体入量，除此之外还应加强对于病人呼吸道的护理，重视病人肺泡通气量不足、肺不张等情况，适时应用辅助器材对病人进行机械通气，注意合理给氧，如果病人在大量输血时，应当考虑采用微孔过滤器进行治疗。

第九节　窒　息

一、疾病概述

【概念与特点】

窒息是指气流进入肺脏受阻或吸入气缺氧，导致呼吸停止或衰竭。

【临床特点】

气管被异物阻塞时，病人可表现为突感胸闷、张口瞪目、呼吸急促、烦躁不安、严重发绀，吸气时锁骨上窝、肋间隙和上腹凹陷，呼吸音减弱或消失。

【治疗原则】

被食物和异物卡喉，由于病人不能说话，不能呼吸，请不要去叩病人的背部，否则将使病人情况恶化，可立即采用 Heimlich 手法治疗。

二、主要护理问题

（1）呼吸道清理低效　与咳嗽无力、痰液黏稠不易咳出有关。

（2）气体交换受损　与痰多、气管内黏液堆积有关。

（3）心排血量减少　与心脏收缩力下降有关。

三、护理措施

1. 常规护理

（1）专人护理。

（2）注意心理护理，消除病人的恐惧心理，适当给予镇静剂。

（3）高流量给氧，以缓解长时间的缺氧损害。

2. 专科护理

（1）迅速解除造成窒息的因素，如溺水者立即给予清除呼吸道阻塞物；自缢者立即抱住病人身体，迅速脱开缢套，解除对颈动脉的压迫。

（2）呼吸心搏骤停者，应立即给予平卧位并心肺复苏。

（3）保持呼吸道通畅，紧急情况下可给予环甲膜穿刺、人工呼吸等。

（4）高流量给氧，迅速缓解缺氧的损伤。

（5）密切观察呼吸情况，出现胸闷、呼吸不畅、烦躁、发绀或再度出现窒息时，应立即抢救。

（6）有条件者给予血氧饱和度监测，定时进行血气分析。

（7）将病人头侧向一边，防止分泌物吸入气管。定时拍背，注意吸痰，观察辅助呼吸机的活动情况。

（8）备好呼吸机、吸引器、氧气、喉镜、气管插管、气管切开包等抢救物品。

（9）气管插管或气管切开病人做好气管插管或气管切开的常规护理。

（10）对有自杀倾向或有各种自杀因素的病人，应及时采取劝导、防止再次出现自杀行为。注意心理护理，消除病人的恐惧心理，必要时给予镇静药。

3. 病情观察

（1）临床观察　①血氧饱和度监测，定时血气分析。②将病人头侧向一边，防止分泌物吸入气管。定时拍背，注意吸痰，保持呼吸道通畅。③观察辅助呼吸肌的活动情况。④备好呼吸机、吸引器、氧气、喉镜、气管插管、气管切开包等抢救物品。⑤做好气管插管或气管切开的常规护理。

（2）预见性观察　密切观察呼吸情况，出现胸闷、呼吸不畅、烦躁，发绀等窒息情况时立即抢救。

4. 健康指导　对有自杀倾向的病人，应及时采取劝导、心理咨询和改变环境等措施，防患于未然。

第十节　呼吸困难

一、疾病概述

【概念与特点】

呼吸困难是指因呼吸系统或其他疾病所致呼吸功能障碍，导致急性机体缺氧或二氧化碳潴留而产生一系列生理功能紊乱及代谢障碍的临床综合征。

【临床特点】

（1）主要症状　病人主观上感到空气不足或呼吸费力，客观上表现为呼吸频率，深度、节律的改变。病人表现为呼吸费力，重则出现鼻翼扇动、发绀、端坐呼吸、张口呼吸、唇、指（趾）发绀。进一步发展将导致呼吸衰竭。

（2）伴随症状　①伴哮鸣音：见于支气管哮喘、心源性哮喘。②伴一侧胸痛：见于大叶性肺炎、急性渗出性胸膜炎、肺梗死、自发性气胸。③伴发热：见于肺炎、肺脓肿、肺结核、胸膜炎、急性心包炎、咽后壁脓肿等。④伴咳嗽、脓痰：见于慢性支气管炎、阻塞性肺气肿并发感染、脓性肺炎、肺脓肿等。⑤伴大量泡沫样痰：见于急性左心衰竭和有机磷中毒。⑥伴昏迷：见于脑出血、脑膜炎、休克型肺炎、尿毒症、糖尿病酮症酸中毒、肺性脑病、急性中毒等。⑦伴上腔静脉综合征：见于纵隔肿瘤。⑧伴咯血及肾炎表现：见于肺出血 - 肾炎综合征。⑨伴神志异常：见于脑血管意外、缺氧性脑病、二氧化碳潴留。

【治疗原则】

积极治疗原发病，同时进行对症治疗。

二、主要护理问题

（1）低效性呼吸形态　与气管阻力增加有关。

（2）气体交换障碍　与痰多、气管内黏液堆积有关。

（3）体液不足　与过度换气、肺蒸发水分过多和大量出汗有关。

三、护理措施

1. 常规护理

（1）调整室内温度、湿度，并保持室内空气新鲜。

（2）协助病人取舒适卧位，一般病人不能平卧，可采取半坐卧位。

2. 专科护理

（1）保持气道通畅，保障充分通气与供氧，必要时气管插管或气管切开。正确给予氧气吸入，流量根据病情而定。紧急抢救可高浓度给氧，病情好转，可降低给氧浓度以防氧中毒，可采用低流量持续给氧。

（2）进行呼吸的再训练　多数肺疾病病人有经口呼吸的习惯，应指导病人改为经鼻吸气、经口呼气。

（3）各种呼吸护理技术的应用　如吸氧、人工辅助呼吸及机械辅助呼吸、呼吸复苏技术等。

3. 病情观察　观察病人呼吸频率、深浅并重视病人的反应。通常病人会说"透不过气来""觉得堵得慌、憋得慌""胸闷、气短"等。除采取针对性的护理措施外，同时给予精神安慰，使病人增加心理上的安全感。

4. 健康指导

（1）卧床休息，注意保暖，保持室内空气清新，要多食用高热量、高蛋白、易消化的饮食。

（2）年老体弱的病人，应特别注意病人的病情，观察病人的呼吸、脉搏、体温、血压等情况。

（3）恢复期应采取措施促进病人彻底康复，如坚持深呼吸锻炼至少持续4~6周，可减少肺不张发生。避免呼吸道刺激，如吸烟、灰尘、化学飞沫等。尽可能避免去人群拥挤的地方或解除已有的呼吸道感染。

第十一节　腹　痛

一、疾病概述

【概念与特点】

腹痛是由腹部或腹外脏器疾病，腹壁病变引起的主要症状，是临床最常见急症之一。内科、外科、妇产科、儿科等疾病以及传染病均可发生腹痛。腹痛发病急、变化快、病因复杂多变，如诊治不及时可造成严重后果。

【临床特点】

（1）病史 ①先发热后腹痛往往以内科感染性疾病为主，而先腹痛后发热常为脏器穿孔、扭转、破裂、继发性腹膜炎等外科急腹症所致。②持续性腹痛或钝痛往往以麻痹性肠梗阻、急性胃穿孔、胃扩张、肠系膜血栓居多。③持续性腹痛阵发性加剧则表明腹腔脏器炎症与梗阻同时存在。④阵发性脐周痛见于早期阑尾炎、肠痉挛、急性肠炎等。⑤发生于中老年人的急性腹痛应结合既往病史考虑上消化道出血、血管栓塞、癌肿破溃所致。

（2）伴随症状 ①伴有休克：常见于腹腔器官穿孔、破裂、严重炎症、绞窄、急性心肌梗死、大叶性肺炎也可发生腹痛及休克。②伴有呕吐：常见于腹腔脏器的炎症，如急性胃炎、急性胰腺炎、急性胆囊炎等。胃肠道梗阻，如幽门梗阻。输尿管结石、急性心肌梗死亦可有腹痛及顽固性呕吐。③伴有呕血：常见于溃疡病、胆管出血、胃癌。④伴有腹泻：常见于急性肠炎、痢疾、溃疡性结肠炎、肠结核、食物中毒、急性出血性坏死性小肠炎等。⑤伴有血便：常见于溃疡病、胆管出血、痢疾、肠套叠、出血性坏死性小肠炎、过敏性紫癜、肠系膜血管栓塞、溃疡性结肠炎、结肠癌等。⑥伴有血尿：见于泌尿系统结石。⑦伴有黄疸：见于肝、胆、胰腺疾病。大叶性肺炎亦可表现为腹痛及黄疸。⑧伴有腹部包块：常见于炎症性包块、肿瘤、肠套叠、肠扭转、卵巢囊肿蒂扭转、蛔虫性肠梗阻。腹腔肿瘤有时亦可扪及包块。⑨伴有贫血：常见于肝脾破裂、腹内血管瘤破裂、尿毒症。⑩伴有便秘：常见肠梗阻。⑪伴有发热：常见于急性痢疾、急性胆囊炎，急性胰腺炎、急性阑尾炎、急性肠系膜淋巴结炎等。⑫伴阴道出血：孕龄女性突发下腹痛伴月经改变时应考虑宫外孕破裂、卵巢囊肿扭转等妇科疾病。

【治疗原则】

由于引起腹痛的疾病甚多，所以最重要的是尽快确定腹痛的原因，在遇到腹痛病人时，其处理或治疗原则应遵循以下几个方面。

（1）急性腹痛者，应根据腹痛的性质、部位、持续时间及有无放射痛等特点，并结合随之产生的伴随症状以及腹部体检的结果，初步作出可能的诊断。

（2）根据初步诊断结果及时进行必要的化验或特殊检查。如血、尿、便常规，血、尿淀粉酶、肝肾功能、腹部或下腹部 B 超检查（包括泌尿系统及盆腔）、腹部平片、胸片，必要时行 CT 或 MRI 检查；老年人还应作心电图等检查，以便及时明确诊断。

（3）对急性腹痛者，还应随时观察病人病情变化及其生命体征，包括体温、脉搏、呼吸、血压及尿量变化等。

（4）对急性腹痛者，在未明确诊断前，不能给予强效镇痛药，更不能给予吗啡或哌替啶等麻醉性镇痛药，以免掩盖病情或贻误诊断。只有当诊断初步确立后，才能应用镇痛药或解痉药，缓解病人的痛苦。

（5）已明确腹痛是因胃肠穿孔所致者，应禁食，补充能量及电解质，并应及时应用广谱抗生素，为及时手术治疗奠定良好的基础。

（6）如急性腹痛是因肝或脾破裂所致时（如肝癌癌结节破裂或腹外伤致肝脾破裂等），腹腔内常可抽出大量血性液体，病人常伴有失血性休克，此时，除应用镇痛药外，还应积极补充血容量等抗休克治疗，为手术治疗创造良好条件。

（7）腹痛是因急性肠梗阻、肠缺血或肠坏死或急性胰腺炎所致者，应禁食并上鼻胃管行胃肠减压术，然后再采用相应的治疗措施。

（8）已明确腹痛是因胆石症或泌尿系统结石所致者，可给予解痉药治疗。胆总管结石者可加用哌替啶治疗。

（9）生育期妇女发生急性腹痛者，尤其是中、下腹部剧痛时，应询问停经史，并及时作盆腔 B 超检查，以明确有无宫外孕、卵巢囊肿蒂扭转等疾病。

（10）急性腹痛病人，虽经多方检查不能明确诊断时，如生命体征尚平稳，在积极行支持治疗的同时，仍要严密观察病情变化。观察过程中如症状加重，考虑病人有内脏出血、肠坏死、空腔脏器穿孔或弥漫性腹膜炎时则应及时剖腹探查，以挽救病人生命。

（11）因慢性腹痛的病因亦甚多，对每例慢性腹痛病人而言，也应根据其腹痛的特点、规律及疼痛部位做出初步诊断。不少情况下，需要排除有关疾病，做出其腹痛的病因诊断。然而，为了减轻病人的腹痛，在未明确诊断前，可以应用镇静药、解痉药或者一般的镇痛药，但不应给予哌替啶等强烈的镇痛药。一般而言，空腔脏器病变引起的腹痛，应用抗胆碱药（如阿托品、丁溴东莨菪碱），腹痛常能够得到缓解；而实质性脏器所致的腹痛，常需应用镇痛药（如布桂嗪或曲马朵等），其疼痛才能缓解。因此，根据应用解痉药或镇痛药后腹痛缓解的情况，可初步判断病人是空腔脏器病变还是实质性脏器的病变。之后，再选择有关的检查来协助诊断。

二、主要护理问题

（1）舒适的改变　与疼痛有关。

（2）焦虑、烦躁　与突发疾病、担心预后有关。

（3）体液不足　与脱水、少尿、禁食、呕吐、发热有关。

三、护理措施

1. 常规护理

（1）解除病人的焦虑与恐惧　安慰病人，适当地向家属、病人说明病情变化及有关的治疗方法等，并尽快安排病人就诊，病情危重的病人，须立即通知医生，优先就诊并协助急救处理。

（2）体位　一般采用半卧位，以利于呼吸、循环功能。另外半卧位有利腹腔渗出物局限引流和吸收。若伴有休克，宜取半卧位（仰卧中凹位或平卧位）以保证全身重要脏器的血液供应。

2. 专科护理

（1）胃肠减压及留置尿管的护理　对胃肠减压的病人注意保持有效引流，留置尿管者、准确记录尿量。

（2）输液或输血　严密监测病人的脉搏、血压、脱水和中毒表现，保持输液管道通畅，详细记录出入量。

（3）疼痛的护理　诊断未明者慎用止痛剂，诊断明确者可给予解痉剂和镇痛剂。应用止痛药时，注意观察止痛药的不良反应，如呼吸抑制、恶心呕吐等。

（4）必要的术前准备　作皮肤敏感试验、交叉配血、备皮，常规实验室检查及 X 线、B 超等检查，以备紧急手术需要。

3. 病情观察

（1）定时测量生命体征 注意有无脱水及体液紊乱或休克的表现。

（2）定时观察腹部症状和体征 如腹痛的位置、范围、性质、程度，有无牵涉、转移等，观察腹痛相关症状，如呕吐、腹胀、发热、黄疸、大小便改变等。

（3）动态观察实验室检查结果 注意 X 线、B 超、腹腔穿刺、直肠指检等检查结果。

（4）记录出入量。

4. 健康指导

（1）生活规律，避免精神过度紧张、情绪波动和过度劳累，应睡眠充足，保暖防外感。

（2）腹痛与饮食的关系极大，饮食失调，进食不规律，饥饱不均，或进食过冷、过热和刺激性食物常可诱发和加重疼痛，而饮食适当食疗的作用胜于药疗。

第十二节　腹　泻

一、疾病概述

【概念与特点】

腹泻是指排便习惯和粪便性状发生变化，如排便次数增多（3 次/天以上）、粪质稀薄、水分增加（水分超过85%）、粪便量增加（超过200g/d）及便质不成形、稀溏或呈液状，有时含有脓血或带有未消化食物及脂肪。确定是否有腹泻应根据个体的大便习惯而异。

【临床特点】

（1）起病及病程 起病急，病程短伴有发热，腹泻次数频繁者多为肠道感染或食物中毒。起病缓慢，病程长，多见于慢性感染，非特异性炎症，吸收不良或肠道肿瘤。

（2）腹泻次数及粪便性质 急性感染性腹泻大便次数可达 10 次以上，粪便量多而稀。细菌感染，则初为水样，后为黏液血便或脓血便。阿米巴痢疾的粪便呈果酱样。

（3）腹泻或腹痛的关系 急性腹泻常有腹痛。小肠疾病的腹泻疼痛常在脐周，便后不缓解。结肠疾病疼痛多在下腹，便后疼痛可缓解。分泌性腹泻无明显腹痛。

【治疗原则】

（1）病因治疗 ①抗感染治疗：根据不同病因，选用相应的抗生素。②其他：如乳糖不耐受症不宜用乳制品，成人乳糜泻应禁食麦类制品。慢性胰腺炎可补充多种消化酶。药物相关性腹泻应立即停用有关药物。

（2）对症治疗 ①一般治疗：纠正水、电解质紊乱和酸碱平衡失调以及营养失衡。酌情补充液体，补充维生素、氨基酸、脂肪乳剂等营养物质。②黏膜保护剂：蒙脱石、硫糖铝等。③微生态制剂：如双歧杆菌可以调节肠道菌群。④止泻药：根据具体情况选用相应止泻药。⑤其他：山莨菪碱、阿托品等具解痉作用，但青光眼、前列腺肥大者、严重炎症性肠病病人慎用。

二、主要护理问题

（1）腹泻 与饮食不当、感染导致肠道功能紊乱有关。

（2）体液不足 与腹泻、呕吐丢失过多和摄入量不足有关。

（3）体温过高 与肠道感染有关。

（4）营养失调，低于机体需要量 与腹泻、呕吐丢失过多营养有关。

（5）有皮肤完整性受损的危险 与大便次数增多刺激臀部皮肤有关。

三、护理措施

1. 常规护理

（1）生活护理 病人应卧床休息，根据病人病情和医嘱，给予禁食或流质、半流质饮食或软食。

（2）用药护理 应用止泻药时注意观察病人排便情况，腹泻得到控制后应及时停药按医嘱及时给予液体、电解质、营养物质的补充，以满足病人生理需要量，维持血容量。

（3）心理护理 应注重病人心理状况的评估和护理，通过解释、鼓励来提高病人对配合检查和治疗的认识，稳定病人情绪。

2. 专科护理

（1）注意腹部保暖，减弱肠道运动，减少排便次数。

（2）排便频繁时，应用温水清洗肛周，保持清洁干燥，涂抹护臀油，防止肛周淹红、皮肤破溃。

3. 病情观察

（1）观察排便情况，包括粪便的性状、次数、量，气味及颜色；有无腹痛、里急后重、发热、恶心、呕吐等伴随症状。

（2）动态观察病人的液体平衡状态，监测生命体征、神志、尿量的变化；有无口渴、口唇干燥、皮肤弹性下降、尿量减少、神志淡漠等脱水的表现；有无肌肉无力、腹胀、肠鸣音减弱、心律失常等低钾血症的表现。

4. 健康指导

（1）观察病人的排便情况和伴随情况。

（2）注意腹部保暖，可用热水袋热敷腹部，以减弱肠道运动，减少排便次数，并有利于腹痛等症状的缓解。

（3）因腹泻会导致水分和电解质缺失，一般可经口服补液，严重腹泻、伴恶心呕吐、禁食或全身症状显著者经静脉补充水分和电解质。

（4）慢性腹泻治疗效果不明显时，病人常对预后感到担忧，故应注意病人心理状况的评估和护理，鼓励病人配合检查和治疗，稳定病人情绪。

第十三节　抽　搐

一、疾病概述

【概念与特点】

抽搐是指引起骨骼肌痉挛的癫痫样发作及其他不自主的骨骼肌发作性痉挛而言。可因大脑功能性或器质性疾病，也可因全身代谢障碍、中毒、缺血、缺氧引起脑神经元异常放电所致。临床多表现为强直－阵挛性抽搐、局限阵挛性抽搐持续状态。

【临床特点】

（1）病史　头部创伤、脑炎、脑膜炎、疫水接触、家族遗传史、服药史和职业史等。

（2）伴随症状　①伴意识障碍和大小便失禁：多见于癫痫大发作，也可见代谢性抽搐如尿毒症、妊娠期高血压疾病，中毒性抽搐、脑血管病等。②伴脑膜刺激征：见于各种原因的脑膜炎、蛛网膜下隙出血等。③伴高血压：见于高血压病、肾炎、子痫、铅中毒。④伴精神症状、颅内高压：见于颅内病变。⑤伴角弓反张、苦笑面容、牙关紧闭：多为破伤风。⑥伴剧烈头痛：见于高血压、急性感染、蛛网膜感染、蛛网膜下隙出血、颅脑创伤、颅内占位性病变等。⑦伴瞳孔扩大与舌咬伤：见于癫痫大发作。⑧伴局灶性体征：如偏瘫、偏盲、失语等，对脑损害及定位有帮助。⑨心血管、肾脏病变、内分泌及代谢紊乱等引起的抽搐均伴有相应的临床征象。

【治疗原则】

（1）对症治疗　主要是控制抽搐发作。严重抽搐常形成脑水肿，增加心脏负担，甚至危及病人生命，因此常用能迅速起效的抗惊厥药物。

（2）病因治疗　去除病因是治疗的根本。

（3）防治并发症　抽搐发作时，要加强防护，防止坠床，头部应转向一侧，有利于分泌物引流；下颌托起，防止舌后坠引起窒息；及时给氧，保持呼吸道通畅；给予充足热量，注意电解质平衡。

二、主要护理问题

（1）有受伤的危险　与意识障碍、摔倒有关。

（2）有窒息的危险　与异物误吸有关。

（3）潜在并发症　酸中毒、脑水肿。

（4）恐惧、焦虑　与担心预后有关。

（5）知识缺乏　缺乏疾病相关知识。

三、护理措施

1. 常规护理

（1）保持环境安静。

（2）做好心理护理，消除恐惧心理。

（3）吸氧。

2. 药物治疗的护理

（1）地西泮　是治疗各类癫痫持续状态的首选药物。一般用 10～20mg 静脉注射，速度应缓慢，每分钟不超过 2mg，同时应注意病人的呼吸情况。

（2）氯硝西泮　1～2mg 缓慢静脉注射。

（3）苯巴比妥钠　0.1～0.2g 肌内注射。

（4）水合氯醛　10% 水合氯醛 20～30ml 灌肠。地西泮、氯硝西泮、苯巴比妥钠都有抑制呼吸作用，因此用药时要密切观察病人的呼吸情况。

3. 病情观察

（1）临床观察　①严密观察病人的生命体征及神志、瞳孔变化，监测心电图。②注意观察病人的抽搐部位及持续时间，并详细记录。③抽搐停止后且清醒的病人，应给予营养丰富的清淡饮食，以少量多餐为原则。

（2）预见性观察　①抽搐发作时做好安全护理，如松开衣领、腰带；取出义齿，防止误咽；用缠有纱布的压舌板放于上、下臼齿之间，防止舌咬伤；勿用力按压抽搐的肢体，防止骨折、脱臼；安好床档，防止坠床。②侧卧或头偏向一侧，及时吸除呼吸疲乏分泌物，防止吸入性肺炎或窒息。

4. 健康指导

（1）指导病人遵医嘱按时服药。

（2）养成有规律的生活习惯，避免过度劳累，少进食刺激性食物，保持心情舒畅。

（3）禁止从事驾车、高空操作等危险工作。外出应有他人伴行或随身携带诊疗卡，并注明单位、地址，一旦发作便于得到及时、正确的处理。

第十四节　晕　厥

一、疾病概述

【概念与特点】

晕厥是一组由于一过性大脑半球及脑干血液供应减少导致的伴有姿势张力消失的短暂发作性意识丧失。其特征是：发作突然，意识丧失时间短，不能维持正常姿势或倒地，在短期内迅速恢复，罕有后遗症。

【临床特点】

（1）血管迷走性晕厥　是各类晕厥中最常见的类型，较多见于年轻体弱女性。常有明显的诱因，如情绪紧张、恐惧、疼痛、注射、看到流血、闷热、疲劳、站立过久等。可有长短不一的前驱症状，继之出现意识丧失、跌倒，血压迅速下降，脉弱、缓，病人很快恢复意识，如在 10 ~ 30 分钟内试图让病人坐起或站立，可导致晕厥再次发生。

（2）心源性晕厥　此类晕厥由于心脏停搏、严重心律失常、心肌缺血，心脏排出受阻等原因引起血流动力学紊乱，导致一过性脑血液供应减少。病人多无前驱症状，发生特别迅速，与直立体位无关，有相应的心脏疾病症状和体征。

【治疗原则】

在无心血管疾病的年轻病人，原因不明的晕厥预后较好，不必过多考虑其预后。相反，在老年人，晕厥病人可能合并有心血管代偿机制的减退。如果水平位可以终止晕厥发作，则不需要做进一步的紧急处理，除非病人原有基础疾病需要治疗。给病人抬高下肢可加快重建脑灌注。如果让病人快速改为坐位，则晕厥又可能再发生，而如果病人被支撑直立或处于直立位置，有时可加重病情。

二、主要护理问题

（1）气体交换受损　与肺通气、换气功能障碍有关。

（2）低效性呼吸形态　与气道阻力增加、不能维持自主呼吸有关。

（3）有窒息的危险　与意识障碍、分泌物可能导致的呼吸道阻塞有关。

（4）焦虑、恐惧　与晕厥突然发生、担心预后等有关。

三、护理措施

1. 常规护理　及时与病人沟通。解释晕厥的原因，稳定病人情绪，减轻病人心理负担，消除病人的恐惧心理。

2. 专科护理

（1）一旦发生晕厥，应立即通知医生，根据临床表现迅速做出判断，将病人平卧，抬高下肢，解开衣领，保持呼吸道通畅。

（2）对症支持治疗，完善相关检查。对反射性晕厥，应避免发生晕厥的诱因。对严重的心源性晕厥、脑源性晕厥应积极治疗原发疾病。

3. 病情观察 严密观察生命体征，注意血压、呼吸频率及心率的变化。遵医嘱给予病人氧气吸入。做好护理记录。

4. 健康指导 针对病人发生晕厥的原因，进行病人及家属预防晕厥的知识宣教与指导工作，争取病人和家属的配合，最大限度地减少晕厥的发生。对病因复杂诊断不明者应定期随诊。

第十五节 心 悸

一、疾病概述

【概念与特点】

心悸是指病人自觉心慌或心跳，伴有心前区不适感。

【临床特点】

（1）心悸时脉搏和心率可加快、减慢或出现节律不齐，病人自觉心搏强而有力，心脏有停跳感或心前区振动感。

（2）病情严重时可伴有呼吸困难、发热、胸痛或晕厥、抽搐等。

【治疗原则】

（1）适当休息。

（2）病因治疗 如因甲状腺功能亢进引起的心悸应积极治疗甲状腺功能亢进症。

（3）对症治疗 焦虑病人给予抗焦虑治疗；心律失常者给予抗心律失常治疗。

二、主要护理问题

（1）活动无耐力 与恐惧、活动后心跳、气短有关。

（2）疼痛 与交感神经兴奋有关。

三、护理措施

1. 常规护理　调整情绪、饮食，充分休息。

2. 专科护理　注意心率、心跳变化对心律失常的病人触诊时应同时听诊心率、心律，不少于 1 分钟，必要时做心电、血压监护。

3. 病情观察　严密观察病情变化，及时与医生联系，积极采取措施。

4. 健康指导

（1）应将疾病的知识向病人及家属讲述说明，使他们知道防治常识，并主动与医护人员配合治疗，做到自我保健。

（2）对恢复期病人在出院前要进行详细的防病、治病的心理咨询、指导，出院后坚持合理用药，积极预防，减少复发。

第十六节　心前区疼痛

一、疾病概述

【概念与特点】

心前区疼痛是指由各种化学因素或物理刺激支配心脏、主动脉或肋间神经的感觉纤维引起的心前区或胸骨后疼痛。

【临床特点】

（1）疼痛的特点　①心绞痛于用力或精神紧张时诱发，呈阵发性压榨样痛。②急性心肌梗死可无明显诱因，呈持续性剧痛甚至休克。③急性心包炎、胸膜炎有原发病史，疼痛尖锐，可因呼吸或咳嗽而加剧。④心血管神经官能症，无心脏病史，多在负性情绪影响下发生，活动后反而好转。

（2）伴随症状　①心绞痛、急性心肌梗死病人常伴有焦虑，严重者伴濒死感。②急性心肌梗死常出现冷汗、血压下降、反应迟钝等现象。③急性心包炎、胸膜炎病人可伴有咳嗽、呼吸困难。④心血管神经官能症病人伴多样化主诉和情绪反应。

【治疗原则】

（1）出现了心前区疼痛时，必须镇静。

（2）尽早就近就医。对急症胸痛的早期识别、干预。尤其对于伴有胸闷、呼吸困难的病人应第一时间看病。

二、主要护理问题

（1）焦虑　与心功能不全、缺氧有关。

（2）恐惧　与剧烈心前区疼痛、对住院环境不适应有关。

（3）知识缺乏　与对本病的相关知识及其预防知识缺乏有关。

三、护理措施

1. 常规护理　调整情绪，使病人消除对疾病的恐惧感。

2. 专科护理　创造良好的休息环境，按医嘱给予镇静剂、止痛药。对不同疾病作针对性健康指导，预防复发。

3. 病情观察　严密观察，准确记录疼痛的性质、程度、持续时间及血压、心率变化。

4. 健康指导

（1）急性期绝对卧床休息 3～7 天，由护理人员协助病人完成一切生活护理，经 3～7 天，如无并发症发生，无新的心肌缺血改变，护士应指导病人进行康复活动，如床上坐起，看书洗漱等。坐起动作应缓慢，防止直立性低血压。病人逐渐于床边、室内慢慢步行走动，逐渐增加活动量，以不感到劳累为原则。

（2）根据病人的病情选择合适的运动方式进行体力活动和锻炼。

（3）合理调整饮食　以清淡易消化为宜，多进食新鲜水果、蔬菜和纤维食物，养成良好的饮食习惯，少食用高脂、高胆固醇食物。戒烟、酒、咖啡、浓茶、辛辣等刺激性食物。

（4）养成有规律的起居生活习惯，保持稳定情绪　避免各种诱因，建议病人家属积极参与康复治疗，帮助病人面对疾病，树立战胜疾病的信心。

（5）保持大便通畅　过度用力排便可导致心脏负荷增加，加重心脏缺氧而发生意外，必要时候可给予药物通便。

（6）按时服药，定期检查　随身携带硝酸甘油以备急用。如出现心绞痛发作次数增加，持续时间长，疼痛程度加重，含服硝酸甘油无效时候，应急呼120救助及时就诊。

第十七节　猝　死

一、疾病概述

【概念与特点】

猝死是指平素看来健康或病情基本稳定、意识不到的、非人为的（排除自杀、他杀、中毒、过敏、麻醉、创伤、手术等因素）、突然发生的死亡。一部分猝死者经及时抢救仍可存活。心源性猝死又称心脏性猝死或心脑卒中，是由于心脏原因意外引起的猝死。从出现急性症状到心搏骤停临床死亡的时间，世界卫生组织建议为发病后6小时内称为猝死。

【临床特点】

（1）心音消失。

（2）脉搏摸不到，血压测不出。

（3）意识突然丧失或伴有短暂抽搐。

（4）呼吸断续，呈叹息样，后即停止，多发生在心脏停搏后30秒内。

（5）瞳孔散大。

（6）面色苍白兼有青紫。

【治疗原则】

猝死是临床最紧急的危险情况，必须争分夺秒进行抢救。心肺复苏术是对此所采取的最初急救措施。

二、主要护理问题

复苏失败与呼吸、循环衰竭、贻误抢救时间有关。

三、护理措施

1. 常规护理

（1）置于单人抢救室或复苏室，抢救药品、物品应处于应急状态。

（2）抢救场所保持良好的秩序。

（3）抢救过程应及时记录，包括复苏开始时间、用药、抢救措施、病情变化及各种参数。

2. 专科护理

（1）立即叩击心前区 2~3 次，继而作胸外心脏按压及口对口人工呼吸，并建立有效的呼吸通道，开放静脉通道。

（2）进行心电图监测明确心脏骤停的性质，如心室纤维化时，应行体外非同步直流电除颤，能量 300~350W/s。如心室停搏，应及时心脏内给药。

（3）维护呼吸功能，如无自主呼吸时，应及时给予气管插管加压人工呼吸或使用人工呼吸机。同时应静脉给予呼吸兴奋剂。

3. 病情观察

（1）临床观察 评估复苏是否有效：面色、指甲、口唇发绀是否改善或消失；观察瞳孔有否缩小及对光反应；有无反射（睫毛、吞咽反射）；有无自主呼吸；心电图波形。

监测生命体征：重点观察心律失常情况，持续体温、脉搏、呼吸、血压、心率和血氧饱和度监测。①体温过高者及时降温，过低会引起心室颤动。②注意心率的变化，因此时病人的心脏极不稳定，随时可出现再次停搏，过快、过慢均须及时提醒医生予以处理。③监测血压的动态变化，观察末梢血循环，根据血压与医嘱使用和调节升压药，维持血压在 90~105/60~75mmHg，达到保证组织灌注和防止血压过高的目的。④观察呼吸，监测血氧饱和度和血气分析；氧饱和度维持在 95% 以上，每 30 分钟至 2 小时监测血气 1 次。保持气管通畅，观察气管导管的位置、两肺呼吸音、呼吸机的参数和运转情况。⑤监测中心静脉压、尿量，留置导尿，观察和记录每小时尿量，严密记录 24 小时出入量，根据血压、心率、中心静脉压及尿量调整输液速度和量。

（2）药物观察 ①利多卡因过量会出现反应迟钝、烦躁、抽搐以及心率变慢等。②使用升压药时注意局部渗出和管道通畅情况，有否红、肿、热、痛和肤色苍白。③多种药物静脉维持时注意配伍禁忌，碳酸氢钠和肾上腺素不能同时在同一条静脉上使用。④老年人应慎用甘露醇脱水，因可引起不可逆的肾功能损害，故使用过程中应严密观察肾功能。

（3）预见性观察　①心律失常：严密监测心率、心律的变化，有无多源性室性期前收缩、R-on-T、室性期前收缩二联律、三联律、室性心动过速等现象，一旦发现及时处理。②弥散性血管内凝血：严密观察口腔黏膜、皮肤的出血点，注意监测实验室结果，如凝血酶原时间等项目。③多器官功能障碍：严密观察呕吐物、大便的次数及性状，注意应激性溃疡的发生，一般因缺氧引起的消化道出血在多器官功能障碍中最早出现。注意球结膜水肿的情况，同时严密观察心、肺、肾等功能。④加强皮肤、呼吸道、泌尿系统的护理，预防感染等并发症。

4. 健康指导

（1）日常生活应注意保健，要讲究科学，饮食结构要合理，多食用水果和富含纤维素的食物及蔬菜，少食用胆固醇高和辛辣刺激性的食物。烹调多用植物油，菜肴少放盐，口味清淡为好。要注意防止便秘，这不是一件小事，因为便秘时用力排便，会使腹压增加，影响心脏，极易诱发冠心病、心肌梗死的急性发作。

（2）定期体检，应随时检查血压、血脂，因为血压过高不仅可突然诱发脑卒中（中风）而导致猝死，同时也会增加心脏猝死的危险，血脂过高容易导致动脉粥样硬化，而动脉硬化常可导致冠心病和心肌梗死，要坚决控制体重，有资料显示，体重超过标准20%，则冠心病突发的危险性增加1倍。

（3）保持情绪稳定，加强自身修养，努力做到情绪乐观，性格开朗，随遇而安。脾气暴躁，易发火动怒的人，血压波动剧烈，易引发急性心肌梗死。

（4）预防心肌梗死，首先要预防冠状动脉粥样硬化，最根本、最重要的措施就是远离和消除如下危险因素：高血压、高血脂、糖尿病、肥胖、吸烟等。

（5）心肌梗死发作时通常会伴有一些疼痛，大部分病人会出现持续性的胸痛，并超过0.5小时，且疼痛的程度比一般心绞痛更重，伴胸闷、窒息感、濒死感、大汗、全身无力，有的病人还会出现牙痛、胃痛、头痛或是上腹痛等，病人出现上述情况，应呼叫120急送医院。

（6）药物自救，有冠心病的人，要随身携带装有硝酸甘油、硝酸异山梨酯（消心痛）、速效救心丸等药物的保健盒，在疾病发作之初可立即服用，以减轻发病的严重程度，此外，冠心病病人每天服用肠溶阿司匹林片50mg，对预防猝死也有效。

（7）中药调理，中医的活血通络，软坚散结，益气养血，宽胸理气，芳香开窍等方法，可以改善心肌供血，营养心肌，预防血栓形成，软化冠状动脉，改善心功能，预防心肌梗死。

第十八节 急腹症

一、疾病概述

【概念与特点】

急腹症是指以急性腹痛为突出表现的急性腹腔内脏器病变，是临床上最常见的外科急症。急腹症病因复杂，临床表现不一，而且病情可能在短时间内急骤变化，甚至危及生命。引起急腹症的常见病因有很多，如感染、空腔脏器穿孔、腹腔内出血，胃肠道、胆道、泌尿系统等空腔器官梗阻，胃、肠网膜扭转或绞窄及血管病变等，妇产科常见的有卵巢囊肿蒂扭转、宫外孕等。

【临床特点】

（1）腹痛　①腹痛的部位：一般来说，腹痛最初出现的部位，大多数是病变所在的部位。如急性阑尾炎疼痛发生在下腹部，急性胆道疼痛多发生于上腹部等。但临床上常见的腹痛部位与病变部位有时不一致，如阑尾炎的腹痛，最初可在右上腹或脐周，然后才转移至右下腹；小肠及其系膜的病变，其疼痛可放射至腰部等。②腹痛的性质：阵发性绞痛见于肠梗阻、胆结石和泌尿系统结石；持续性疼痛表明腹膜或腹腔内脏器有炎症或其他进行性病理损害；若持续性腹痛伴有阵发性加重，表明炎症伴有梗阻或梗阻疾病伴血运障碍；刺痛见于腹膜炎、肝脾的周围炎症；刀割样疼痛多见于穿孔性急腹症；钻顶样疼痛见于胆管蛔虫等。③腹痛的程度：影响病人腹痛程度的因素很多，如刺激物的强度、病变性质、年龄、性别及对疼痛的耐受性等。④腹痛的放射性：放射性疼痛是某些疾病的特征。由于内脏病变刺激神经末梢而在脊髓相应节段出现疼痛，如胆囊炎可放射至右肩部，输尿管结石可放射至腹股沟等。

（2）恶心呕吐　常见有反射性恶心呕吐，如急腹症的早期呕吐物为胃内容物，梗阻性恶心呕吐如急性肠梗阻，系肠道通过受阻所引起。在评估时，需注意恶心呕吐程度、呕吐性状、呕吐与其他症状的关系等。

（3）腹胀　腹胀是急腹症的一个常见症状和体征。临床上多见全腹胀痛，也有局限性腹胀。局限性腹胀表明病变局限于腹腔中的某一部分，如上腹胀多为胃十二指肠梗阻，中、下腹胀或左、右不对称的腹胀，可见于闭袢性肠梗阻、肠扭转等。

（4）大便异常　急腹症中可见腹泻、便血、停止排便等。

（5）小便异常　主要有尿量、尿色异常。少尿与无尿见于肾盂或输尿管结石的尿路梗阻；根据泌尿系统梗阻的程度有尿频、尿潴留、血尿、脓尿等。

（6）黄疸　外科急腹症中常见的为梗阻性黄疸，如胆囊炎、胆石症等。

（7）发热、寒战　急性腹痛伴寒战，首先考虑腹腔内细菌性感染，如急性阑尾炎、腹腔脏器脓肿。

【治疗原则】

（1）非手术治疗的选择　急性腹痛已经逐渐好转，经观察病情无恶化，病理损害较轻，病人全身情况好，腹膜刺激征不严重并已经局限者；某些疾病诊断明确，非手术效果满意；病人情况极度衰竭或有重要脏器疾病，不能耐受手术治疗者。非手术治疗的原则是：①禁食，必要时有效地胃肠减压。②采取半卧位，缓解腹部紧张疼痛及有利于腹腔液体引流至盆腔，减少发生膈下积液感染。③补液，补充营养，维持水、电解质及酸碱平衡。④控制感染，应用有效抗生素。⑤对症处理，高热应用物理降温或退热药；疼痛剧烈者给予解痉镇痛；急性胰腺炎给予抑制胰腺分泌的药物；肠梗阻采用一些安全通便措施。

（2）手术方法　有手术指征者既要重视腹部病因的处理又要注意全身情况的变化，根据具体情况，选择适当的手术时机和方法。①充分做好术前准备后进行手术：这类病人的热点是病理损害重，病情复杂，但全身情况尚好，允许有足够的时间进行准备，如急性阑尾炎，急性胆管（囊）炎，早期肠梗阻，应尽量争取彻底清除原发病灶。②做好必要的术前准备后进行手术：病情严重、复杂而全身情况差者，只能在一段时间内做一些必要的准备后尽快手术。手术要简单，疗效要确切，如造瘘、引流、减压等。③紧急手术：对伴有严重休克的急腹症，应边抗休克边进行手术治疗。切不可坐等休克纠正后再进行手术治疗，以免延误治疗时机，失去手术机会。手术方法根据术中情况来确定。

（3）剖腹探查指征 弥漫性腹膜炎而病因不明显者；腹膜刺激征经观察无好转，反而恶化或加重者；腹部症状和体征局限，但非手术治疗后，范围不断扩大和加重者；腹腔穿刺抽出不凝血液，伴有失血性休克或休克再度出现者；疑空腔脏器穿孔无局限趋势且有明显转移性浊音者；腹膜刺激征不典型，观察中腹痛、腹胀加重、体温和白细胞计数上升，脉速、全身反应严重者；疑有脏器绞窄者；腹内病变明确，伴有中毒性休克，尤其难以纠正或逐渐加重者。

二、主要护理问题

（1）体液不足 与反复恶心、呕吐有关。

（2）潜在并发症 休克。

（3）舒适的改变 与腹痛、恶心、呕吐有关。

（4）焦虑 与突发疾病、担心预后有关。

三、护理措施

1. 常规护理

（1）体位 病人应卧床休息，一般采用半卧位，利于呼吸、循环功能。另外，半卧位有利于腹腔渗出物局限引流和吸收。但若病人出现休克，禁取此卧位，宜取休克体位，以保证全身重要脏器的血液供应。对长期半卧位的病人要注意预防压疮的发生，鼓励病人经常变换体位。

（2）完善术前准备 如药物过敏试验、交叉配血、皮肤准备、常规实验室检查等。急腹症病人一般禁止灌肠、禁止服泻药，以免造成感染扩散或加重病情。

（3）饮食 急腹症发作期间应禁食。平时饮食要有规律，不可暴饮暴食，忌油煎、油炸、辛辣及刺激性强的食物。多食易消化、富营养、少刺激性食物。

2. 专科护理

（1）解除病人的焦虑和恐惧　急腹症病人因病情发生急，往往造成病人心理恐慌。护士在接诊此类病人时，应关怀爱护病人。适当地向家属、病人说明病情变化及有关的治疗方法等，并尽快安排病人就诊。病情危重者应立即通知医生进行急救处理。

（2）胃肠减压及留置导尿管的护理　行胃肠减压的病人必须保持有效引流；留置导尿管的病人，必须准确记录 24 小时的尿量；对疑有休克的病人，必须记录 24 小时及每小时尿量。

（3）输血及输液　病人因术前、术中、术后丢失体液，需要补充水、电解质、维生素、蛋白质，必要时输血或血浆。输液或输血时，严密监测病人的脉搏、血压、脱水等情况。保持输液管道通畅，详细记录出入量。

（4）疼痛护理　诊断不明者慎用止痛药。应用止痛药时，必须观察药物的不良反应，如呼吸抑制、恶心呕吐等。

3. 病情观察　如定时测量生命体征，注意有无脱水等体液紊乱或休克现象；定时观察腹部症状和体征，如腹痛的部位、范围、性质、程度、有无牵涉、转移痛等。腹部检查如发现压痛、反跳痛、肌紧张时，表示病变累及壁腹膜。同时还应观察腹痛的相关症状，如呕吐、腹胀、发热、黄疸、大小便等；动态观察实验室检查结果，如血、尿、便常规，血清电解质、二氧化碳结合力、肝肾功能等；注意 X 线、B 超、腹腔穿刺液、直肠指检等检查的结果；记录出入量；观察有无腹腔脓肿的形成。

4. 健康指导

（1）鼓励病人早期离床活动，促进肠蠕动恢复，防止发生粘连。

（2）根据病人的年龄、性别、职业、文化程度等，与病人进行有效沟通，消除病人的恐惧心理，树立战胜疾病的信心，积极配合治疗。根据病人的病情和可能发生的预后，确定健康教育目标。讲解所患疾病的病因及预防措施。教会病人自我护理，如卧床休息，不做剧烈的运动，保持大便通畅，减少突然改变体位或增加腹压的动作，养成良好的饮食和卫生习惯，保持清洁和易消化的均衡膳食；积极控制诱发急腹症的各种诱因，如治疗溃疡病，治疗肠道蛔虫，避免暴饮暴食等。告诉病人出院后注意事项，减少可能发生的并发症。

第二章
物理因素所致疾病

第一节 中 暑

一、疾病概述

【概念与特点】

中暑是指高温或烈日暴晒引起体温调节功能紊乱所致的一组临床综合征，以高热、皮肤干燥、无汗及中枢神经系统症状为特征。重症中暑依主要发病机制和临床表现常分为三型：热射病、热痉挛、热衰竭。

【临床特点】

（1）热射病 典型的临床表现为高热、无汗和意识障碍。体温可升高至41℃以上。皮肤干热、无汗、呈现潮红和苍白，周围循环衰竭时出现发绀。脉搏加快，脉压增宽，休克时血压下降，可有心律失常。出现嗜睡、谵妄和昏迷。呼吸快而浅，后期呈潮式呼吸，四肢和全身肌肉可有抽搐，瞳孔缩小、后期散大、对光反射迟钝或消失。严重者出现休克、心力衰竭、肺水肿、脑水肿、肝衰竭、肾衰竭和弥散性血管内凝血。

（2）热痉挛 主要表现有严重的肌痉挛伴有收缩痛。肌痉挛以四肢肌、咀嚼肌及腹肌等经常活动的肌肉为多见，痉挛呈对称性，时发时愈，轻者不影响工作，重者疼痛急剧，体温多正常。

（3）热衰竭 常发生在老年人及对高热不适应者。

（4）伴随症状 ①伴头晕、胸闷、口渴、大汗，见于先兆中暑。②伴发热（38℃以上）、皮肤湿冷、血压下降，见于轻症中暑。③伴高热（40℃以上）、皮肤干燥、无汗、抽搐，见于重症中暑。④伴剧烈头痛、恶心呕吐、昏迷，见于热射病。⑤伴肌肉疼痛、腹绞痛、呃逆，见于热痉挛。

【治疗原则】

虽然中暑类型和病因不同，但治疗基本相同。治疗原则为迅速降温、有效纠正水、电解质紊乱和酸、碱平衡失调，保护重要器官，预防并发症。

二、主要护理问题

(1) 高热　与体温调节中枢功能紊乱有关。

(2) 体液不足　与大汗有关。

(3) 潜在并发症　休克、昏迷、出血。

(4) 恐惧　与突发疾病和担心预后有关。

(5) 知识缺乏　缺乏中暑防治相关知识。

三、护理措施

1. 常规护理　卧床休息，保持环境通风凉爽，保持呼吸道通畅。

2. 专科护理

(1) 体温监护及降温　①冰生理盐水（4℃）：静脉滴注时，开始宜慢，30~40滴/分缓慢滴注5~10分钟，以逐步适应低温，再稍加快，以防产生较大温差而诱发心律失常。②连续监测体温：最好用肛表测量直肠温度，当肛温降至38~38.5℃时，可考虑暂停降温，密切观察体温变化，如体温有再度上升趋势，继续采取降温措施。

(2) 导尿管护理　留置导尿管，观察尿量、尿相对密度和性质，以监测肾功能，防止肾衰竭。如治疗时间超过4小时，血压升至正常水平但尿少，应用甘露醇或呋塞米。

(3) 输液护理　①输注甘露醇、含钾溶液、葡萄糖酸钙、碳酸氢钠时，防止外渗外漏，以免引起组织坏死。面色苍白、四肢发冷者忌用氯丙嗪，老年病人慎用。滴注过程中密切观察生命体征变化。②静脉液体输入不宜过快，防止发生肺水肿，宜在中心静脉压监测下补液，重症病人尽快建立两条有效静脉通路，一条用于降温，防止抽搐和纠正酸中毒，另一条用于补充血容量。

（4）做好心理护理和生活护理　安抚病人和家属，确保病人和家属配合治疗和护理。

3. 病情观察　严密监测生命体征，如体温、脉搏、呼吸、心律、血压、尿量、神志；重症进行心电监护，注意防止弥散性血管内凝血，此为中暑最严重的并发症，通常在第2~3天出现，表现为高热、休克、出血；密切观察有无皮肤黏膜出血、注射部位流血不止、尿血、便血、咯血、呕血以及内脏出血。

4. 健康指导

（1）高温环境下，加强自我保健意识，注意防暑降温。

（2）了解有关中暑的基本知识，做好自我防护。一旦出现中暑先兆症状，能采取有效措施自救，并注意在中暑恢复期避免高温下剧烈活动及暴露在阳光下。

（3）加强年老体弱、慢性疾病病人及孕产妇的生活保健，注意营养，补充水分，注意生活环境的通风和清洁，注意衣着宽松、厚薄适度。适当散步，做力所能及的运动有助于改善心血管系统功能。

（4）高温工作者注意防暑降温，合理调节生活，注意采取健康的生活方式，保证有充足的休息和睡眠，避免过度劳累，戒除烟酒，衣着宽松，注意饮食含丰富维生素，易消化，特别重要的是加强耐热锻炼。

（5）有关高温作业部门，要实施劳动安全保护，改善工作劳动环境，做好防暑降温措施。

第二节　电击伤

一、疾病概述

【概念与特点】

电击伤俗称触电，是物理因素引起的一种损伤性疾病。一定量的电流通过人体后引起组织损伤和功能障碍，重者可致呼吸、心搏骤停而死亡。高电压还可引起电热灼伤。闪电（雷击）伤属于电击伤的一种。

【临床特点】

（1）局部表现　接触性灼伤，呈炭化和被挖除状。低电压电流所致者伤面小，呈焦黄色，边缘规则整齐，与周围正常组织界线清楚。高压或雷击者则伤面大、伤口深，伤口深处可见深层组织的解剖结构，有的可焦化或炭化，甚至可损伤血管，引起大出血。电击肢体肿胀、功能障碍。

（2）全身表现　轻型表现为惊慌、面色苍白、头晕、心悸、全身乏力、呼吸心跳加快，敏感者可晕厥、休克。重型可有内脏损伤、呼吸浅快、心律不齐、心室纤颤导致心跳呼吸停止而死亡；少尿、无尿、血尿；亦可骨折、瘫痪、偏瘫或相关的综合征。

【治疗原则】

（1）立即脱离电源　①切断总电源，近处拉闸断电或关闭电门。②以绝缘体如木制、橡胶制品将电线挑开。

（2）现场急救　如呼吸不规则或已停止，脉搏摸不到或心音听不到，立即开放气道进行人工呼吸。有条件者立即行气管插管，人工呼吸机辅助呼吸，头置冰帽降温。

（3）进一步生命支持。心室颤动立即除颤，及时处理常见的心律失常，维护生命体征平稳。

（4）保护创面。用绷带和大纱布包扎伤口，以减少污染，在现场可选用清洁的衣裤、被单替代，合并有骨折者，骨折处临时用夹板固定。到医院后进行清创处理，清除坏死组织，必要时植皮，截肢防止毒素吸收引起毒血症。

（5）控制感染。使用破伤风抗毒素及抗生素控制感染。

（6）加强复苏后的治疗及护理。维持血压，保持水、电解质平衡，纠正酸中毒，脱水剂治疗脑水肿。

二、主要护理问题

（1）体液不足　与创面渗液有关。

（2）焦虑、恐惧　与突发疾病，担心预后有关。

（3）知识缺乏　缺乏电击伤的预防保健相关知识。

三、护理措施

1. 常规护理　清醒者给予高热量、高蛋白、富含维生素的饮食，昏迷者给予鼻饲流质饮食1500~2000ml/d。

2. 专科护理

（1）电击伤常常是深部组织破坏严重，因此补液量需较同等面积火烧伤者为多。可根据病人的全身状况、末梢循环、心率、中心静脉压、尿的颜色、尿比重、血细胞比容、血气分析和每小时尿量来调整补液的质、量和速度。肢体部分严重电击烧伤时应考虑输血。然而，对严重电烧伤合并有严重心肌损害或心搏骤停复苏后或伴有颅脑损伤时，应适当限制输液量，以防止心力衰竭或肺水肿、脑水肿的发生。

（2）按时准确地使用强心药、升血压药、利尿药、抗生素，用后观察药物有无不良反应，特殊用药最好用微量泵泵入，算好每小时进入的用量。注意用药的配伍禁忌，输入多种药物最好不要在一条通路上进入，以防止出现局部配伍禁忌。

（3）电击伤病人一旦发现有血红蛋白尿，应及时用呋塞米、甘露醇等利尿剂，使尿色变清，并且同时碱化尿液。对严重酸中毒者，可应用5%碳酸氢钠溶液静脉滴注（2~4mg/kg）。对已发生急性肾衰竭者，血尿素氮超过58mg/dl时即采用血液透析或腹膜透析。

（4）电击伤时心肌遭到强大电流刺激而损伤严重，护士应密切观察生命体征变化，特别是心率、心律的变化。复苏后有可能再发生或持续存在心律失常，应立即给予电击除颤、药物除颤，并转入重症加强护理病房（ICU）监护与治疗，监测心率、心律的动态变化；每天做标准的12导联心电图，观察ST-T波的变化，以了解心肌缺血的情况；监测心肌酶谱变化，了解心肌受损害的程度并应用保护心肌的药物。

（5）伴有高处坠落伤者或伴有昏迷者应严密监测意识、瞳孔的变化，防止脑水肿加重发生脑疝，并做好昏迷病人的护理，防止呼吸、泌尿系统感染、压疮等并发症的发生。

（6）电击伤后，在复苏治疗不充分、通气不足的情况下，深部受损组织特别是坏死肌肉可释出大量毒性物质和异性蛋白（肌红蛋白、血红蛋白），在酸血症情况下更易沉积和堵塞肾小管，极易造成急性肾衰竭，必须早期应用利尿剂。在护理上必须重点观察尿量、尿色、性状、尿比重和肌酐、尿素氮变化以了解肾功能变化。

（7）个别病人会出现电击后综合征，表现为轻度胸部及手臂不适等症状，系肌肉极度收缩后所致；个别病人有脱发或毛发过多，女性有月经紊乱；个别病人还会有历时数月的轻度性格改变。碰到这些问题护士要做好病人的心理疏导工作，以减轻或消除电击后综合征的发生。

3. 病情观察

（1）密切观察病人的神志、瞳孔、呼吸、脉搏、血压变化。

（2）保持呼吸道通畅，面罩或鼻塞吸氧，用呼吸机者保证气道湿化，给予动态血气监测。

（3）给予持续心电监护，密切观察心率、心律变化。

（4）对于轻型触电者，神志仍清醒仅感心慌乏力、四肢麻木者，也应该在心电监护下观察 1~2 天。

（5）详细记录 24 小时出入量。

（6）观察伤口渗血、渗液及局部血液循环情况，并准确记录在重病护理单上。

4. 健康指导

（1）深达骨骼的应电击伤引起肢体坏死时需及早截肢，很多人难以接受截肢而产生悲观情绪，应从以下几方面进行心理指导。①耐心向病人解释截肢的目的，电烧伤释放大量血红蛋白及肌红蛋白易沉积和堵塞肾小管，导致急性肾衰竭，此外大出血、全身感染并发症随时可能危及生命，必须截肢。②介绍身体残疾的人一样可以干任何事情的事例，激励病人树立生活勇气，愉快地接受治疗和护理。③饮食指导：进食高热量、高蛋白、富含维生素、易消化的饮食，以供给充足的营养，提高机体抵抗力，以利于创面的修复。④休息指导：卧床休息，防止因活动使血管内血栓脱落造成重要脏器血管栓塞。⑤预防与保健指导：组织逐渐坏死侵蚀至血管时，可能发生突然出血危及生命。

（2）床旁备止血带、无菌纱布或棉垫，一旦发生出血，可应急。如果是四肢出血，先使用止血带捆扎位置应接近伤口（减少缺血组织范围），其他部位用无菌纱布或棉垫压迫出血部位，同时立即通知医生处理。皮瓣移植术前指导参照皮片移植知识宣教术前指导。皮瓣移植术后指导如下。①术后患肢或全身固定为一个姿势，以使皮瓣不受压和不受牵拉，注意不要随意改动姿势，患肢抬高，稍高于心脏平面，有利于静脉回流，减轻水肿。②皮瓣为一暂时性血运不良的组织，感觉和活力较差，局部加温时（如用烤灯照射），温度不宜超过38℃。③应保持室温恒定在25～28℃，以避免气温太低导致全身血管特别是皮瓣血管痉挛，影响血液循环。④皮瓣转移术后使用止血药物时，如出现皮肤有出血点、瘀斑及其他创面的出血，应立即报告医务人员处理。⑤勿挤压、扭曲、摩擦皮瓣，以利皮瓣成活。⑥术前皮瓣愈合时间长（较正常组织长2～3倍），影响患肢关节活动，故需做其他关节的功能锻炼，以防止肌肉萎缩。

（3）出院指导　①安全用电教育：大多数电击伤是由于操作不慎所致，应严格操作规程，加强对儿童的教育，学会急救方法。②训练皮瓣功能：皮瓣为一移植物，应有意识地加强局部的功能训练，如手指皮瓣移植后训练抓握功能。③已截肢的病人，半年后可定配假肢，以适应伤残后生活。

第三节　溺　水

一、疾病概述

【概念与特点】

溺水是指人体淹没在水中，由于呼吸系统被堵塞，或喉头、气管反射性痉挛而引起窒息与缺氧，严重者造成呼吸及心跳停止而死亡。水大量进入血液循环中可引起血浆渗透压改变、电解质紊乱和组织损伤。

【临床特点】

（1）全身症状　寒战、体温降低、双眼充血、面部肿胀、面色发绀或苍白、四肢厥冷、全身水肿。

（2）神经系统　头痛、狂躁、谵妄、惊厥、记忆力减退或消失、视觉障碍、牙关紧闭、肌张力增加。

（3）循环系统　脉细速或不能触及，心率、血压变化及心律失常。

（4）呼吸系统　发绀、喉痉挛、病理性呼吸、呛咳、咳血性泡沫痰、肺部湿啰音。

（5）消化系统　胃扩张、腹部膨胀、口鼻内充满泥沙和泡沫、呕吐、口渴。

（6）血液系统　出现溶血、血红蛋白血症、高钾血症。

（7）泌尿系统　少尿甚至无尿、血红蛋白尿。

（8）并发症　可有肺炎、肺脓肿、脑功能不全、骨折、颈椎脱位等。

【治疗原则】

迅速将病人救离出水，立即恢复有效通气，施以心肺复苏术，根据病情对症处理。

二、主要护理问题

（1）清理呼吸道低效　与机体无力、疲乏、咳嗽反射消失、气管支气管分泌物增多有关。

（2）气体交换功能受损　与肺组织有效交换面积减少，呼吸道分泌物黏稠、增多，肺表面活性物质减少有关。

（3）感知改变　与中枢神经受累有关。

三、护理措施

1. 常规护理　对昏迷病人勤翻身、拍背，及时清除口内分泌物，预防并发症的发生。

2. 专科护理

（1）现场急救　①立即清除口鼻中的污泥、杂草以保持呼吸道通畅。迅速将病人横置于救护者屈膝部或将腹部垫高，头部向下，按压背部迫使呼吸道和胃内的水倒出。②行心肺复苏。

（2）医院进一步救治　①迅速脱去浸湿的衣服，擦干身体，注意保暖。②继续胸外按压或电击除颤。③保持呼吸道通畅，吸氧，必要时行气管插管，有肺水肿的病人氧气湿化瓶中加入50%酒精，减少肺泡张力，改善气体交换。④建立静脉通路，输入血浆、甘露醇、高渗糖等。⑤早期应用抗生素，预防肺部感染。⑥关心体贴病人，尤其对有溺水者要掌握其情绪、心理变化，做好心理护理工作，取得病人对治疗和护理的配合。

（3）给药的护理　①静脉滴注碳酸氢钠以纠正代谢性酸中毒，并对减轻溶于血反应也有益，如溶血明显则宜输血，输血有助于增加血液携氧能力，同时利于组织脱水、纠正低血容量。②注意掌握输液速度，防止扩容后出现心力衰竭。③严格记录出入量，尤其是每小时尿量，观察动态肾功能，测定尿比重。

3. 病情观察

（1）保持呼吸道通畅，严密观察自主呼吸的恢复情况，监测血气分析，纠正缺氧和酸中毒。

（2）给予吸入高流量含酒精的氧气，以降低肺泡内泡沫的表面张力。

（3）心电监护，观察心率、心律的动态变化，若出现心室颤动或停搏，立即进行复苏抢救。

（4）严密观察呼吸、脉搏、血压、发绀等情况。

（5）做好血生化检查，及时纠正电解质紊乱。

4. 健康指导　积极推广基础急救知识，提高社会救治能力，安全预防和及时营救是抢救溺水意外伤害的第一环节，其中目击者实施早期心肺复苏是溺水者获救重要因素，抢救溺水者需争分夺秒，快速有效的现场急救措施是治疗成功的关键所在。这不仅需要加强医务工作者的业务水平，更应在全社会积极宣传推广基础急救知识，提高社会救治能力。

第四节　冻　伤

一、疾病概述

【概念与特点】

冻伤是指由于受冻引起的组织损伤。全身性冻伤称"冻僵"。局部性冻伤，轻度仅有皮肤及皮下组织受累，深度冻伤累及较深组织，出现感觉异常及僵直。

【临床特点】

1. 全身性冻伤　开始时表现为头痛、头晕、四肢肌肉关节僵硬、肤色苍白、冰冷、心搏呼吸加快、血压升高。体温＜33℃时，有嗜睡、健忘、心搏及呼吸减慢、脉搏细弱、感觉和反应迟钝。

2. 局部性冻伤

（1）冻结性　常发生在手指、足趾、耳郭和鼻，亦可发生在腕、前臂、足、面、肘、踝等部位。根据损害程度临床分为四度：一度、二度主要为组织血液循环障碍；三度、四度有不同深度的组织坏死。

一度：皮肤浅层冻伤。初起肤色苍白，继为蓝紫色，以后有红肿、发痒、刺痛和感觉异常。

二度：皮肤全层冻伤。除红肿外，出现水疱，疱破后易感染。如无感染、经2～3周后水疱干枯成痂愈合，一般不留有瘢痕。

三度：冻伤累及皮肤全层和皮下组织。

四度：皮肤、皮下组织、肌肉甚至骨骼均被冻伤。

（2）非冻结性　冻疮表现为受冻处暗紫红色隆起的水肿性红斑，边缘呈鲜红色，界限不清，痒感明显，受热后更甚。

【治疗原则】

（1）迅速脱离寒冷环境，防止继续受冻。

（2）抓紧时间尽快复温。

（3）局部涂敷冻伤膏。

（4）改善局部微循环。

（5）抗休克、抗感染和保暖。

（6）应用内服活血化瘀等类药物。

（7）二度、三度冻伤未能分清者按三度冻伤治疗。

（8）冻伤的手术处理　应减少伤残，最大限度保留尚有存活能力的肢体功能。

二、主要护理问题

（1）舒适的改变　与心血管、呼吸系统受累有关。

（2）皮肤完整性受损　与过冷致血管收缩、组织缺血、细胞结晶和复温导致血管扩张、循环淤血、渗出增加、血栓微循环障碍甚至组织坏死有关。

（3）体温过低　与长期处于低温环境，体温调节中枢受累有关。

（4）潜在并发症　感染、坏死。

（5）焦虑、恐惧　与担心预后有关。

三、护理措施

1. 常规护理

（1）将病人安置在温暖的环境里，取平卧位，脱掉湿衣服，动作轻柔、缓慢，避免粗暴移动和过度活动引起软组织损伤与骨折。

（2）对神志清醒的病人，给予高营养、高热量饮食，做好心理护理，并消除其紧张情绪。

2. 专科护理

（1）保持静脉通道畅通，及时给予抢救药物如强心剂、呼吸兴奋剂、升压药等，观察药物疗效，并做好气管插管、除颤的准备。

（2）温水浸泡疗法适用于冻肢融化后，将冻肢浸泡于40℃的0.1%氯己定溶液中，每天1~2次，每次20分钟，连续浸泡5~6天，用以促进局部血液循环并达到清洁杀菌目的，从而减轻组织损伤，增加组织保持率。

（3）改善局部微循环，应用低分子右旋糖酐（分子量7000~10000为宜）静脉滴注，以降低血液黏稠度，防止血栓形成，给药时间越早越好，每天500~1000ml，持续7~10天。用药前必须作过敏试验，阴性者方可用药。必要时也可采用血管扩张剂（如罂粟碱30mg肌内注射，每6小时1次或静脉滴注）。

（4）局部处理 外用涂厚1cm左右冻伤膏，指（趾）间均需涂药。根据创面情况每天换药1~2次，并以无菌纱布包扎至肿胀消退、创面愈合，注意伤部保暖。

3. 病情观察

（1）持续监测肛温和水温变化，严格掌握复温速度，避免因周围血管迅速扩张导致内脏缺血，或较冷的外周血流入内脏造成内脏进一步降温而致死。保持水温在38~43℃。

（2）严格监测心率、心律、血压、呼吸、血氧饱和度、瞳孔、尿量等生命体征的细微变化并详细记录，发现病情变化及时配合医生处理。

（3）观察全身皮肤及肢体的血运情况，抬高患肢并适当制动，加强护理，注意防止再冻伤。

4. 健康指导

（1）避免在寒冷环境中逗留和工作时间过久。

（2）避免穿着过紧或潮湿的鞋靴。

（3）冬天注意保暖。

第三章
急性中毒

第一节　一氧化碳中毒

一、疾病概述

【概念与特点】

一氧化碳俗称煤气，为无色、无臭、无味、无刺激性的气体，是含碳物质燃烧不全的产物。一氧化碳中毒最常见的原因是生活用煤气外漏或用煤炉取暖时空气不流通，其他如炼钢、化学工业及采矿等生产过程中操作不慎或发生意外事故等均可引起煤气中毒。

【临床特点】

表现为：头晕、头痛、无力、恶心、呕吐、心慌、站立不稳。中度中毒病人出现意识模糊或谵妄、浅昏迷。重者抽搐、大小便失禁、昏迷，呈去大脑皮质状态（可睁眼，但无意识，不语、不动），血压下降、呼吸困难等，口唇及两颊呈樱桃红色。

【治疗原则】

积极纠正缺氧和防治脑水肿。

二、主要护理问题

（1）急性意识障碍　与急性中毒引起中枢神经损害有关。

（2）组织缺氧　与一氧化碳中毒有关。

（3）颅内压增高　与脑水肿有关。

（4）有误吸的危险　与意识不清、呕吐有关。

（5）有皮肤完整性受损危险　与长期卧床压疮有关。

（6）知识缺乏　缺乏一氧化碳中毒相关知识。

（7）恐惧、焦虑　与突发疾病及担心预后有关。

（8）潜在并发症　迟发型脑病、肺水肿、心肌损害、呼吸衰竭、上消化道出血等。

三、护理措施

1. 常规护理　一旦怀疑病人为一氧化碳中毒，迅速将病人抬离现场，移至新鲜空气处，解开领口，清除口鼻分泌物，保持呼吸道通畅，给予吸氧或高压氧治疗。昏迷病人定时翻身，预防压疮、肺炎及泌尿系统感染。

2. 专科护理　昏迷伴高热、抽搐者应给予头部降温为主的冬眠疗法，降温和解痉的同时要注意保暖，防止自伤和坠伤。

3. 病情观察　观察病人的体温、脉搏、呼吸、血压、面色和症状、体征改善情况。抽血查碳氧血红蛋白宜尽早进行。注意神经系统表现及皮肤、肢体受压部位的损害情况，如急性痴呆性木僵、癫痫、失语、肢体瘫痪、惊厥、皮肤水疱等，观察有无腺苷三磷酸过敏等药物反应。

4. 健康指导　加强预防一氧化碳中毒的宣传，居室需通风良好，家庭用火炉要用烟囱，有煤炉生火或使用液化气时门窗不能紧闭，严防煤气管泄露。厂矿应认真执行安全操作规程。

第二节　氯气中毒

一、疾病概述

【概念与特点】

氯气是一种黄绿色具有剧烈刺激性窒息性臭味的气体，主要作用于气管支气管。氯对人体的危害主要表现在对上呼吸道黏膜的强烈刺激，可引起呼吸道烧伤、急性肺水肿等，从而引发肺和心脏功能急性衰竭。

【临床特点】

（1）刺激反应　出现一过性眼和上呼吸道黏膜刺激症状。肺部无阳性体征或偶有散在性干啰音，胸部 X 线无异常表现。

（2）轻度中毒　临床表现符合急性气管、支气管炎或支气管周围炎。如出现呛咳，可有少量痰，胸闷，两肺有散在干湿啰音或哮鸣音，胸部 X 线表现可无异常或可见下肺野有肺纹理增多、增粗延伸，边缘模糊。

（3）中度中毒　凡临床表现符合下列诊断之一者为中度中毒。①急性化学性支气管炎：如有咳嗽、咳痰、气急、胸闷等。可伴有轻度发绀，两肺有干、湿性啰音，胸部 X 线显示常见双肺下部内带沿肺纹理分布呈不规则点状或小斑片状边界模糊部分密集或相互融合的致密阴影。②局限性肺泡性肺水肿：除上述症状体征外，眼及上呼吸道刺激性症状加重，胸部 X 线显示单个或多个局限性轮廓清楚、密度较高的片状阴影。③间质性肺水肿：如胸闷、气急较明显。肺部呼吸音略减低外可无明显啰音，胸部 X 线显示肺纹理增多、模糊，肺门阴影增宽、境界不清，两肺散在点状阴影和网状阴影。肺野透亮度减低常可见水平裂增厚，有时可见支气管袖口征及克氏 B 线。④哮喘样发作：症状以哮喘为主，呼气尤为困难，有发绀、胸闷，两肺弥漫性哮鸣音。胸部 X 线可无异常发现。⑤阵发性呛咳：痰中带血或咳粉红色泡沫样痰。

（4）重度中毒　凡临床表现符合下列诊断之一者为重度中毒。①弥漫性肺泡性肺水肿或中央性肺水肿：咳嗽，咳大量白色或粉红色泡沫样痰。②急性呼吸窘迫综合征。③严重窒息：呼吸困难，胸部紧束感，发绀，休克及重度昏迷。④出现气胸、纵隔气肿等严重并发症：反射性呼吸中枢抑制会出现心搏骤停。

（5）皮肤暴露部位有灼伤性急性皮炎。

【治疗原则】

主要是支持性治疗，应特别注意保证氧合与通气。如存在喉头水肿，根据需要进行气管内插管或气管切开，宜采用较大直径的插管，有时需将气管内炎性渗出物和碎片吸出。呼吸衰竭和肺水肿的病人可进行机械通气，一般采用容量通气。

二、主要护理问题

(1) 低效性呼吸形态 与缺氧有关。

(2) 有感染的危险 与皮肤破损、组织损伤、体液滞留有关。

(3) 恐惧 与预感或感到危及生命有关。

(4) 组织完整性受损 与氯气刺激有关。

(5) 营养失调，低于身体需要量 与疾病引起的代谢需要量增加有关。

三、护理措施

1. 常规护理

(1) 保持病室安静，空气流通，防止空气消毒方法不当加重呼吸道黏膜损伤。

(2) 嘱病人卧床休息，做好基础护理。

(3) 加强饮食护理，提供生活照顾，病人营养供给是提高机体抵抗力、减少并发症的保证。能进食者，宜给予高热量、高蛋白、低脂肪、易消化饮食，少量多餐。补充足够水分，维持水、电解质平衡。

(4) 使用激素期间，护理上要特别注意预防感染，保持口腔清洁，按时做口腔护理或餐后用中性漱口液漱口，体温高时给予降温，病人可大量出汗，要及时用干毛巾擦汗，避免局部皮肤受压，协助其舒适卧位，及时更换衣裤、被褥、床单，保持干燥，防止继发感染。

2. 专科护理

(1) 脱离接触 阻止毒物继续吸收，即"撤、脱、洗"，迅速脱离中毒现场，移至通风良好处，脱下中毒时所穿的衣服、鞋袜，对污染部位（眼及皮肤）用大量流动清水彻底清洗至少30分钟。注意给病人保暖，让其安静休息。

(2) 保持呼吸道通畅 及时清理呼吸道分泌物，呼吸浅、慢时可酌情使用呼吸兴奋药。喉头、支气管痉挛、声带水肿者，应给予氨茶碱或雾化吸入异丙肾上腺素、氢化可的松等药物。窒息者立即行气管插管或气管切开，同时给予氧气和雾化吸入。

（3）缓解呼吸困难　可吸入 2%~3% 的温湿碳酸氢钠溶液或 1% 硫酸钠溶液，可减轻氯气对上呼吸道黏膜刺激作用。应注意，氯中毒病人有呼吸困难时，不应采用徒手压胸等人工呼吸方法。这是因为氯对上呼吸道黏膜具有强烈刺激，引起支气管肺炎甚至肺水肿，徒手压胸的人工呼吸方法会使炎症、肺水肿加重，有害无益。

（4）开放静脉通道　给予镇静、解痉、止咳、化痰及其他抢救药物，如地塞米松、肾上腺素、解毒药，并严格掌握输液速度，限制补液量，防止肺水肿。

（5）肺水肿的预防和治疗　①病人卧床休息，及早吸氧，及时清除分泌物，必要时气管插管或者气管切开。②必要时作加压辅助呼吸供氧，有条件者还可采用体外薄膜式氧合器来改善缺氧，它是一种使病人部分或全部血液与氧气在薄塑料膜或硅橡胶膜两侧进行气体交换的人工氧合器，血液与气体不直接接触，破坏作用小，能较长时间（超过 3 周）使用。③限制静脉补液量：原则是出入负平衡（相差 500~1000ml）。④早期应用激素，预防和控制感染。⑤维持水、电解质及酸碱平衡。⑥用超声雾化吸入做局部治疗是中毒性肺水肿进展之一。所用药物为糖皮质激素、抗生素、支气管扩张药，再加 2%~4% 碳酸氢钠，每天 3~5 次，每次 10 分钟，也可将抗泡沫剂放在一起吸入。

（6）抗休克、抗感染　①密切观察病情，及早发现休克征象及时处理。②防止呼吸道继发感染：由于呼吸道黏膜受到刺激腐蚀，使呼吸道失去正常保护功能，极易导致细菌感染，因而对中毒较重的病人，可应用抗生素预防感染。

（7）昏迷病人使用 20% 甘露醇 250ml 静脉滴注，每 6~8 小时 1 次，减低颅内压力，纠正脑水肿。

（8）出现刺激反应者严密观察至少 12 小时，并予以对症处理。

（9）对症处理　①眼结膜损伤可用 20% 碳酸氢钠或生理盐水反复冲洗，然后涂以可的松和抗生素眼膏。②鼻部可滴入 1%~2% 麻黄碱或 2%~3% 普鲁卡因加 0.1% 肾上腺素溶液。③皮肤被液氯灼伤冲洗后，再用 3% 浓氨溶液或 2%~4% 碳酸氢钠清洗。重者应按灼伤处理。

（10）持续心电监护、血压、氧饱和度及出入量监测。

（11）给予高热量、高蛋白、富含维生素的饮食。

3. 病情观察　密切观察病情，注意病人咳嗽的音调、频率、时间，痰的性质、颜色、量、黏稠度及呼吸系统的伴随症状，如胸闷是否伴有缺氧发生，呼吸的节律、频率、深度，肺啰音的性质及部位，并对呼吸功能进行持续监护。加强病情观察，中毒24小时内严密观察神志、呼吸、脉搏、血压、青紫、肺部啰音及其他伴随症状。做好病情的动态记录，及时发现早期肺水肿、心律失常。必要时行心电监护，监测血氧饱和度及血气分析。心率加快、呼吸急促、两肺底闻及湿啰音时，应考虑为早期肺水肿，立即汇报医生，配合有效护理措施。

4. 健康指导

（1）加强安全教育，健全工业操作规程，定期检查生产设备，防止跑、冒、滴、漏，加强通风。

（2）更应注意氯气运输过程中的安全和个人防护等。

第三节　其他化学毒气损伤

一、疾病概述

【概念与特点】

化学毒气损伤多数在工业生产中对某些原料、中间产物或废物处理不当或防护不当而发生，也可因自杀或谋害发生。各种毒气在短时间内大量进入人体并发生损害，引起一系列症状甚至致死，称为急性中毒。最常见的化学毒气是一氧化碳，另外，还有铅烟、铅尘、锰蒸气、汞蒸气、砷化氢、硫化氢、氰化氢和一些刺激性气体如氯气、氨气、硝烟等。

【临床特点】

（1）主要症状　①轻度中毒：有头晕、头痛、乏力、恶心呕吐、耳鸣眼花、心悸，部分毒气由于对呼吸道及消化道的刺激作用，可发生咽喉部烧灼感、喉头水肿、腹痛、腹泻，有的毒气造成对皮肤黏膜的灼伤而出现流泪、流涕、咳痰，甚至出现皮肤黏膜溃疡和糜烂。吸入新鲜空气后，症状能迅速缓解。②中度中毒：病人头痛明显、烦躁不安或嗜睡状态、步态不稳、发绀、胸痛胸闷、呼吸增快或呼吸困难，如能及时救治很快苏醒，一般不留后遗症和无明显并发症。③重度中毒：病人呈昏迷，常并发脑水肿、肺水肿、心肌损害、肝肾功能损害等，可留有不同程度的神经、精神障碍后遗症，严重中毒者可致死。

（2）主要体征 ①呼吸和心率增快、心律失常、血压降低或休克，严重者出现心力衰竭和呼吸衰竭的相应体征。②有瞳孔增大、对光反应迟钝等脑水肿的体征。③双肺听诊可闻及哮鸣音和啰音。④不同毒物的特殊体征：一氧化碳中毒口唇呈樱桃红色；氰化氢中毒呼气为杏仁味，皮肤黏膜及静脉呈鲜红色；锰中毒出现齿轮状肌肉张力增强（锰中毒性震颤麻痹）；黄磷烟雾中毒有特殊蒜臭味，呕吐物及粪便在暗处可发光；铅和汞中毒口腔内有金属味，齿龈可见铅线；氨气中毒呼气中有氨味等。

【治疗原则】

迅速将病人抬离中毒现场，移至空气新鲜通风良好的地方，解开衣服，注意保暖。

二、主要护理问题

（1）舒适的改变 与中毒所致头晕、头痛、恶心呕吐有关。

（2）感知变化 与累及中枢系统有关。

（3）皮肤完整性受损 与毒气灼伤皮肤黏膜有关。

（4）潜在并发症 休克、昏迷。

（5）焦虑 与突然中毒、担心预后有关。

三、护理措施

1. 常规护理

（1）将病人安置在空气流通的病室，注意保暖。

（2）给高热量、富含维生素的饮食，昏迷病人应及早鼻饲，以保证生理需要量。

2. 专科护理

（1）注意观察药物的疗效和不良反应。使用金属螯合剂前要查肝、肾功能，肝、肾功能不全时慎用或禁用，并注意观察胃肠道反应；使用脱水剂时应注意水、电解质、酸碱的平衡，严格记录出入量；输血或输血浆时应观察有无输血反应，在应用细胞色素 C 之前需常规作过敏试验。

（2）不少化学毒物可从呼吸道、消化道吸入，甚至可经健康皮肤、黏膜吸收而中毒。局部损害往往有一渐进过程，不一定立即显露出来。因此，询问病史时要注意意识、面色、呼吸等，并密切观察，不可因局部损害不严重而有所忽视。如有全身中毒的可能，应根据该化学物质的性质和毒理及早防治，不要待临床表现明显后才进行处理，以免贻误时机。如一时无法获得解毒剂或肯定致毒物质时，可先用大量高渗葡萄糖和维生素 C 静脉注射，给氧，输注新鲜血液、输液等。如无禁忌，可及早开始使用利尿剂，然后再根据病情选用解毒剂。

（3）中毒性脑病伴有昏迷者，要密切注意神志、瞳孔等变化，防止脑水肿加重，发生脑疝。抽搐严重时给予镇静剂，并控制滴速，观察用药效果，加用床档，防止坠床。

（4）防止并发症。做好口腔护理，加强皮肤护理，保持皮肤清洁干燥，减少受压。定时翻身、拍背，防止肺部感染。

（5）对清醒病人加强心理护理，鼓励或协助病人锻炼四肢功能，昏迷者给肢体被动运动或行肢体按摩，防止中毒后遗症。

3. 病情观察

（1）做好心电监护，观察并记录心率、心律、呼吸、血压情况，监测心电图各波形变化，出现异常波形及时处理。

（2）严密观察神志、瞳孔、体温、尿量和皮肤、黏膜变化，监测中心静脉压，调整输液速度，防止肺水肿和心力衰竭。

（3）防止窒息，及时清除口腔及呼吸道的呕吐物和分泌物。

（4）对气管切开或气管插管病人做好常规对症处理，掌握人工呼吸机的使用、注意事项和保养等。

4. 健康指导

（1）迅速采用常备或就便的防护器材保护自己并及时报警。可迅速向上风方向或侧风方向转移，不要在低洼处滞留。有条件时也可转移到有滤毒通风装置的人防工事内。

（2）来不及撤离，可躲在结构较好的多层建筑物内，堵住明显的缝隙，关闭空调机、通风机等，熄灭火种，人员尽可能在背风无门窗的地方。

（3）离开染毒区域后，要脱去污染衣物，及时进行消毒。必要时应到医务部门检查诊治。

（4）当化学事故发生时，首先应想到使用就便器材进行自我保护，如可用湿毛巾、湿手巾、湿口罩等就便器材保护呼吸道，其次可用雨衣、手套、雨靴等保护皮肤。

第四节　急性酒精中毒

一、疾病概述

【概念与特点】

急性酒精中毒，俗称酒醉，是机体一次性摄入大量乙醇（酒类饮料）引起的中枢神经系统由兴奋转为抑制的状态，严重者出现呼吸抑制及休克。大量乙醇首先作用于大脑皮质，之后皮质下中枢和小脑也受累表现为先兴奋后抑制，最后抑制脑血管运动和呼吸中枢。

【临床特点】

（1）症状与体征　①早期：面红或苍白、脉速、多言、精神激动、自控力丧失、恶心、呕吐，继而嗜睡。②共济失调期：走路步态蹒跚，动作拙笨，言语含糊不清，常神志错乱，语无伦次。③嗜睡期：昏睡不醒，肤色苍白、冷漠、瞳孔散大。呼吸慢带鼾声，可有轻度发绀和心跳慢、脉弱呈休克状态，严重者昏迷，伴抽搐和大小便失禁，最终可发生呼吸肌麻痹致死。短时间内大量摄入酒精可直接进入抑制期。可发生低血糖，出现脑水肿、高热、惊厥等，严重者出现呼吸肌麻痹、循环衰竭而死亡，其血液、尿液、呕吐物中均含有乙醇。

（2）心理状况　病人烦躁不安、过度兴奋，有饮酒史，呼吸有强烈酒味。早期面色潮红、精神兴奋、语无伦次，继而恶心、呕吐、心率增加。重者呈现昏迷，呼吸浅慢，有鼾声，病人不能积极配合治疗。

【治疗原则】

（1）对一般酒醉者应卧床休息，适当保暖，以防受凉。

（2）大量饮酒者可先引吐后洗胃，以减少酒精的进一步吸收。

（3）盐酸纳洛酮可解除 β - 内啡肽对中枢神经系统的抑制作用，促进苏醒，生效快，疗效高，常用量 0.4 ~ 1.2mg，静脉注射、肌内注射、皮下注射均可，15 分钟后重复使用 0.4 ~ 0.8mg，直至清醒为止。

（4）10% 葡萄糖注射液 500 ~ 1000ml 加入维生素 C、氯化钾、利尿剂等静脉滴注，以利酒精加速分解。

（5）防治脑水肿　酌情使用脱水剂、利尿剂、糖皮质激素等。

（6）对症治疗　昏迷者可选用咖啡因、洛贝林、贝美格等；保持呼吸道通畅，给予氧气吸入；呼吸骤停者应立即行人工机械呼吸。

二、主要护理问题

（1）舒适的改变　与酒精中毒引起的恶心、呕吐、烦躁有关。

（2）水、电解质和酸碱平衡失调　与剧烈呕吐及呼吸中枢受累有关。

（3）体液减少　与大量呕吐有关。

（4）焦虑、烦躁不安　与中枢、小脑受累有关。

（5）知识缺乏　缺乏酒精中毒的相关治疗、护理知识。

三、护理措施

1. 常规护理

（1）心理护理　观察病人的情绪变化，了解病人的心理状态。根据不同的心理状态，给予相应的护理。

（2）注意保暖　洗胃后病人容易感到寒冷，甚至寒战，应给予保暖并补充能量。重度中毒病人常有大、小便失禁，要及时更换尿湿的衣裤，必要时留置导尿，烦躁不安者可用床档保护或用绷带约束四肢，防止坠床。

2. 专科护理

（1）及时清除毒物　根据医嘱洗胃、催吐、透析等方法尽快清除体内酒精。洗胃、催吐过程中要防止病人误吸。

（2）呼吸监测　对使用呼吸机辅助呼吸的病人应注意监测血气分析。每2 小时作血气分析 1 次，根据血气分析结果，调节呼吸机的参数，以避免体内的酸碱平衡失调。

（3）观察纳洛酮反应　纳洛酮为特异阿片受体拮抗药，主要解除 β_2 - 内啡肽的中枢神经系统抑制作用，消除酒精中毒时产生的自由基，使其迅速恢复清醒状态，但个别病人用药后可有头晕、收缩压升高等症状，故应注意观察。

3. 病情观察　重度中毒者常伴有昏迷或昏睡，生命体征也随之发生改变，甚至危及生命。应定时监测意识、瞳孔、血压、呼吸、脉搏，做好记录，发现异常及时报告医师。

4. 健康指导

（1）加强卫生宣教，强调长期过量饮酒的危害性。

（2）对工业用酒精、医用酒精要加强管理，避免误饮或滥用。

第五节　巴比妥类药物中毒

一、疾病概述

【概念与特点】

巴比妥类为应用较普遍的催眠药物，按其作用时间可分为长效、中效、短效三大类，一般口服 2 ~ 5 倍催眠剂量的巴比妥类药物即可发生轻度中毒；口服用药为催眠剂量的 5 ~ 9 倍可引起中度中毒；15 ~ 20 倍则可引起重度中毒，甚至有生命危险。

【临床特点】

初期可出现兴奋症状，如躁狂、惊厥，随后转为嗜睡、昏迷，出现呼吸浅慢、脉搏微弱、血压下降、瞳孔缩小、肌肉松弛、腱反射减弱或消失。重度中毒早期可有四肢肌张力增强，腱反射亢进，病理反射阳性。后期全身肌肉弛缓，各种反射消失，呼吸及循环衰竭而死亡。

【治疗原则】

（1）催吐、洗胃或导泻 清醒病人首先用催吐法清除胃内容物，昏迷病人应进行胃管洗胃。洗胃宜用 1∶5000 高锰酸钾溶液或温水。导泻不宜用硫酸镁，因为硫酸镁可加重中枢抑制。

（2）保持呼吸道通畅、吸氧 呼吸衰竭者应用呼吸兴奋剂，必要时作气管插管，行人工呼吸。

（3）静脉输液 保障病人的能量、维生素的供给及水电解质平衡，稀释血液中的毒物浓度促进排泄，也可给予利尿药，加强尿路排泄毒物。

（4）应用中枢神经兴奋剂 ①纳洛酮：首选药物。具有兴奋呼吸、催醒、解除呼吸抑制的作用，剂量 0.8～2.0mg 静脉注射，必要时 2 小时后重复给药直至清醒。②贝美格：50～150mg 加于 5%～10% 葡萄糖注射液 100～200ml 中静脉滴注，每分钟 3～4ml，亦可每隔 3～5 分钟给 50mg 静脉注射，至呼吸、肌张力或反射恢复正常时减量。

（5）促进已吸收的毒物排出，重症病人早期做透析或血液灌流。

（6）对症治疗 肝功能损害出现黄疸者，则可应用糖皮质激素及各种护肝药物。昏迷、抽搐病人可用脱水和利尿药，以减轻脑水肿，为预防继发性感染可应用抗生素。

二、主要护理问题

（1）清除吸收药物不彻底 与血液透析的吸附率有关。

（2）感知改变 与意识障碍有关。

（3）知识缺乏 缺乏巴比妥类药物中毒防治相关知识。

三、护理措施

1. 常规护理

（1）安静卧床休息，做好自杀者的心理护理。

（2）躁动病人做好安全护理，防止坠床和外伤。

（3）昏迷病人应常翻身、拍背，针对病原菌选用抗生素治疗，预防肺炎。

（4）防止肢体压迫，清洁皮肤，防止皮肤大疱出现。

（5）饮食护理 应给予高热量、高蛋白、易消化的流质饮食。昏迷时间超过 3～5 天，应予鼻饲补充营养及水分。

（6）预防并发症 指导病人有效咳嗽，经常变换体位，昏迷病人应定时翻身、拍背、吸痰，遵医嘱应用抗生素预防肺炎；防止肢体压迫，及时清洁皮肤以预防皮肤大疱；输液速度不可过快以防肺水肿。

（7）心理护理 多与病人沟通，了解中毒的原因，保守病人的秘密，加以疏导、教育，对服药自杀者，不宜让其单独留在病房内，应加强看护，防止再度自杀。加强心理疏导和心理支持工作。

2. 专科护理

（1）迅速消除毒物 ①口服中毒者，以 1∶5000 高锰酸钾溶液或清水洗胃，对于昏迷者，应先证实胃管在胃内再行洗胃，以免灌洗液误入气管。②洗胃后灌入硫酸镁 30g 导泻，并用碳酸氢钠溶液加速药物排泄。

（2）保持呼吸道通畅 ①及时给予吸氧。②及时清除口腔及气管内分泌物，必要时行气管插管或气管切开。③呼吸中枢抑制者可给予呼吸中枢兴奋剂。每 2 小时翻身拍背 1 次，防止坠积性肺炎发生。

（3）促进药物排泄 ①静脉补液，每天 3000～4000ml（5% 葡萄糖注射液或生理盐水），密切观察尿量。②碱化尿液，促进药物由肾脏排出。③静脉滴注呋塞米，每次 40～80mg，每小时要求尿量在 250ml 以上。准确记录出入量，防止水、电解质和酸碱平衡失调。④血压降低者可给予升压治疗。⑤对于严重中效类药物中毒所致肾功能不全病人，可考虑血液或腹膜透析疗法。

3. 病情观察

（1）密切观察病人病情，注意生命体征变化，及早发现呼吸衰竭和休克征兆，准确记录病情变化。

（2）准确记录出入量，防止水、电解质和酸碱平衡失调。

（3）低温时应注意保温。

（4）定时测量生命体征，观察意识状态、瞳孔大小、对光反射、角膜反射，若瞳孔散大、血压下降、呼吸变浅或不规则，常提示病情恶化，应及时向医生报告，采取紧急处理措施。

（5）观察药物的作用及病人的反应。

（6）监测脏器的功能变化，尽早防治脏器衰竭。

（7）准确记录病情变化、出入量，防止酸、碱平衡失调及水、电解质紊乱。

（8）密切观察病人血气变化，及时发现呼吸抑制、呼吸衰竭的发生，并给予积极处理。

4. 健康指导

（1）严格按医嘱正确服用巴比妥类药物。

（2）加强巴比妥类药物的管理。

（3）对有精神障碍、自杀倾向的病人做好心理工作，使其正视困难与不幸，树立生活信心。

第六节　急性有机磷农药中毒

一、疾病概述

【概念与特点】

急性有机磷农药中毒在临床上时有发生，有机磷农药如对硫磷（1605）、内吸磷（1059）、敌敌畏、乐果等多为油状液体，具有类似大蒜样特殊臭味，较易通过皮肤进入机体，也可经呼吸道和消化道吸收。这些物质是胆固醇酯酶抑制剂，通过抑制胆碱酯酶，致使乙酰胆碱在神经末梢蓄积，作用于效应器官的胆碱能受体，产生器官功能紊乱。

【临床特点】

（1）急性中毒症状　头痛、头晕、易激动、乏力、出汗、肌肉抽动、中枢性高热和昏迷等。

（2）慢性中毒　食欲不振、上腹痛、头痛、头晕、乏力、失眠等。

【治疗原则】

（1）迅速清除毒物　根据接触毒物的途径分别选择：迅速脱离中毒现场，脱去污染衣服，肥皂水彻底清洗污染的头发、皮肤、指甲，眼部迅速用清水冲洗；口服中毒者采用催吐、洗胃、导泻等。

（2）特效解毒剂的应用 ①胆碱酯酶复活剂：能有效地恢复胆碱酯酶活性，常用有碘解磷定、氯解磷定。胆碱酯酶复活剂对老化的胆碱酯酶无复活作用，故应早期应用。②抗胆碱药：阿托品能迅速解除毒蕈碱样症状，同时能通过血－脑屏障进入脑内消除部分中枢症状，可对抗有机磷引起的呼吸抑制；对骨骼肌的兴奋症状无效，也不能使失活的胆碱酯酶复活。使用原则为早期、足量、反复给药及快速阿托品化，避免阿托品中毒。

（3）对症治疗 有机磷中毒可发生多种严重并发症，如肺水肿、呼吸肌麻痹、呼吸衰竭、脑水肿、中毒性心肌炎等，故对症治疗应以维持正常心肺功能为重点，保持呼吸道通畅，应用人工呼吸机；危重病人必要时应用血液净化治疗。中毒症状消失后，仍应观察 3~7 天。

二、主要护理问题

（1）护患沟通困难 与病人意识障碍有关。

（2）心理障碍 与病人的各种原因自杀、心理严重不平衡有关。

三、护理措施

1. 常规护理

（1）给氧。

（2）保持呼吸道通畅。

（3）昏迷病人做好昏迷护理常规。

（4）实行血液净化术的病人，做好血液净化术的护理。

（5）呼吸机支持呼吸的病人做好呼吸道管理。

（6）加强基础护理，做好心理护理，尤其是对服毒自杀病人，要针对原因耐心做好开导工作，教导其以开朗客观的心态对待生活。

2. 专科护理 胆碱酯酶复活剂应用注意事项：静脉给药时必须稀释后缓慢推注，静脉推注过快可有眩晕、头痛、恶心、视物模糊，严重者可发生阵发性抽搐，抑制呼吸引起呼吸衰竭；剂量不宜过大；忌与碱性药物合用；对胆碱酯酶复活剂疗效不好者，应以阿托品治疗为主或两药合用。使用阿托品时应注意是否到达阿托品化，即瞳孔较前扩大、面部潮红、眼结膜充血、口干，皮肤干燥，肺部湿啰音显著减少或消失，心率加快及轻度躁动不安。

3. 病情观察

（1）密切观察生命体征　有机磷中毒时呼吸困难较常见，严重者可呼吸骤停，在抢救治疗过程中应密切观察体温、脉搏、呼吸、血压等变化。

（2）密切观察病情　做好胆碱酯酶活性、心肌酶等检查，必要时检测血气分析；做好药物不良反应和迟发毒作用的观察；根据心率及病情调整阿托品用量，防止病情反跳。

4. 健康指导

（1）指导病人恢复初期避免高脂饮食，进食时宜少量开始。

（2）普及防毒知识。生产和喷洒有机磷毒物时应严格执行各种操作规程，做好个人防护，穿长袖衣裤，戴口罩及手套，宜站在上风处喷洒；收工后用碱水或肥皂水洗净手和脸，污染衣服及时洗净。农药盛具需专用，严禁装食物或牲口饲料。生产和加工有机磷化合物的工厂，生产设备应密闭，经常进行检修，防止设备外溢有机磷化合物，生产者应定期体检并测定胆碱酯酶活性。

第七节　百草枯中毒

一、疾病概述

【概念与特点】

百草枯又名克芜踪，为白色晶体，易溶于水，无挥发性，在碱性介质中不稳定。商品为20%水剂。是一种速效触杀型除草剂，接触土壤后迅速失活。百草枯急性中毒主要由口服或吸入高浓度百草枯而引起的以肺水肿、肺出血、肺纤维化及肝、肾损害为主要表现的全身中毒疾病，严重者可死于呼吸窘迫综合征及肝、肾衰竭。百草枯毒性较强，又无特效解毒药，病死率高，国外为64%，国内有报道高达95%。

【临床特点】

1. 局部表现

（1）皮肤污染　可致接触性皮炎，甚至发生灼伤性损害，表现为红斑、水疱、溃疡和坏死等。

（2）眼部污染　2～3 天后出现刺激症状，失明、流泪、眼痛、结膜充血和角膜灼伤等。1 周后炎症加重，可见睑结膜脱落、角膜水肿。

（3）指甲污染　指甲可出现褪色、断裂甚至脱落。

（4）呼吸道吸入者　出现鼻出血和鼻咽刺激症状（喷嚏、咽痛、充血等）及刺激性咳嗽、胸痛。

（5）口服中毒者　口、咽、食管及胃黏膜溃烂、穿孔、溃疡。

2. 全身症状

（1）早期　头痛、呕吐、腹痛、腹泻及便血。口误服者 24 小时内迅速出现肺水肿和肺出血。

（2）中期　肝、肺、心脏及肾功能受损，会发生坏死伴发热。①消化系统：出现呕血、黄疸、肝功能异常等肝损害表现，甚至出现重型肝炎。②泌尿系统：可见尿频、尿急、尿痛等膀胱刺激症状，少尿甚至发生急性肾衰竭。③循环系统：重症可有中毒性心肌损害、血压下降、心电图 S - T 段和 T 波改变，或伴有心律失常，甚至心包出血等。④血液系统：有发生贫血和血小板减少的报道，个别有高铁血红蛋白血症，甚至有发生急性血管内溶血。⑤呼吸系统：1～2 天内未致死者可出现急性呼吸窘迫综合征。

（3）晚期　出现间质性肺水肿、呼吸衰竭甚至死亡。非大量吸收者通常于 1～2 周内出现肺部症状，肺损害而导致肺不张、肺浸润、胸膜渗出和肺功能明显受损。肺纤维化开始于中毒后的第 5～9 天，2～3 周达高峰，造成早期顽固的低氧血症及晚期合并高碳酸血症。

【治疗原则】

本品尚无特效解毒药，原则上仍以阻止吸收，加速排泄，对已受损器官进行对症治疗，尽可能恢复功能为主。

二、主要护理问题

（1）低效性呼吸形态　与肺水肿、肺出血有关。

（2）疼痛　与头痛、尿痛等有关。

（3）潜在并发症　急性呼吸窘迫综合征。

三、护理措施

1. 常规护理　关心体贴病人，耐心倾听病人主诉。应保护服毒自杀病人隐私，加强正确引导，防止病人再次自杀。与家属积极沟通，取得理解。

2. 专科护理　应实施 24 小时监护，密切观察病情变化和并发症的发生，做好口腔卫生，及时吸痰、防止肺部感染。

3. 病情观察　观察血压、呼吸，掌握出入量及心电监护等。

4. 健康指导

（1）严格执行农药管理的有关规定，实行生产许可和销售专营制度，避免农药扩散和随意购买。

（2）开展安全使用农药教育，提高防毒能力。

（3）改进生产工艺和喷洒装备，防止跑、冒、滴、漏。

（4）遵守安全操作规程，如站在上风向退行喷洒，穿长衣长裤，戴防护眼镜，使用塑料薄膜围裙，一旦皮肤受到污染应及时清晰。

（5）严格管理，避免药品流失，个人不存药；在药液中加入警告色、恶臭剂或催吐剂等以防误吸。

第八节　强酸中毒

一、疾病概述

【概念与特点】

强酸类主要指硫酸、硝酸、盐酸三种无机酸，三者均有腐蚀作用。中毒原因有经口误服、呼吸道吸入大量酸雾、皮肤接触而致腐蚀性灼伤。

【临床特点】

（1）皮肤接触后可灼伤、腐蚀、坏死和溃疡形成，不同酸引起的损害程度不一，可见痂皮、红斑及水疱。

（2）眼部接触后可发生眼睑水肿、结膜炎症和水肿、角膜混浊甚至穿孔，严重者可发生全眼炎而导致失明。

（3）口服中毒病人口腔黏膜糜烂，局部形成不同色泽的痂皮，病人口腔、咽喉、食管、胃等均有剧烈灼痛，反复恶心、呕吐，严重者可发生穿孔、酸中毒和肝、肾损害，后期可有食管、幽门和肠狭窄性梗阻。

（4）吸入强酸烟雾后，病人发生呛咳、胸闷、呼吸加快、鼻腔、咽喉黏膜严重充血、水肿，有浆液分泌，如短时吸入高浓度烟雾可引起肺水肿和喉头痉挛，可迅速因呼吸困难和窒息而死亡。

【治疗原则】

（1）皮肤灼伤后立即用大量流动水冲洗，局部给予2%～5%碳酸氢钠或1%氨水或肥皂水中和酸。眼部受到损害，应立即用大量清水或生理盐水彻底冲洗，给予可的松及抗生素眼药水交替滴眼。

（2）口服中毒者严禁洗胃，可予2.5%氧化镁溶液，口服牛奶、豆浆、蛋清、花生油，禁用碳酸氢钠溶液洗胃或口服，以免造成胃穿孔。

（3）吸氧，必要时气管切开，针对喉头痉挛和肺水肿给予必要的处理。

二、主要护理问题

（1）舒适的改变　与疼痛有关。

（2）水、电解质和酸碱平衡失调　与口服中毒致剧烈呕吐有关。

（3）皮肤完整性受损　与接触强酸有关。

（4）呼吸低效性　与吸入强酸类酸雾有关。

（5）知识缺乏　缺乏强酸中毒防治相关知识。

三、护理措施

1. 常规护理

（1）口腔护理　吞服强酸类毒物，易致口腔黏膜糜烂、出血、坏死，即刻需用清水、中和剂冲洗。已引起口腔黏膜灼伤者，口腔分泌物增加，再加上食管痉挛易致吸入性肺炎，因此要加强口腔护理，可用 1%～4% 过氧化氢溶液擦洗口腔，防止厌氧菌感染，动作宜轻柔，尽量避免新鲜创面。急性期宜少漱口，以减少疼痛，避免再出血。

（2）营养支持　中毒早期严格禁食，经中心静脉胃肠外营养，中毒恢复期宜改为流质饮食，少量多餐，逐渐过渡到半流质饮食、普食，避免干、硬、刺激性、不易消化食物的摄入。吞咽障碍者可考虑鼻饲供给营养，应注意过早插入胃管有引起食管狭窄延长的可能，应慎用。

（3）心理护理　由于此类病人极度痛苦，尤其出现食管狭窄不能进食者，再加上经济负担，极易产生悲观绝望情绪。因此，应加强与病人的沟通，取得病人的信赖，及时给予疏导和心理支持，树立战胜疾病的信心和生活的勇气，实行 24 小时监控，防止病人的过激行为。

2. 专科护理

（1）对强酸类毒物接触皮肤的病人　清洗毒物首选以清水为宜，并要求冲洗时间在 15～30 分钟或稍长一些，然后选用合适的中和剂，如酸灼伤，局部用 2%～5% 碳酸氢钠或 1% 肥皂水中和，碱灼伤用 1% 乙酸或 4% 硼酸中和。

（2）口服强酸的病人禁止洗胃，可给予胃黏膜保护剂如牛奶、蛋清、米汤、植物油等经胃管缓慢注入胃内，注意用力勿过大，速度不宜过快，防止造成穿孔。

3. 病情观察　严密观察病情，注意体温、脉搏、呼吸、血压及神志变化；应慎重使用止痛药物；注意观察有无纵隔炎、腹膜炎的表现。

4. 健康指导

（1）加强工作人员的防护措施，应穿戴防护服、手套、防护靴及防护面具。

（2）采用密闭式生产设备，以减少酸雾产生。

第九节 强碱中毒

一、疾病概述

【概念与特点】

强碱包括氢氧化钠、氢氧化钾、次氯酸钠、氧化钠、氧化钾以及腐蚀作用较弱的碳酸钠、碳酸钾、氢氧化钙、氧化钙、氢氧化铵等。漂白粉内含3%～6%次氯酸钾。强碱类化合物用途甚广，亦含于日常所用的去污剂、沟渠清洁剂、擦亮剂、去除油漆剂及烫发剂中。小儿中毒大多由于误服所致。

【临床特点】

（1）皮肤、黏膜受毒物损伤后发生充血、水肿、糜烂，局部先为白色，后变为红色和棕色，并形成溃疡，严重者可因体液丢失而引起休克。

（2）眼部接触后可发生严重的角膜炎和角膜溃疡。

（3）口服后也发生口腔、咽喉、食管、胃的严重烧伤，有强烈灼痛、腹绞痛、反复呕吐，呕吐物中有血性液体，常有腹泻和血便，严重者可发生食管及胃穿孔、肝、肾损害，甚至急性肾衰竭。

（4）氢氧化铵可释放出氨，吸入氨后可引起呼吸道刺激症状如咳嗽，并可发生肺水肿，少数可因反射性声门痉挛而致呼吸骤停。

【治疗原则】

（1）皮肤被碱灼伤后应立即用大量流水冲洗，之后涂以1%乙酸以中和剩余碱，切忌在冲洗前应用中和剂，导致产生中和热而加重灼伤。

（2）口服强碱后可迅速口服食醋、5%稀盐酸、大量橘子汁或柠檬汁中和后予以蛋清和橄榄油，如吞咽困难可放置胃管，早期用1～2周糖皮质激素，可减少食管瘢痕、狭窄的发生。禁止洗胃。

（3）吸入性氨中毒应给予吸氧，保持呼吸道通畅，必要时气管切开。

（4）补液，纠正电解质紊乱，防止休克及肾衰竭。

二、主要护理问题

（1）水、电解质和酸碱平衡失调　水、电解质失调与口服致剧烈呕吐有关，重度病人呼吸中枢受累，影响酸碱平衡。

（2）皮肤完整性受损　与接触强碱有关。

（3）舒适的改变　与疼痛有关。

（4）知识缺乏　缺乏强碱中毒的预防护理知识。

三、护理措施

1. 常规护理

（1）口腔护理　吞服强碱类毒物，易致口腔黏膜糜烂、出血、坏死，即刻需用清水、中和剂冲洗。已引起口腔黏膜灼伤者，口腔分泌物增加，再加上食管痉挛易致吸入性肺炎，因此要加强口腔护理，可用1%～4%过氧化氢溶液擦洗口腔，防止厌氧菌感染，动作宜轻柔，尽量避免新鲜创面。急性期宜少漱口，以减少疼痛，避免再出血。

（2）营养支持　中毒早期严格禁食，经中心静脉胃肠外营养，中毒恢复期宜改为流质饮食，少量多餐，逐渐过渡到半流质饮食、普食，避免干、硬、刺激性、不易消化食物的摄入。吞咽障碍者可考虑鼻饲供给营养，应注意过早插入胃管有引起食管狭窄延长的可能，应慎用。

（3）心理护理　由于此类病人极度痛苦，尤其出现食管狭窄不能进食者，再加上经济负担，极易产生悲观绝望情绪。因此，应加强与病人的沟通，取得病人的信赖，及时给予病人疏导和心理支持，使其树立战胜疾病的信心和生活的勇气，实行24小时监控，防止病人的过激行为。

2. 专科护理

（1）皮肤灼伤　立即用大量流动水冲洗，然后用弱酸中和，中和剂切勿在冲洗前使用，否则产生中和热，加重烧伤。

（2）眼部灼伤　立即用大量清水或生理盐水冲洗20分钟，再用3%硼酸溶液冲洗，然后用抗细菌及抗病毒的眼药水滴眼。

（3）消化道灼伤　严禁洗胃和催吐，可给予蛋清，牛奶等口服保护胃黏膜。

（4）吸入性氨中毒应给予吸氧，保持呼吸道通畅，必要时气管切开。

（5）补液，纠正电解质紊乱，防止休克及肾衰竭。

3. 病情观察　严密观察病人生命体征、神志、尿量、大便及全身情况，做好抢救治疗护理记录。

4. 健康指导

（1）加强工作人员的防护措施，应穿戴防护服、手套、防护靴及防护面具。

（2）采用密闭式生产设备，以减少碱性毒雾产生。

第十节　食物中毒

一、疾病概述

【概念与特点】

食物中毒是由于进食被细菌或毒素所污染的食物而引起的急性感染中毒性疾病。临床上可分为胃肠型与神经型肉毒中毒两大类。

【临床特点】

潜伏期 6～72 小时。表现为腹痛、腹泻、恶心、呕吐、发热。大便多为水样便，少数为黏液血便。严重者可出现烦躁、抽搐、血压下降、缺氧等中毒性休克表现。肉毒杆菌中毒可出现神经系统症状，表现为软弱无力、视物模糊、眼肌瘫痪、共济失调和吞咽困难等。病人可死于中枢性呼吸衰竭。

【治疗原则】

当确诊食物中毒后，应立即对病人进行催吐、洗胃、导泻、抗感染和对症支持治疗。

二、主要护理问题

（1）舒适的改变　与腹痛、恶心、呕吐等有关。

（2）水、电解质和酸碱平衡失调　与剧烈呕吐有关。

（3）体液减少　与剧烈呕吐致失液过多有关。

（4）焦虑　与突然患病及担心疾病预后有关。

（5）知识缺乏　缺乏食物中毒预防及护理相关知识。

三、护理措施

1. 常规护理

（1）心理护理　中毒早期以迅速清除体内毒素为主，病人中毒后48小时内应严格禁食；应耐心向病人及家属解释原因，寻求病人配合和家属的监督；待病情好转后，经医生认可再进食清淡易消化的饮食，做到少食多餐。

（2）饮食护理　食物中毒表现为突发性急症，病人及家属面对突发情况时多紧张、焦虑甚至情绪激动，担忧抢救预后；尤其是集体中毒的混乱场面会加重病人的心理负担，在这种情况下，医护人员更要以沉着冷静的态度应对抢救工作。急救护理的同时，护士要以温和的态度向病人解释食物中毒相关知识并告知治疗方法，尽量安抚病人紧张焦虑情绪，获得病人的信任与配合。抢救过程中做到动作轻巧娴熟、抢救工作有条不紊，用谨慎的态度和精湛的技术消除病人的恐惧感，抢救工作顺利进行后及时为病人家属答疑。

2. 专科护理

（1）首先确保生命体征，肉毒中毒可因呼吸中枢麻痹而危及生命，因此，对肉毒中毒者应加强呼吸道管理，必要时行气管切开，呼吸机辅助呼吸。

（2）胃肠型食物中毒，脱水严重者应积极补充液体、电解质、进行抗休克治疗。

（3）应用抗生素。

（4）肉毒中毒者早期给予多价抗毒血清，在起病24小时内或肌肉瘫痪前使用效果最佳。

（5）补充足够营养及水分，必要时可鼻饲。

3. 病情观察　护士抢救同时要密切观察病人临床症状及变化，仔细询问病史以及入院前进食，检测并记录病人脉搏、血压、血钾等；收集呕吐物、粪便标本，认真观察分析性状，争取尽快查明中毒原因以对症治疗；观察病人尿量，准确记录液体出入量。密切观察病人病情变化和用药后反应，一旦病人体征发生改变，要根据实际情况及时给予急救并上报主治医师。

4. 健康指导

（1）食物中毒事件处理还要重视卫生健康宣讲，教育病人注重饮食卫生，加强防范意识，避免病从口入。

（2）告知病人养成良好的饮食习惯，不暴饮暴食；不食用腐败变质、苍蝇叮爬的食物。

（3）饭前便后要洗手，生食瓜果洗干净。

第十一节　毒蕈中毒

一、疾病概述

【概念与特点】

毒蕈为有毒的野生蘑菇，形状与食用菌相似，常被误食导致中毒。

【临床特点】

（1）胃肠炎型　潜伏期 10 分钟至 6 小时，表现为剧烈恶心、呕吐、腹泻、腹痛等，经治疗后可迅速恢复。

（2）神经型　潜伏期 1~6 小时，除胃肠炎症状外尚有副交感神经兴奋的表现，如流涎、流泪、多汗、瞳孔缩小、脉搏缓慢等，严重者可出现肺水肿、呼吸抑制、谵妄、昏迷甚至死亡。早期应用阿托品类药物治疗效果较好。

（3）溶血型　除胃肠炎外能引起溶血性贫血、黄疸、血红蛋白尿等，积极治疗后可恢复。

（4）精神异常型　除胃肠炎症状外以精神异常为主，多有幻觉，部分病人有迫害妄想，类似精神分裂症，也可出现头晕、精神错乱、神志不清、昏睡等，经治疗可恢复，病死率低。

（5）肝坏死型 此型中毒病情凶险，变化较多，一般食后 15 ~ 30 小时突然出现吐泻等胃肠炎表现，常在 1 天内自愈，进入"假愈期"。然后 1 ~ 2 天内出现肝损害，可累及肝、脑、肾、心脏等，可有肝大、黄疸、出血、烦躁不安或淡漠、嗜睡，甚至惊厥、昏迷，常因神经中枢抑制或肝性脑病而死亡。

【治疗原则】

（1）清除毒物 立即用 1∶10000 ~ 1∶15000 高锰酸钾或 0.5% 鞣酸反复洗胃，再灌入特效解毒剂或活性炭，以清除和沉淀毒物，最后灌入硫酸镁导泻，也可甘草绿豆汤口服或灌肠帮助解毒。

（2）应用阿托品等抗胆碱药 适用于含毒蕈碱的中毒，对中毒性心肌炎所致的房室传导阻滞和中毒性脑炎所致的呼吸衰竭具有治疗作用，可用 0.5 ~ 1mg 皮下注射，每 0.5 ~ 6 小时 1 次，必要时加大剂量，并改静脉注射。如表现为类阿托品样中毒作用的临床征象，则不宜用阿托品。

（3）应用巯基解毒药 对肝损害型毒蕈中毒有一定疗效，常用有二巯丙磺酸钠、二巯丁二钠或 L-半胱氨酸，成人用 5% 二巯丙磺酸钠 5ml 肌内注射或用葡萄糖盐水 20ml 稀释后静脉滴注，每天 2 次，连用 5 ~ 7 天。

（4）应用糖皮质激素 适用于严重毒蕈中毒，病人发生溶血反应，中毒性心肌炎，中毒性脑病，肝损害和出血倾向时，一般以短程大量用药为好。

（5）输血。

（6）采取支持治疗。

（7）采取透析治疗。

二、主要护理问题

（1）舒适的改变 与呕吐、腹痛有关。

（2）焦虑、恐惧 与突然中毒、担心预后有关。

（3）精神异常 神经型波及副交感神经可出现精神异常。

（4）潜在并发症 肝坏死型可有肝性脑病。

（5）知识缺乏 缺乏毒蕈中毒治疗相关知识。

三、护理措施

1. 常规护理 详细做好各项记录，加强基础护理，防止并发症。

2. 专科护理 二巯丁二钠可有口臭、头痛、恶心、乏力、胸闷等不适，应缓慢注射并现配现用，肾功能不良者应慎用或禁用。应用阿托品、糖皮质激素的注意事项同本书相关内容。

3. 病情观察

（1）密切观察各种中毒症状，采取相应的措施，观察药物反应。

（2）清除毒物 洗胃时要保持呼吸道通畅，防止窒息。

4. 健康指导 应通过科学普及教育，使群众能识别毒蕈而避免采食。一般而言，凡色彩鲜艳，有疣、斑、沟裂，生泡流浆，有蕈环、蕈托及奇形怪状的野蕈均不能食用，但部分毒蕈包括剧毒的毒伞，白毒伞等与可食蕈外形极为相似，故如无充分把握，仍以不随便采食野蕈为宜。当发生毒蕈中毒病例时，对同食而未发病者亦应加以观察，并作相应的排毒，解毒处理。

第十二节 鱼胆中毒

一、疾病概述

【概念与特点】

进食生、熟鱼胆中毒是我国特有疾病，以南方地区多见，是一种严重的临床急症。鱼胆中毒可致多器官功能失常综合征，严重时发生多器官衰竭，以急性肾衰竭较常见，其发生率为55%～100%。重度肾衰竭致死率占鱼胆中毒死因的91.7%。

【临床特点】

病人有进食生、熟鱼胆的病史，潜伏期一般为12～30小时。轻症病人可有恶心、频繁呕吐、上腹痛、腹泻呈水样便或蛋花样便，类似急性胃肠炎症状，应予以注意。重症病人可有不同程度肝肾功能、心脑损害。肝脏损害表现为肝大，有触痛，并有黄疸、肝功能异常、腹水，损害多在食后1～3天发生。肾脏损害为鱼胆中毒的主要表现之一，轻者表现为蛋白尿、血尿、管型尿，重者表现为全身水肿、少尿、氮质血症，严重者可发生尿闭、抽搐，甚至急性肾衰竭、昏迷，一般在食后 3 天发生。其他可见便血、皮肤出血点，头痛、低热、嗜睡、四肢发麻。

【治疗原则】

本病目前无特殊解毒药物，应重在预防，中毒后应采取综合治疗，治疗重点在于防治急性肾衰竭，早期透析治疗。告诫人们应避免生食鱼胆，中毒后应尽快到医院诊治。

二、主要护理问题

(1) 体液减少　与剧烈呕吐有关。
(2) 水、电解质和酸碱平衡失调　与剧烈呕吐和肾衰竭有关。
(3) 舒适的改变　与呕吐、腹痛有关。
(4) 知识缺乏　缺乏鱼胆中毒防治相关知识。

三、护理措施

1. 常规护理　保持呼吸道通畅，给氧、吸痰，做好口腔、皮肤护理及各项记录，防止并发症。

2. 专科护理　采取催吐、洗胃、导泻、静脉输液及血液透析等办法排出体内毒物。

3. 病情观察　定时监测生命体征，注意测量尿量、肝肾功能，有急性肾衰竭时按急性肾衰竭进行护理，行血液净化术病人做好血液净化术的护理。

4. 健康指导　预防鱼胆中毒，应针对人们误认为食用鱼胆能清肝明目的错误观点，教育人们食用鱼胆不但不会清肝明目，反而会导致生命危险。如不慎吞食了鱼胆，要及时就医进行治疗。

第十三节 杀鼠剂中毒

一、疾病概述

【概念与特点】

杀鼠剂种类很多，常用有敌鼠及其钠盐，近年来出现已禁止使用有机氟制剂及毒性极大的毒鼠强。敌鼠又名双苯杀鼠酮，在体内竞争性抑制维生素K，从而影响凝血因子和凝血酶原的合成，使出凝血时间延长，并可直接损伤毛细血管壁，使血管壁通透性和脆性增加而致出血。氟乙酰胺可经消化道、皮肤、呼吸道吸收，进入体内后形成氟乙酸，阻断三羧酸循环，妨碍正常氧化磷酸代谢。毒鼠强又名四亚甲基二砜四胺，是一种中枢神经系统兴奋剂，具有强烈的脑干刺激作用。

【临床特点】

表现为恶心、呕吐、食欲减退，出血在前述症状约 3 天开始，出现鼻出血、牙龈出血、咯血、便血、尿血、阴道出血、皮下出血等，并有关节痛、腰痛、腹痛等，多为敌鼠中毒；表现为上腹痛、恶心、呕吐、烦躁不安、痉挛、抽搐，继而呼吸抑制、昏迷者多为氟乙酰胺中毒；表现为头晕、头痛、恶心、呕吐、阵发性惊厥、抽搐、意识丧失、呼吸骤停则可能为毒鼠强中毒。

【治疗原则】

（1）立即脱离现场，清除毒物，除行催吐、洗胃、导泻外，敌鼠中毒可用维生素K，氟乙酰胺可用乙酰胺（解氟灵）特效解毒，毒鼠强无特效解毒剂，中毒重者可用血液灌流以吸附血中毒物。

（2）加强对症与支持治疗 敌鼠中毒可输新鲜血治疗；氟乙酰胺、毒鼠强中毒抽搐时用苯巴比妥、地西泮等镇静及抗惊厥药二巯丙磺钠。

二、主要护理问题

（1）舒适的改变 与恶心、呕吐有关。
（2）潜在循环灌注不足 与出血有关。
（3）感知的改变 与中毒致意识障碍有关。
（4）焦虑 与担心疾病预后有关。

三、护理措施

1. 常规护理 加强皮肤、口腔护理，防止并发症，做好病人及家属的心理安抚工作。

2. 专科护理 采取催吐、洗胃、导泻、静脉输液及血液灌流等方法排出体内毒物。

3. 病情观察 严密监测体温、脉搏、呼吸、血压以及疼痛、抽搐情况等，及时发现与处理脏器出血及呼吸改变引起的症状，严防病情突变，保持呼吸道通畅，抽搐时放置压舌板，防止舌咬伤，做好气管插管和气管切开准备及护理。昏迷及行血液净化术病人分别按昏迷与血液净化护理常规进行护理。

4. 健康指导 教育人们不要食用不明原因突然死亡的家禽家畜，严禁生产销售国家明令禁止的剧毒鼠药。

第十四节 蜂类蜇伤

一、疾病概述

【概念与特点】

蜂属于昆虫纲、膜翅目，种类很多，一般常见的有蜜蜂、黄蜂和马蜂等，其头、胸、腹三部分划分极其明显，腹部末端有与毒腺相连的螫刺。蜂蜇人是靠螫针把毒液注入人体，这几种蜂均有螫针，但只有蜜蜂蜇人后把螫针留在人体内，其他蜂蜇人后将螯针收回。

【临床特点】

（1）局部症状　①绝大部分蜂类蜇伤，仅有明显的红肿、灼烧感及刺痛，甚至形成水疱、淤血，很少引起坏死。②如蜇伤舌、咽喉部，则可出现语言不清、喉水肿、吞咽困难，甚至窒息等。③蜇伤眼睛，可致视网膜炎、视神经脱髓鞘等，发生视力障碍，甚至失明。

（2）全身症状　①被群蜂或黄蜂蜇伤后，可发生蜂毒的吸收现象：病人有发热、头痛、头晕、恶心、呕吐、腹胀、腹泻、烦躁不安，以至痉挛、昏迷、周围循环衰竭、肺水肿、心肌及呼吸肌麻痹，可于数小时内死亡。死亡病例解剖可见内脏出血，尤以脑膜出血为甚。②大量蜜蜂叮、蜇可立即引起晕厥、发热、溶血、黄疸、肝功能损害及急性肾衰竭。③有特异体质者迅速发生以下症状：颜面特别是唇与眼睑肿胀、鼻塞、荨麻疹、腹痛、腹泻、恶心、呕吐、呼吸困难、喉头水肿、胸部气闷、血压下降、神志不清等过敏性休克现象，最后可因呼吸与周围循环衰竭而死亡，故需提高警惕，积极救治。

【治疗原则】

1. 局部治疗

（1）使病人休息，保持安静，给予病人心理支持并取得配合，尽可能确定被何种蜂类蜇伤。

（2）仔细检查蜇处皮肤有无折断的毒刺或毒囊，如有断刺可用镊子、针尖挑出，若无法找到针或镊子，可用嘴将在伤口上的尾刺吸出，然后用拔火罐或吸奶器吸出毒液。因毒囊离蜂体后，仍继续收缩数秒钟，故不可挤压伤口以免毒液扩散，也不能用红药水、碘酒之类药物涂抹患部，以免加重患部的肿胀。

（3）药物敷洗　①蜜蜂的毒液呈酸性，局部可用3%浓氨溶液、5%～10%碳酸氢钠溶液、肥皂水甚至尿液等弱碱性液体洗敷伤口以中和毒液。也可用生茄子切开涂搽患部以消肿止痛。伤口肿胀比较严重者，可用冷毛巾湿敷。②用野甘草叶子洗净榨汁，涂搽患处（或以鲜叶洗净揉搽），每隔5分钟搽药1次，一般涂搽6～10次，红肿灼热即可减轻。③黄蜂的毒液呈碱性，可用弱酸性液体中和，如食醋、人乳纱条敷贴患部以止痛消痒。若被马蜂蜇伤，用马齿苋菜嚼碎后涂在患处可起到止痛作用，并口服蛇药片。④严重者于刺伤处皮下注射 3% 依米丁（1ml 溶于蒸馏水或生理盐水 4～9ml 中）少许。⑤距蜇伤周围约半寸处，涂一圈溶化的南通蛇药片或 2% 碘酊；若局部瘙痒，要涂复方炉甘石洗剂。⑥伤口周围选用中草药，如鲜蒲公英、三七、紫花地丁、青苔、七叶一枝花、半边莲等洗净捣烂外敷，效果良好。⑦如蜇伤在口、咽喉部，可在蜇伤处涂布甘油或 15% 硼砂甘油，以消除水肿，0.5%～1% 麻黄碱、0.1% 肾上腺素喷涂，效果亦佳。窒息者可行气管插管或气管切开。

2. 全身治疗　蜂蜇伤后全身症状严重者，应采取相应急救措施，并立即送往医院救治。

（1）症状严重应用蛇药，如南通蛇药。如有过敏性休克，应用氢化可的松 100mg 或地塞米松 5～10mg 加入 50% 葡萄糖注射液 40ml 中静脉注射。

（2）有过敏症状时，用抗组胺药物。严重者静脉输液，内加维生素 C 及氢化可的松或地塞米松。

（3）疼痛严重者可用 2% 普鲁卡因 4～8ml 在蜇处周围做封闭治疗或给予镇痛药。

（4）可选用盐酸哌替啶、吗啡、盐酸氯丙嗪及其他对症处理。

（5）对症支持，如激素及保护肝肾功能等治疗。

二、主要护理问题

（1）疼痛　与蜂蜇伤后局部炎症有关。
（2）皮肤完整性受损　与蜂蜇伤后局部皮肤肿痛、破损有关。
（3）有受伤的危险　与蜂蜇伤后视力障碍等有关。
（4）体液不足　与蜂蜇伤后呕吐、腹泻、血容量减少有关。

三、护理措施

1. 常规护理

（1）加强生活护理，注意改善营养。
（2）做好心理护理。

2. 专科护理 对严重病人应及时进行血流动力学、肾功能、呼吸功能、心功能等的监测，定期进行血气分析。

3. 病情观察

（1）密切观察呼吸、血压、脉搏、瞳孔及意识变化；注意出血征象；定时查看局部伤口及周围组织变化情况，观察伤肢肿胀、疼痛、麻木情况，并做好记录。

（2）观察尿液颜色，准确记录24小时出入量。

4. 健康指导

（1）如在居室附近发现蜂巢，可以拨打"110"求助电话，请求警方排忧解难。

（2）在野外遇到蜂巢，不要随意乱打，应该避让。

第十五节　蛇咬伤

一、疾病概述

【概念与特点】

蛇咬伤是指被通过蛇牙或在蛇牙附近分泌毒液的蛇咬后所造成的一个伤口，是热带和亚热带地区较为严重的病害。蛇分为毒蛇和无毒蛇两大类，我国大约有毒蛇50余种，剧毒者10余种。无毒蛇咬伤时，皮肤留下细小锯齿形齿痕，局部稍痛，可起水疱，无全身反应。毒蛇咬伤，留下一对较深齿痕，可出现严重的局部或全身中毒症状。

【临床特点】

（1）神经毒素表现　①局部表现：局部症状轻，有时仅有麻木感，无渗液。②全身表现：伤后0.5~1小时后即可出现全身症状，表现为全身不适、四肢无力、头晕目眩，继而胸闷、呼吸困难、恶心、晕厥，接着出现神经症状，如视物模糊、眼睑下垂、吞咽困难、流涎、共济失调。严重者肢体弛缓性瘫痪、惊厥、昏迷、呼吸肌麻痹、休克。海蛇毒对横纹肌有严重破坏作用，全身肌肉酸痛、无力，产生肌红蛋白尿、高血钾，导致急性肾衰竭和严重心律失常，伤者可能在 8~72 小时内死亡。

（2）血液循环毒素表现 ①局部表现：肿胀严重，迅速向肢体近心端扩展，常累及躯干部，疼痛剧烈，似刀割火燎，并可出现水疱，组织坏死，伤口有浆液状血性液体渗出，并可有淋巴结炎、淋巴管炎，伤口愈合差。②全身表现：出现发热、恶心、呕吐、多发性出血（如鼻出血、便血、咯血、血尿等）、溶血反应（溶血性贫血、黄疸、蛋白尿、急性肾衰竭）、心脏损害（如中毒性心肌病）及休克。被咬后 6~48 小时伤者可能死亡。

（3）混合毒素表现 ①局部表现：局部症状明显，红、肿、热、痛、组织坏死、溃烂。②全身表现：发展快，后期麻痹困倦、嗜睡、呼吸改变、昏迷、畏寒，发热、广泛出血、腹痛、易昏睡、失语、流涎。造成死亡的主要原因仍为神经毒性蛇中毒。

【治疗原则】

1. 评估 了解现场情况，如蛇的大小、特征及咬伤地点，可疑毒蛇咬伤未确诊者，均应按毒蛇咬伤急救处理。

2. 休息与活动 绝对卧床休息，制动伤肢，尽可能保持伤口低于心脏，安慰病人，给予精神支持，并紧急拨打急救电话和报告蛇的种类。

3. 防止毒素吸收、扩散

（1）早期绑扎 蛇咬伤后 1 小时内者用止血带、绷带或其他代用品在伤口近心端、伤口肿胀部位上方 5~10cm 或超过一个关节处结扎，松紧度以能阻断淋巴及静脉回流，且不妨碍动脉血供为宜；每隔 10~20 分钟放松 1 次，每次 1~2 分钟；经排毒或服蛇药 0.5 小时后，绑扎即可解除。

（2）冲洗伤口 用大量清水冲洗。最好先用肥皂水清洗伤口周围，再用等渗水、3%过氧化氢溶液或 1∶5000 高锰酸钾溶液冲洗伤口，以减少毒素吸收。

（3）扩创排毒 经冲洗后，在牙痕处做"＋"或"＋＋"切开，深 2~3mm。单切口不可过深，以免损伤血管。如伤口流血不止，忌切开，并可自上而下地进行挤压排毒；也可用吸奶器、拔火罐等方法吸毒。

（4）用胰蛋白酶 2000~5000U 加 0.25%~0.5%普鲁卡因或蒸馏水稀释做局部环形封闭，伤口有潜行性坏死时，应切开清除坏死组织。

（5）局部降温 将患肢浸于冷水（<4~7℃）中3~4小时，后改用冰袋。一般维持24~30小时，以减慢毒素吸收。

4. 特效解毒药的应用

（1）蛇药 ①上海蛇药：适用于各种毒蛇咬伤。口服，首剂20ml，以后每6小时服10ml，至症状消失为止。②南通蛇药：对蝮蛇咬伤效果较好。口服，首剂20片，以后10片，每6小时1次，至全身或局部症状消退。③蛇伤解毒片：口服，首次10~20片，以后每次5~10片，每天3~4次。

（2）抗蛇毒血清（先做皮肤敏感试验，阳性者必要时采用脱敏注射）①蝮蛇抗毒血清：蝮蛇抗毒血清10ml+生理盐水20ml，静脉滴注，一次即可。②五步蛇抗毒血清：五步蛇抗毒血清20ml+生理盐水20ml，静脉滴注，一次即可。③多价抗蛇毒血清：多价抗蛇毒血清一次足量10~40ml+生理盐水40ml，静脉滴注。儿童与成年人剂量相同。

5. 对症支持

（1）及时给氧，必要时给予气管插管和人工呼吸机辅助呼吸。

（2）凝血障碍及DIC的治疗，应及早使用抗毒血清。

（3）输液 输液的原则是量出为入。

（4）休克者给予抗休克治疗。

（5）维持呼吸道通畅，维持肺的通气动力，治疗呼吸衰竭。对神经毒中毒引起的呼吸中枢麻痹性呼吸衰竭，应用呼吸机通气相当有效，常需8~30小时以上。但以不使用呼气末正压通气为好，以免加重心力衰竭。

（6）急性肾衰竭者，早行血液透析。

（7）控制感染 以青霉素为主，也可根据病情加用其他抗生素。

（8）应用破伤风抗毒素预防破伤风。

（9）补足液量，加速排泄，必要时给予利尿药及皮质激素。

（10）抽搐者可静脉滴注钙剂。

（11）新斯的明对神经毒病例可作常规解毒疗法。

（12）维持水、电解质及酸碱平衡，供给人体正常需要能量。

二、主要护理问题

(1) 疼痛 与蛇咬伤后局部炎症有关。

(2) 皮肤完整性受损 与蛇咬伤后局部皮肤肿痛、破损有关。

(3) 有受伤的危险 与视物模糊、共济失调等有关。

(4) 潜在并发症 急性肾衰竭、弥散性血管内凝血。

三、护理措施

1. 常规护理

(1) 体位 病人应卧床休息,患肢制动,以免活动时血液循环加快从而加速毒素的吸收,尤其禁忌慌张乱跑,有脑水肿、休克、颅高压并发症的病人应绝对卧床休息,严禁搬动。

(2) 饮食 宜清淡、高蛋白、富含维生素的饮食,忌食辛辣食物,以免刺激血管扩张,加快毒素吸收。

(3) 给氧 尤其神经毒类毒蛇咬伤引起呼吸浅慢、困难者,应根据不同情况给予吸氧或机械通气、气管插管或气管切开,要注意呼吸道的管理,机械通气病人同时还要注意呼吸机的管理,预防机械通气并发症。

2. 专科护理

(1) 对严重病人应及时进行血流动力学、肾功能、呼吸功能、心功能等的监测,定期进行血气分析。

(2) 伤口的护理 应正确清洗伤口,及时更换敷料。伤口周围红肿减退,伤口处流出的血由暗红色变红提示局部情况有所好转;如伤口处继续肿胀,皮温升高或发凉,持续流出暗红色血液说明情况恶化;伤口有恶臭提示厌氧菌感染;周围皮肤捻发感应警惕气性坏疽的发生。

(3) 保持静脉输液通畅,以利药物进入体内的抢救时抢救药物的应用。

(4) 心理护理和生活护理 向病人及家属说明毒蛇咬伤后的症状、对上肢受伤者协助进食,下肢受伤者协助排便,卧床休息者,协助翻身,预防压疮。

3. 病情观察

（1）密切观察呼吸、血压、脉搏、瞳孔及意识变化；注意出血征象；定时查看局部伤口及周围组织变化情况，观察伤肢肿胀、疼痛、麻木情况，并做好记录。

（2）观察尿量颜色，准确记录 24 小时出入量。

（3）观察神志、瞳孔 病人如出现头痛、血压升高、呕吐，且呕吐为喷射状等情况，应警惕有颅高压；如同时出现双侧瞳孔不等大，则应考虑脑疝形成，观察病人是否有眼睑下垂、复视、神志障碍、抽搐。

（4）结扎部位的观察 结扎后远心端出现发绀、发凉，说明结扎时间过长或过紧，局部血运不良，应调整结扎的松紧度，每 20～30 分钟放松 1 次，每次 1～2 分钟，以防止肢体缺血坏死。

（5）观察皮肤、黏膜有无出血点，伤口处是否出血不止，预防 DIC 的发生。

（6）药物疗效的观察 ①抗蛇毒血清、破伤风抗毒素、胰蛋白酶药物使用后，观察病人是否有皮疹、血清反应以及过敏性休克，备好肾上腺素、地塞米松等抢救药物。②使用解毒药、中成药或中草药后观察病人局部及全身症状是否有好转。③甘露醇、呋塞米等脱水降颅内压药物应用后观察病人神志是否有改善，瞳孔是否恢复等大等圆，对光反应是否灵敏。

4. 健康指导

（1）野外作业应穿高筒胶靴，戴橡胶手套，自备蛇药。

（2）指导病人识别无毒蛇与有毒蛇，识别中草药，如七叶一枝花、半边莲，使病人能在被蛇咬伤后寻找中草药自救。

（3）告诫病人在被蛇咬伤后切忌慌乱奔跑，禁忌用酒精擦洗伤口，无条件者可用火熏灼伤口破坏蛇毒，以及结扎、简单切开排毒等一些自救技能。

第十六节　亚硝酸盐中毒

一、疾病概述

【概念与特点】

亚硝酸盐中毒又称肠源性发绀，是指进食了亚硝酸盐含量较高的腌制品、肉制品及变质的蔬菜或误食了工业用亚硝酸盐而导致的以组织缺氧为主要表现的急性中毒。

【临床特点】

亚硝酸盐中毒往往急性发病，摄入亚硝酸盐 0.2～0.5g 即可引起中毒，摄入 1～2g 即可致死。因误食亚硝酸盐中毒时，潜伏期一般为 10～15 分钟；因大量摄入存储过久的青菜引发中毒时，潜伏期为 1～3 小时，长者可达 20 小时。

（1）特征表现　由组织缺氧导致的青紫现象，如口唇、指甲、舌尖青紫，重症眼结膜、面部及全身皮肤出现青紫。

（2）其他表现　①轻度中毒：头晕、头痛、耳鸣、乏力、心跳加速、嗜睡或烦躁、恶心、呕吐、腹痛、腹泻、四肢麻木、呼吸困难等。②重度中毒：除以上症状外，可伴神志不清、抽搐、昏迷、心律失常、大小便失禁、休克甚至发生循环衰竭及肺水肿，常因呼吸衰竭而死亡。

【治疗原则】

（1）迅速排出毒物　采取催吐、洗胃、使用药用炭及导泻等方法清除毒素。进食时间短且神志清醒者，可用筷子或其他物品轻轻刺激咽喉部催吐，或饮用大量温水诱发反射性呕吐，再用生理盐水或 1∶5000 高锰酸钾溶液反复洗胃，直至洗出液澄清无味为止。洗胃后由胃管注入 20% 甘露醇 250～500ml 溶液导泻，加速毒物的排泄，减少肠道内毒素吸收。

（2）吸氧　呼吸肌麻痹是亚硝酸盐中毒死亡的主要原因之一，因此保持呼吸道通畅，纠正缺氧是抢救成功与否的关键。置病人于通风良好的环境中，适当保暖，及时清除口腔、呼吸道分泌物，给予高流量吸氧，有条件者可采用高压氧舱治疗。

（3）使用特效解毒药　亚甲蓝是亚硝酸盐中毒的特效解毒药，能使高铁血红蛋白还原成血红蛋白，促进氧的释放，纠正组织缺氧。小剂量 1% 亚甲蓝 1～2mg/kg 加入 250ml 10% 葡萄糖静脉缓慢滴注，1～2 小时后未见好转或症状再次出现可重复使用直至发绀消失。禁忌快速、大剂量（10mg/kg）应用亚甲蓝。因大剂量应用可使血红蛋白被氧化为高铁血红蛋白。亚甲蓝注射过快，可出现恶心、呕吐及腹痛等不良反应。所以亚甲蓝在应用时一定要注意不要过量，重症病人按上述剂量用药 12 小时后发绀不退重复 1 次，每天总剂量不超过 260mg。高渗葡萄糖可提高血浆渗透压，增加解毒功能并短暂利尿。维生素 C 也具有还原功能，可与亚甲蓝合用增强效果。

（4）输新鲜血或红细胞置换治疗　中毒严重者可输入新鲜血 300～500ml 或行血液净化疗法，必要时可考虑行换血疗法。

（5）对症治疗，防治并发症　维护重要脏器功能，积极控制休克、抽搐、呼吸衰竭等并发症，如使用呼吸兴奋药、纠正心律失常药物等。

（6）维持生命体征平稳。

二、主要护理问题

（1）体液不足　与恶心、呕吐、腹泻等有关。

（2）有受伤的危险　与头晕、乏力、意识障碍有关。

（3）急性意识障碍　与窒息引起脑缺氧有关。

（4）低效性呼吸形态　与呼吸不规则、组织缺氧有关。

三、护理措施

1. 常规护理

（1）监测生命体征　根据病人病情及收集到的资料做好评估，迅速建立有效的静脉通道，各种抢救措施同时、快速、有序进行，争取抢救时间，提高抢救成功率。

（2）保持呼吸道通畅，预防窒息　病人平卧位，头偏向一侧，有利于分泌物及时排出，并及时清除口、鼻腔内分泌物，预防呕吐物、呼吸道分泌物过多导致吸入性窒息。

（3）氧疗　对轻、中、重度食物中毒的病人，均给予高流量氧气吸入，5～8L/min 可提高血氧饱和度，改善组织细胞的缺氧症状。必要时面罩吸氧，密切观察氧疗效果。

（4）营养支持　病情平稳后，可给予能量合剂、维生素 C 等支持疗法，鼓励病人多饮水，有利于毒物排出。

（5）心理护理　亚硝酸盐中毒时，病人及家属普遍存在紧张、恐惧情绪，护理人员应及时并适时地向病人及家属讲述毒物的性质、常见症状以及主要治疗方法，取得病人信任。根据病情向病人及家属交代注意事项，安慰、稳定病人及家属情绪，给病人以鼓励和关心。

2. 专科护理

（1）清除毒物　症状轻、神志清醒且能合作者，口服外用生理盐水300～500ml及饮温矿泉水后，刺激咽后壁或舌根发生呕吐，通过反复催吐洗胃，至呕吐物澄清无味为止。症状较重者进行电动洗胃，洗胃应尽早进行，一般在服毒后6小时内洗胃有效，应尽快通过洗胃迅速排出胃内毒物，洗胃过程中保持呼吸道通畅。此外，口服具有清热、解毒、通便作用的大黄，每次10g，每天3次，以清除进入肠道内的毒物，促使毒物排出。

（2）保持呼吸道通畅　呼吸肌麻痹是亚硝酸盐中毒死亡的主要原因之一。保持呼吸道通畅，纠正缺氧，对于预防呼吸肌麻痹有积极作用。置病人于通风良好的环境中，适当保暖，及时清除口腔及呼吸道的分泌物，立即给予4～8L/min的氧气吸入，并根据病人情况调整流量。经过吸氧，病人的缺氧状态得到明显改善。

3. 病情观察

（1）给予心电监测及血氧饱和度的监测，注意观察病人意识状况，做好护理动态记录。

（2）严密观察有无休克征象，如血压下降、呼吸急促、尿量减少等。

（3）准确记录出入量，防止水、电解质紊乱。

（4）严密观察用药后皮肤、黏膜、口唇、指（趾）甲颜色变化。

4. 健康指导

（1）加强亚硝酸盐监督和卫生管理，提高食品生产经营单位的责任感。我国现行的卫生管理办法中，要求尽可能不用或少用N-亚硝基化合物，必要时严格控制使用范围和使用剂量。使用亚硝酸盐的食品生产经营单位要建立严格的卫生管理制度，对亚硝酸盐必须做到专人管理、专人使用、专用容器存放，容器要有清楚、易识别的标识，严格遵守有关毒物的防护和管理制度，切实做好食物生产过程中的分门别类。

（2）广泛开展食品卫生宣传教育　护理人员应向病人及家属开展健康宣传教育，使其了解有关中毒的预防和急救知识。同时政府部门应该在全社会范围内对使用人员及广大群众开展食品卫生法规及有关卫生知识的宣传教育活动。

第四章
外科急症

第一节 外科急腹症

急性阑尾炎

一、疾病概述

【概念与特点】

急性阑尾炎是外科急腹症中最常见的疾病。在不少病例中，临床表现并不典型或不明确，容易误诊。早期诊断和早期手术，在降低病死率方面至关重要，其可发病于任何年龄。急性阑尾炎病理类型分为：单纯性、化脓性和坏疽穿孔性 3 种。

【临床特点】

典型的急性阑尾炎开始有脐周疼痛呈阵发性，然后逐渐加重。数小时后腹痛转移并固定于右下腹。据统计 70%~80% 的病例有典型的转移性右下腹痛，有些病例可以一开始即表现为右下腹局限性疼痛。恶心、呕吐也是常见症状。一般发热不超过 38℃，高热提示阑尾坏疽穿孔。

（1）症状 ①腹痛：典型的腹痛发作始于上腹，逐渐移向脐部，数小时（6~8 小时）后转移并局限在右下腹。此过程的时间长短取决于病变发展的程度和阑尾位置。70%~80% 的病人具有这种典型的转移性腹痛的特点。部分病例发病开始即出现右下腹痛。不同类型的阑尾炎其腹痛也有差异，如单纯性阑尾炎表现为轻度隐痛；化脓性阑尾炎呈阵发性胀痛和剧痛；坏疽性阑尾炎呈持续性剧烈腹痛；阑尾穿孔时因阑尾腔压力骤减，腹痛可暂时减轻，但出现腹膜炎后，腹痛又会持续加剧。不同位置的阑尾炎，其腹痛部位也有区别，如盲肠后位阑尾炎疼痛在右侧腰部，盆位阑尾炎腹痛在耻骨上区，肝下区阑尾炎可引起右上腹痛，极少数左下腹部阑尾炎呈左下腹痛。②胃肠道症状：发病早期可能有厌食、恶心、呕吐也可发生，但程度较轻。有的病例可能发生腹泻。盆腔位阑尾炎，炎症刺激直肠和膀胱，引起排便、里急后重症状。弥漫性腹膜炎时可致麻痹性肠梗阻、腹胀、排气排便减少。③全身症状：早期乏力，炎症重时出现中毒症状、心率增快、发热，达 38℃左右。阑尾穿孔时体温会更高至 39℃或 40℃，如发生门静脉炎时可出现寒战、高热和轻度黄疸。

（2）体征　①右下腹压痛：是急性阑尾炎最常见的重要体征。压痛点通常位于麦氏点，可随阑尾位置的变异而改变，但压痛点始终在一个固定的位置上。发病早期腹痛尚未转移至右下腹时，右下腹便可出现固定压痛。压痛的程度与病变的程度相关。当炎症加重，压痛的范围也随之扩大。当阑尾穿孔时，疼痛和压痛的范围可波及全腹。但此时，仍以阑尾所在位置压痛最明显。可用叩诊来检查，更为准确。也可嘱病人左侧卧位，查体效果会更好。②腹膜刺激征象：压痛、反跳痛（Blumberg 征）、腹肌紧张、肠鸣音减弱或消失等，这是壁腹膜受炎症刺激出现的防御性反应。提示阑尾炎症加重，出现化脓、坏疽或穿孔时此征尤为显著。腹膜炎范围扩大，说明局部腹腔内有渗出或阑尾穿孔。但是，在小儿、老人、孕妇、肥胖、虚弱者或盲肠后位阑尾炎的病人，腹膜刺激征象可不明显。③右下腹包块：如查体发现右下腹饱满，扪及一压痛性包块，边界不清、固定，应考虑阑尾周围脓肿的诊断。

【治疗原则】

一经确诊应早期手术治疗。

（1）急性单纯性阑尾炎　行阑尾切除，切口一期愈合。

（2）急性化脓性或坏疽性阑尾炎　腹腔已有脓液，争取行阑尾切除。若寻找阑尾有困难则应清除脓液后腹腔置引流管。腹腔污染较重的病人，切口放置乳胶片引流。

（3）阑尾周围脓肿　先行保守疗法，禁食、输液、抗感染、局部理疗。肿块缩小，体温正常者，可出院 3 个月后再行手术切除阑尾。保守治疗过程中，体温日渐升高，肿块增大疼痛不减轻者，硬性脓肿切开引流术，必要时伤口痊愈 3 个月后再行阑尾切除术。

（4）非手术治疗　包括禁食、补液、应用抗生素、中药治疗等。

二、主要护理问题

（1）疼痛　与炎症刺激或手术创伤有关。

（2）有体液不足的危险　与呕吐、腹泻、术后禁食有关。

（3）知识缺乏　与发病急、从未患过此病有关。

三、护理措施

1. 非手术护理

（1）卧位病人取半卧位。

（2）酌情禁食或流质饮食并做好输液的护理。

（3）对症护理，如物理降温、止吐，观察期间慎用或禁用止痛剂，禁服泻药及灌肠。

2. 术前护理

（1）同普外科手术前护理常规。

（2）同情安慰病人，认真回答病人的问题，解释手术治疗的原因。

（3）禁食并做好术前准备，对老年病人应做好心、肺、肾功能的检查。

3. 术后护理

（1）按麻醉方式安置体位，血压平稳后取半卧位。

（2）抗感染。

（3）饮食护理　术后 1~2 天肠功能恢复后可给流质饮食逐步过渡到软食、普食，但 1 周内忌牛奶或豆制品以免腹胀。同时 1 周内忌灌肠和应用泻剂。

（4）鼓励病人早期下床活动，以促进肠蠕动恢复，防止肠粘连。

4. 病情观察

（1）非手术治疗　严密观察病情，包括病人的精神状态、生命体征、腹部症状和体征以及白细胞计数的变化，未明确诊断前禁用止痛剂，遵医嘱使用抗生素。如经非手术治疗病情不见好转或加重应及时报告医师手术治疗。

（2）手术治疗　术后病情观察：①腹腔内出血常发生在术后 24 小时内，手术当天应严密观察脉搏、血压。病人如有面色苍白、脉速、血压下降等内出血的表现或腹腔引流管有血液流出，应立即将病人平卧，快速静脉补液做好手术止血的准备。②切口感染表现为术后 4～5 天体温升高，切口疼痛且局部红肿、压痛或波动感，应给予抗生素、理疗等治疗，如已化脓应拆线引流。③腹腔脓肿：术后 5～7 天体温升高或下降后又上升，并有腹痛、腹胀、腹部包块或排便排尿改变等应及时与医师联系进行处理。④粘连性肠梗阻：常为慢性不完全性梗阻，可有阵发性腹痛、呕吐、肠鸣音亢进等表现。

5. 健康指导

（1）出院前指导其注意休息，注意劳逸结合，2 周内避免重体力劳动。

（2）鼓励多食用新鲜蔬菜、水果等富含维生素及粗纤维的食物；多饮水，保持大便通畅，养成良好的排便习惯。

（3）嘱病人出现腹痛、腹胀、恶心、呕吐和肛门停止排便排气时，应及时就诊。

急性胰腺炎

一、疾病概述

【概念与特点】

急性胰腺炎是常见的外科急腹症之一，是胰酶消化胰腺和其周围组织所引起的炎症，分为水肿性（间质性）胰腺炎和出血坏死性胰腺炎。病因有很多种，主要与胆管疾病或过量饮酒有关。

【临床特点】

（1）酗酒或饱餐后出现上腹剧痛，可向左腰背放射。

（2）并发恶心、呕吐、腹胀。

（3）不同程度和范围的腹膜刺激征。

（4）血、尿淀粉酶升高。血清淀粉酶 > 500U/dl 及尿淀粉酶 > 300U/dl（Somogyi 法）。

（5）B 超和 CT 检查可协助确诊。

（6）既往有胆管疾病、高脂血症等病史。

【治疗原则】

急性水肿性胰腺炎一般内科治疗 5～10 天多可治愈，而出血坏死性胰腺炎的治疗包括非手术治疗和手术治疗两方面。

（1）内科治疗　急性胰腺炎药物治疗的原则是抗胰酶疗法与抑制胰腺的分泌；改善胰腺的微循环；纠正水、电解质紊乱；镇痛以及抗感染。

（2）腹腔灌洗和手术治疗　①腹腔灌洗适用于出血坏死性胰腺炎伴腹腔内大量渗液者。通过灌洗不断清除各种胰酶、激肽类及毒性物质，并纠正水、电解质紊乱。术前只适用于无感染和无并发症的早期病人。目前更常用于手术后做腹腔和胰周围的灌洗，以提高手术治疗效果。②重症胰腺炎症手术治疗目的是减低胰腺或胆道压力，稀释和排出有毒害的酶类和胰内外坏死的感染病灶，防止和减少并发症的发生。手术方式可选择：急性期可直接行胰腺包膜切开引流减压；胰坏死组织清除术；规则性胰腺切除术等。

二、主要护理问题

（1）恐惧　与死亡威胁、疼痛有关。

（2）焦虑　与病程过长、病情反复、担心预后、住院费用高，经济负担重有关。

（3）疼痛　与手术切口、腹部引流管牵拉、局部炎症、切口感染有关。

（4）自理缺陷　与疼痛、多处置管、活动无耐力、腹部存在开放性切口有关。

（5）清理呼吸道低效　与全身麻醉后痰液黏稠、痰量多、久病体弱、咳嗽无力、腹部切口疼痛、不敢咳嗽、体位不当等有关。

（6）营养失调，低于机体需要量　与营养物质吸收障碍、机体消耗大、长期禁食有关。

（7）有体液不足的危险　与腹腔内、腹膜后间隙大量渗出、大量液体丢失在第三间隙、摄入不足、丢失过多、持续胃肠减压等有关。

（8）有口腔黏膜改变的危险　与禁食时间过长、体温过高、营养状况差、口腔不卫生有关。

（9）潜在并发症　成人呼吸窘迫综合征、出血。

三、护理措施

1. 一般护理

（1）保持病室内空气新鲜，严格无菌操作。

（2）病人绝对卧床休息，禁食水，禁胃肠减压。

（3）遵医嘱给予止痛药物　如阿托品、丙胺太林，禁用吗啡。

（4）病人由于病情重、术后引流管多，恢复时间长，易产生急躁情绪，因此应关心、体贴、鼓励病人，使其做好心理护理。

2. 专科护理

（1）术前护理　①禁食水、胃肠减压，引出胃内容物，避免呕吐并减少胃液刺激肠黏膜产生促胰腺分泌激素，使胰腺分泌增多加重自身消化。②应用抑制胰腺分泌的药物。③抗休克治疗。重症胰腺炎在监测中心静脉压和尿量下，补充血容量，补充钾、钙，纠正酸碱平衡失调。④抗感染，遵医嘱应用抗生素。⑤必要时做好术前准备。

（2）术后护理　①禁食水、胃肠减压，保持引流管通畅，防止扭曲、折叠、阻塞，维持水、电解质平衡。②营养护理病人需长期禁食，留置胃管，同时又有多根引流管机体消耗量大，因此要注意补充营养，使机体达到正氮平衡以利于组织修复。营养支持分3个阶段：第1个阶段完全胃肠外营养2～3周，以减少对胰腺分泌的刺激；第2个阶段肠道营养，采用经肠道造瘘口注入要素饮食，3~4周；第3阶段逐步恢复到经口饮食，应做好完全胃肠外营养与肠道营养护理，防止并发症。③保持各种引流管通畅，彻底引流渗液和坏死组织以减轻病情，减少并发症的发生。④腹腔灌洗与腹腔冲洗的护理：ⓐ腹腔灌洗。方法：以生理盐水1000ml加庆大霉素16万U 15分钟内灌入腹腔，保留30分钟协助翻身放出灌洗液。护理：观察引流液的性质，如为淡红色或混浊液或呈洗肉水样，应加强灌洗次数，灌洗液清亮后可减少灌洗次数。

记录灌入液的性质及引流液量，每次应准确记录，防止灌洗液潴留腹腔。皮肤护理：每次灌洗将皮肤擦净并涂以氧化锌软膏保护皮肤。ⓑ腹腔冲洗。方法：以生理盐水 3000ml 加庆大霉素 24 万 U，经双套管 24 小时持续均匀冲洗腹腔，根据引流液性质调节冲洗速度，增加冲洗液量，其余护理同腹腔灌洗。防止感染：观察病人体温及血常规变化，遵医嘱应用抗生素，防止感染所致的并发症，做好口腔护理，预防腮腺炎的发生。

3. 病情观察

（1）术前　严密观察病人生命体征、神志及皮肤颜色、温度，注意有无休克、呼吸功能不全、肾功能不全等并发症，监测血糖及血钙水平。

（2）术后　及时发现休克、呼吸功能不全、肾功能不全等征象。

4. 健康指导

（1）向病人及家属介绍本病常见的病因为胆管疾病，暴饮暴食为其常见诱因，应积极治疗胆管疾病，注意防治胆管蛔虫。

（2）向病人及家属介绍禁食及胃肠减压的目的是减少胃液和食物刺激胰腺分泌，以减轻腹痛和腹胀。禁食期间应静脉补充营养，并做好口腔护理。重症胰腺炎术后康复需持续时间较长，应向病人及家属讲解并发症，如呼吸功能衰竭、出血、肠瘘、胰瘘、感染及腹腔脓肿形成可能。

（3）指导病人及家属掌握饮食卫生知识，病人平时应养成规律进食习惯，避免暴饮暴食。腹痛缓解后，应从少量低脂、低糖饮食开始逐渐恢复正常饮食，但应避免刺激强、产气多、高脂肪和高蛋白食物，戒除烟酒，防止复发。

（4）指导病人自我监测腹痛的程度及其变化、生命体征、24 小时出入量。一旦出现腹痛加剧、发热、少尿等应及时报告医师。

胃十二指肠溃疡穿孔

一、疾病概述

【概念与特点】

胃十二指肠溃疡穿孔是溃疡病常见并发症之一，也是常见的急腹症。本病是一多因疾病，可能与遗传、饮食习惯、环境、精神、药物、吸烟等有关。穿孔后立即引起化学性腹膜炎，随后转变为化脓性腹膜炎。

【临床特点】

（1）病人常有较长的胃十二指肠溃疡病史。

（2）突发腹痛，性质剧烈，迅速波及全腹。

（3）休克症状。

（4）全腹压痛、反跳痛，以上腹明显，腹肌紧张、肝浊音缩小或消失，肠鸣音消失。

（5）X线示膈下游离气体。

【治疗原则】

（1）非手术治疗 适用于：①全身情况好，血压、脉搏稳定者。②空腹时发生的穿孔，估计穿孔较小，就医较早，漏入腹腔的胃内容物不多，腹膜刺激征较轻者。③年龄较轻、溃疡病史较短或病史长但症状不重，发作不频繁者。④单纯性穿孔，无出血、幽门梗阻或恶性变等并发症者。⑤就医晚，腹膜炎已趋向局限化者。⑥全身情况太差或合并其他严重疾病，不能耐受手术者。治疗措施包括禁食，胃肠减压，维持水、电解质平衡，使用抗生素及严密观察病情变化等。

（2）手术治疗 适用于：①全身情况较差，饱食后穿孔，穿孔后即出现休克或腹膜炎征象显著但尚能耐受手术者。②穿孔较大，腹腔内积液较多。③伴有出血、幽门梗阻或疑有恶性变者。④诊断不明确，不能排除其他急腹症而需及时手术治疗者。⑤就医较晚，腹腔内感染严重而无局限化趋势者。⑥经短时间非手术治疗无效者。手术方法有穿孔缝合修补术及胃大部切除术，应根据病人情况选择。

二、主要护理问题

（1）疼痛 腹痛。

（2）焦虑、恐惧 与突发疾病、担心预后有关。

（3）潜在并发症 感染。

（4）营养失调，低于机体需要量 与营养吸收障碍有关。

（5）有口腔黏膜改变的危险 与禁食时间长、体温过高、营养状况差、口腔不卫生有关。

三、护理措施

1. 常规护理

（1）心理护理　护理人员要体贴关心病人，语言温和，态度和蔼，消除病人紧张害怕的心理。各项护理操作轻柔，准确到位，尽量减轻其痛苦。同时为病人创造安静无刺激的环境，缓解病人的焦虑。

（2）饮食护理　胃大部切除胃空肠吻合术，由于消化道重建改变了正常的解剖生理关系。因此饮食要少食多餐，循序渐进。术后 24 ~ 48 小时肠蠕动恢复可拔除胃管，当天可少量饮水。第 2 天进全流质饮食，每次 50 ~ 80ml，第 3 天进全流质饮食，每次 100 ~ 150ml，避免可导致胃肠胀气的食物，以蛋汤、菜汤、藕粉为好。第 6 天进全量半流质饮食，术后 10 ~ 14 天进干饭。2 周后恢复正常饮食。

2. 专科护理

（1）术后监护　①术后置病人于监护室，妥善安置病人。主管护士及时了解麻醉及手术方式，对腹腔引流管、胃管、氧气管、输液管妥善固定。若为硬膜外麻醉应平卧 4 ~ 6 小时，若为全身麻醉在病人未清醒前应去枕平卧，头偏向一侧，保持呼吸道通畅。术后 6 小时重点监测，血压平稳后取半卧位，有利于呼吸并防止膈下脓肿，减轻腹部切口张力有效缓解疼痛。②密切观察生命体征及神志变化，尤其是血压及心率的变化。术后 3 小时内每 30 分钟测量 1 次，后改为 1 小时测量 1 次；4 ~ 6 小时后若平稳改为 4 小时测 1 次。

（2）胃肠减压的护理　①密切观察胃管引流的颜色及性质，记录 24 小时引流量。胃大部切除术后多在当天有陈旧性血液自胃管流出，24 ~ 48 小时内自行停止转变为草绿色胃液。②保持有效的胃肠减压，减少胃内积气、积液，维持胃空虚状态，促进吻合口早日愈合。观察胃管是否通畅，发现胃管内有凝血块或食物堵塞时及时用注射器抽出，以生理盐水 10 ~ 20ml 反复冲洗胃管致其通畅。③留置胃管期间给予雾化吸入每天 2 次，有利于痰液排出，并可减轻插管引起咽部不适。④做好健康指导。主管护士应仔细讲解胃管的作用及留置时间，取得病人的合作。防止其自行拔管，避免重复插管给病人造成痛苦和不良后果。

（3）腹腔引流管的护理 腹腔引流管要妥善固定，避免牵拉、受压、打折。保持其通畅。术后 24 小时注意观察有无内出血的征兆，一般术后引流量≤50ml，淡红色，多为术中冲洗液。引流液黏稠时应经常挤捏管壁保持通畅。每天更换引流袋防止逆行感染，同时利于观察。术后 3～5 天若腹腔引流液＜10ml 可拔除引流管。

3. 病情观察

（1）术后出血 术后严密观察血压及脉搏变化，腹腔内出血常表现为失血性休克症状，伴有腹胀、全腹压痛、反跳痛明显等腹膜刺激征，因此护理中要严密观察病人腹部变化。

（2）感染 饱餐后的胃、十二指肠急性穿孔造成弥漫性腹膜炎，术后可能出现腹腔或切口感染。病人一般术后 3～5 天体温逐渐恢复正常，切口疼痛消失。若此时体温反而增高，局部出现疼痛和压痛，提示炎症的存在。

（3）吻合口梗阻 吻合口梗阻表现为病人拔除胃管或进食后腹胀，伴有呕吐胃内容物可混有胆汁液体。

4. 健康指导

（1）指导病人少食多餐，进食规律。术后 1 个月内每天进食 5～6 次，3～6 个月恢复每天 3 餐。术后早期不宜进过甜饮食，餐后应平卧片刻。选择高营养，富含铁、钙、维生素的食物。应以易消化、软烂食物为主，少食油炸、生冷、辛辣刺激性食物。

（2）3 个月内避免重体力劳动，注意缓解生活和工作压力。讲解术后迟发性并发症的症状、体征，出现异常时及时就诊。

（3）有烟酒嗜好者戒烟、限酒。

（4）胃、十二肠溃疡穿孔修补术后病人，术后 3 个月后行胃镜检查了解溃疡愈合情况。

第二节 多器官功能障碍综合征

一、疾病概述

【概念与特点】

多器官功能障碍综合征是指机体在致病因素作用下遭受严重休克、烧伤、严重感染或大手术等 24 小时后，有两个或两个以上器官相继发生功能障碍的临床综合征。

【临床特点】

（1）心血管系统　表现为心力衰竭、低血压。

（2）呼吸系统　表现为呼吸困难、低氧血症、急性呼吸窘迫综合征。

（3）肾脏　表现为尿少、尿蛋白阳性、血肌酐及尿素氮增高。

（4）肝脏　表现为黄疸、血胆红素、丙氨酸氨基转移酶、天冬氨酸氨基转移酶、乳酸脱氢酶升高。

（5）消化系统　表现为呕吐、腹泻、呕血、便血。

（6）血液系统　表现为血小板 $< 100 \times 10^9/L$，弥散性血管内凝血（DIC）。

（7）中枢神经系统　表现为定向力及意识障碍。

（8）免疫系统　表现为突发的败血症、脓毒血症。

（9）肌肉表现为严重的肌肉酸痛、血肌酸、磷酸激酶升高。

（10）黏膜充血、出血，特别是咽喉、眼结膜及阴道黏膜有出血斑点。

【治疗原则】

（1）早期发现，及时采取急救措施　多器官功能障碍综合征是一种复杂多变的严重情况，而且发病开始时比较隐蔽，待其症状明显时却已很危险，应该提高认识，及时发现，争取早期治疗。多器官功能障碍综合征早期阶段的病理学过程常常是可逆的，早期有效的治疗可使病人完全康复。

（2）抓住主要矛盾，采取综合救治方案　多器官功能障碍综合征的治疗往往很困难，而且相互矛盾，对每项措施均应考虑利弊，以免救了一个脏器却又损害了另一个脏器，如过多的补液可能造成脑水肿和肺水肿。

（3）积极治疗原发病，抗休克，预防继发感染是防治多器官功能障碍综合征的关键。

（4）保护重要器官　多器官功能障碍综合征有呼吸功能衰竭、心血管功能衰竭、肾衰竭、脑衰竭等，在治疗上应当抓住主要和急需解决的问题。

二、主要护理问题

（1）心排血量减少　与心血管系统受累、心力衰竭有关。

（2）组织灌注减少　与循环系统衰竭有关。

（3）体液过多或血容量不足　与循环系统障碍有关。

（4）气体交换受损　与呼吸系统受累有关。

（5）呼吸形态改变　与呼吸中枢受累、肺水肿有关。

（6）营养失调，低于机体需要量　与长期进食、营养吸收障碍有关。

（7）清理呼吸道低效　与痰液黏稠、长期卧床体弱无力有关。

（8）潜在并发症　感染。

（9）活动无耐力　与失用性肌萎缩有关。

三、护理措施

1. 常规护理

（1）应绝对卧床休息，在无休克的情况下，病人宜取半卧位，可使膈肌免受压迫，有利于呼吸和循环的改善。同时半卧位时，利于腹腔内渗出液等积聚在盆腔，使炎症局限。因为盆腔腹膜吸收能力较上腹部差，可减少毒素吸收，并可防止膈下脓肿。平卧位则有利于脑部血液供给。

（2）多器官功能障碍综合征病人应禁食。禁食期间，应做好口腔护理，认真记录出入量尤其是尿量。对输液和胃肠营养液种类、数量、时间及丢失体液量均应详细记录以供参考。

（3）昏迷、休克病人应遵照昏迷病人护理常规进行护理。

（4）加强心理护理　多器官功能障碍综合征病人病情紧急，抢救措施繁多而紧急，加之仪器的使用，易使病人倍感自己病情危重，面临死亡而产生恐惧焦虑、紧张和烦躁不安的情绪。如果亲属的承受能力、应变能力也随之下降，则将严重影响与医疗护理的配合，因此护士应用扎实的医学知识和护理学理论积极主动地配合医疗工作，准确、迅速地执行医嘱；保持镇静的工作态度，遇险不惊，忙而不乱，迅速有序地进行抢救工作，以稳定病人及家属情绪，并取得他们的信赖和主动配合；待病情稳定后，及时做好安慰和解释工作，鼓励病人由被动接受治疗和护理到主动配合治疗及护理，调动主观能动性，树立战胜疾病的信心；保持安静、整洁、舒适的环境，保证病人身心均得到充分的休息；做好家属的解释工作，告知病人病情的危重性及治疗、护理方案，使其配合医护人员做好心理支持。

2. 专科护理

（1）抗菌药物的应用　①使用广谱抗生素或联合使用抗生素，尽可能使感染病变局限化，减轻毒血症。同时由于严重创伤、烧伤、出血等，可使中性粒细胞、巨噬细胞等的功能低下，免疫球蛋白也有改变，致使机体抗感染能力低下，故要预防性使用抗生素。②遵循医嘱，准时正确的使用抗生素，保持24小时血中的有效血药浓度，防止二重感染。

（2）严格无菌操作　由于多器官功能障碍综合征病人抗感染能力低下，免疫预防功能也随之减退，使任何手术和侵入性的诊疗措施都可以造成局部或全身性感染，因此各项诊疗用品必须严格消毒，并按照无菌技术规程进行操作。

（3）营养支持的护理　多器官功能障碍综合征病人往往不能进食，在禁食期间，除静脉营养支持外，还可选择胃肠内营养，即从鼻饲、胃造瘘口、空肠造瘘口或经肠瘘口插管灌注营养液。具体护理措施请参见外科病人营养支持的护理。

（4）输液、输血的护理　多系统器官功能障碍综合征病人均应尽快建立有效的静脉输液通路，双路或多路输液，以保证心排血量，恢复微循环的有效灌注量。但对心、肺疾病的病人，输液速度不应太快，最好在中心静脉压监测指导下输液输血。

（5）做好皮肤护理　经常为病人更换体位，协助其翻身活动，保持床单干净整齐，防止压疮。

3. 病情观察

（1）严密监测病人生命体征的变化并详细记录。熟悉多器官功能障碍综合征的高危因素，对急症病人出现的呼吸加快、心率加速和血压偏低、神志失常、尿量减少等，应立即提高警觉，必须考虑到多器官功能障碍综合征的可能性，采取相应的防治措施。

（2）运用系统的整体观点观察病情，根据具体病情的轻重缓急采取措施制定抢救程序。①如病人呼吸加快，应考虑到呼吸系统病变（梗阻、炎症、肺不张、急性呼吸窘迫综合征等）、心力衰竭、全身性病变（发热、酸中毒、贫血等）和精神因素（过度紧张等）。如病人尿量骤然减少，应考虑到是肾前性（腹水、休克）、肾后性（尿路梗阻）还是肾性（急性肾小管坏死，其他肾内广泛性损害）。②重视病人的循环和呼吸，观察记录病人的血压容量、组织灌流量和缺氧观察的情况。③在急救处理过程中，要及时纠正失血、失液、休克、呼吸道阻塞、换气功能低下等。防止因肾性缺血过久而引起的急性肾衰竭，脑缺血过久而造成脑水肿甚至脑坏死。

4. 健康指导　保护衰竭脏器的功能，促进康复。注意合理饮食，增加营养，适当参加活动，避免过度劳累。消除或避免加重病情的有害因素。定期复查。

第三节　头部创伤

脑震荡

一、疾病概述

【概念与特点】

脑震荡是脑损伤中最轻型的损伤，脑组织未发生器质性损害，其特点为头部受伤后，立即发生短暂的脑功能障碍，经过较短时间可自行恢复。

【临床特点】

（1）病史　病人是否有头部外伤史。

（2）短暂意识障碍　伤后病人出现一过性意识障碍，表现为神志恍惚或完全昏迷。意识障碍多在数分钟或数十分钟后逐渐消失或恢复正常，一般意识障碍不会超过0.5小时。

（3）逆行性健忘　即近事健忘。病人从昏迷中清醒后，不能回忆受伤经过。

（4）病人清醒后多有头痛、头晕、恶心、呕吐现象。

（5）情感反应　伤后病人常有情绪不稳定，见人易激动、流泪、不自主苦笑等；有的表现为表情淡漠、抑郁、容易惊恐、反应迟钝等。

（6）伤后病人多立即出现肤色苍白、血压下降、脉搏微弱缓慢、呼吸频率与幅度变化等，但恢复较快。

【治疗原则】

（1）严密观察病人意识、瞳孔、肢体活动和生命体征的变化。

（2）急性期注意休息，避免用脑。

（3）对症治疗，如镇静、止痛、安眠等治疗。

二、主要护理问题

（1）舒适的改变　与意识障碍、头痛、头晕有关。

（2）焦虑、恐惧　与突发疾病、担心预后有关。

三、护理措施

1. 常规护理

（1）协助病人平卧休息，保持安静。

（2）做好心理护理　病人发生脑震荡后，往往有情绪反应，应向病人及家属耐心解释，帮助其正确认识病情，消除恐惧心理，增加对治疗的信心，配合治疗。

2. 专科护理　遵医嘱酌情使用镇静、止痛药物。

3. 病情观察　严密观察生命体征、瞳孔、意识等变化，及时发现可能发生的颅内血肿，避免造成严重的后果。

4. 健康指导

（1）对症状较轻的病人应鼓励病人早期下床活动，做好本病的解释工作，使病人正确对待，避免某些症状造成病人精神负担。

（2）对精神不振，记忆力减退、失眠、头痛或自觉丧失工作能力等病人，更应进行思想解释工作。嘱病人生活上要有规律地进行体育锻炼，并配合药物治疗及综合疗法。

脑挫裂伤

一、疾病概述

【概念与特点】

头颅遭受暴力打击致脑组织发生器质性损伤称为脑挫裂伤。脑挫裂伤后脑组织碎化、坏死、出血和水肿，继而出现组织溶化及胶质细胞逐渐增生进入修复过程。损伤较重者，局部出现脑萎缩，脑表面挫裂灶，局部脑胶质细胞增生与纤维细胞增生融合形成脑膜瘢痕。

脑挫裂伤是常见的原发性的脑损伤。一般有比较严重的头部外伤史。损伤常见部位为额极与颞极、额底和脑凸面。脑挫裂伤常合并有不同程度的颅内血肿和脑水肿，如治疗不及时将形成脑疝，导致死亡。

【临床特点】

（1）病史 是否有比较严重的头部外伤史。

（2）意识障碍明显，持续时间较长，有明显的神经损伤后定位体征、颅内压增高症状、明显的生命体征变化及脑膜刺激症状。

（3）颅内压增高与脑疝 为继发脑水肿或颅内血肿所致，使早期的意识障碍或瘫痪加重。或意识好转，清醒后又变模糊，同时血压升高，心率减慢、瞳孔不等大以及锥体束征阳性等表现。

（4）受伤当时立即出现与伤灶相应的神经功能障碍或体征，如运动区损伤出现锥体束征、肢体抽搐或偏瘫，语言中枢损伤出现失语等。

（5）合并下丘脑损伤时，体温因中枢调节失控可高达41℃。

（6）辅助检查 CT检查可了解脑挫裂伤的具体部位、范围（伤灶表现为低密度区内有散在的点状、片状高密度出血灶影）及周围脑水肿的程度（低密度影范围），还可了解脑室受压及中线结构移位等情况。

【治疗原则】

（1）非手术治疗 轻者治疗同脑震荡，并给予镇静、止痛和神经营养药物治疗。休克病人要及时抗休克治疗。重症病人应保持呼吸道通畅，必要时行气管切开并给氧。蛛网膜下隙出血严重者可腰椎穿刺引流血性脑脊液以减轻头痛。

（2）手术治疗　颅高压严重者，如药物治疗效果不佳而出现昏迷加重，症状加重，脑受压严重时可进行手术治疗。通过手术，清除糜烂、水肿、液化坏死的脑组织以及伴随的血块、血肿，进行彻底止血，再配合减压术，解除脑压迫症状以利病人术后较稳定地度过急性脑水肿、脑脓肿阶段。

二、主要护理问题

（1）舒适的改变　与疼痛有关。

（2）清理呼吸道低效　与意识障碍、痰液黏稠有关。

（3）自理能力缺陷　与意识障碍有关。

（4）排便异常　与中枢受累有关。

（5）语言交流障碍　与语言中枢受累有关。

（6）体温失调　与体温调节中枢受累有关。

（7）潜在并发症　感染。

三、护理措施

1. 常规护理

（1）头位与体位　头部抬高15°，身体自然倾斜，避免颈部扭曲，以利颅内静脉回流，从而减轻脑水肿，降低颅内压。

（2）持续低流量给氧。

（3）及时清除呼吸道分泌物，保持呼吸道通畅。

2. 专科护理

（1）每30分钟测量1次生命体征，并严密观察神志、瞳孔的变化　①意识状态：意识状态变化提示病情变化。一般来说，意识障碍减轻，说明伤情好转；意识障碍加深，提示伤情恶化。在观察过程中，若出现下列情况，提示病人意识障碍有所减轻，伤情有所好转：由深昏迷状态转入比较灵敏的生理反射；由昏迷状态转入躁动或做提裤、抓创口、拔导尿管等动作；由浅昏迷状态转入能遵医嘱做举手、睁眼、伸舌等意识动作等。若出现以下情况，提示病人意识障碍有所加重，伤情有所恶化，应警惕颅内出血及脑水肿等危象的可能：神志由清醒转入模糊或不完全主动要求排尿、进食；由嗜睡状态转入强刺激下才能唤醒；由躁动不安转入昏迷状态。②对生命体征的测量和观察应注意以下事项：测定的次序，应先测呼吸，后测脉率，最后测血压，目的是为了避免因刺激引起躁动而影响数据的准确性；测定的时间，应按伤情而定，伤情不稳定时应勤测；应了解分析各项数据的动态变化；应特别注意有无呼吸节律及深浅的变化，凡出现间歇性或周期性的呼吸，均为危险征兆；监测血压应注意脉压差的变化。③神经系统体征：应注意观察瞳孔、肢体瘫痪及锥体束征。脑挫裂伤病人常有意识障碍，常给神经系统检查带来困难。对神经系统阳性体征的病人，可根据定位征象和昏迷情况，判断受损部位和程度。意识障碍严重、对外界刺激反应差的病人，即使有神经系统缺损存在，也很难确定。尤其是有多处脑挫裂伤或脑深部损伤的病人，定位诊断困难，常需依靠 CT 扫描及其他必要的辅助检查作出确切的诊断。

（2）开放静脉通路，给予脱水治疗，如 20% 的甘露醇静脉滴注、呋塞米静脉推注等。

（3）控制感染　遵医嘱预防性使用抗生素。

3. 病情观察

（1）生命体征　体温、脉搏、呼吸、血压应定时测量。

（2）意识　脑挫裂伤一般病情较重，并有不同程度昏迷，伤后立即发生意识障碍。意识障碍的轻重及时间长短能反应脑损伤的轻重程度，轻者昏迷数小时，重者昏迷数日、数周甚至长期不能清醒。判断意识状态要观察压眶反应、对疼痛刺激反应，一般在伤后 24~48 小时内，每 0.5~1 小时观察 1 次意识变化，并记录。

（3）瞳孔　在室内自然光线下，正常状态双侧瞳孔呈圆形，直径 2.5~5.5mm，左右相等，双侧光反应灵敏。瞳孔的观察对脑挫裂伤诊断非常重要，轻者瞳孔多无变化，重者变化显著。因此伤后 24~48 小时内，需密切观察瞳孔变化，应每 0.5~1 小时观察 1 次，并记录。

（4）偏瘫与癫痫发作　伤后即出现偏瘫，其程度相当稳定，多为对侧半球原发性脑损伤所致。癫痫发作是运动区的刺激性病灶所致，如癫痫发作加重病情，应及时抗癫痫治疗。如有反复发作的局限性癫痫，应排除颅内继发血肿。当脑挫裂伤部位形成癫痫病灶时，在晚期也可出现癫痫发作。

4. 健康指导

（1）饮食　进食热量、高蛋白、低脂低盐、富含维生素、清淡易消化的软食，宜少量多餐；有兴奋性的饮品，如酒、咖啡、浓茶等应禁忌饮用；生冷、寒凉食物应禁忌；油腻食物可使胃肠运化失调，导致病情加重，应忌食；辛辣食物如辣椒、辣油、芥末、韭菜等应忌食。

（2）休息与活动　急性期绝对卧床休息，昏迷病人取侧卧位，休克者取平卧位，若意识清晰，血压平稳可抬高床头 15°～30°，以利于颅内静脉回流；有精神症状或躁动的病人，应加床档及约束四肢，防止坠床，同时认真观察有无尿潴留、尿床、颅内出血等因素所致的躁动，应立即处理；恢复期病人应重点加强功能锻炼，包括瘫痪肢体的主动运动和被动运动以及语言功能的训练。

（3）出院指导　轻型病人出院后请尽早恢复正常生活状态，重型病人应加强肢体功能锻炼，如扩胸、深呼吸、中关节屈伸、内收、外旋、肌肉舒缩等，瘫痪肢体应置于功能位，以防畸形造成日后生活障碍。

（4）脑挫裂伤的病人可有不同程度的后遗症，某些症状可随时间延长而逐渐消失，请保持乐观，主动参与社会活动，建立良好的人际关系，树立康复的信心。

（5）颅骨损伤的病人注意保护缺损部分，尽量少去公共场所，外出戴帽子。

（6）癫痫发作史者不能单独外出，攀高、游泳、骑车，请按医嘱服用癫痫药。

（7）对语言功能障碍者，出现头痛、头晕、呕吐、抽搐、手术切口发炎、积液等异常情况，请及时就诊，切不可疏忽大意。

颅内血肿

一、疾病概述

【概念与特点】

颅内血肿是急性颅脑损伤中最常见的继发性损伤之一。当颅内出血聚集于颅腔内一定部位而达相当体积，对脑组织构成压迫而引起相应的临床症状，称为颅内血肿。外伤性颅内血肿占颅脑损伤的 8%～10%，在重型颅脑损伤中占 40%～50%，它是重型颅脑损伤主要死亡原因之一。根据血肿部位可分为：

①硬脑膜外血肿。②硬脑膜下血肿。③脑内血肿。

【临床特点】

（1）病史　受伤经过，有无意识丧失，丧失时间；意识是否恢复，是否再度发生意识丧失等。

（2）硬膜外血肿　多因颅骨骨折跨越脑膜中动脉骨管沟等原因造成硬脑膜中动脉及颅骨板障静脉、静脉窦等出血。随着血肿的扩展出现颅内压增高，甚至脑疝。病人意识有典型的中间清醒期，随后再度出现意识障碍，并伴随进行性患侧瞳孔散大，对侧肢体瘫痪。

（3）硬膜下血肿　出血可来自矢状窦旁桥静脉破裂或由于严重脑挫伤引起皮质动脉破裂造成。血肿位于硬脑膜与蛛网膜之间。急性硬膜下血肿局部症状类似硬膜外血肿，但病人中间清醒期不明显。慢性硬膜下血肿，出血慢，病人逐渐适应，症状不典型，而且多变。

（4）脑内出血　多与硬膜外血肿或硬膜下血肿形成复合血肿。常与脑膜下血肿一同发生，神经系统症状更明显。由于颅内压进一步增高导致脑疝发生。病人可出现意识丧失，瞳孔不等大等圆，对光反射消失等。

（5）辅助检查　通过 X 线片、CT 或脑扫描等检查结果，可了解脑损伤的程度及血肿的位置。CT 可直接而全面了解脑损伤的情况及有无继发性血肿等；MRI 扫描可比 CT 更清楚地显示散在、少量的出血。腰椎穿刺可了解有无出血和出血的程度。

【治疗原则】

颅内血肿的治疗可分为非手术治疗和手术治疗两大类。

（1）非手术治疗　适应证：①伤后神志清醒或意识障碍不明显，格拉斯哥昏迷评分 >8 分。②症状逐渐好转，神经系统无明显阳性体征，生命体征平稳。③头颅 CT 检查血肿量，硬脑膜外血肿 ≤15ml。硬脑膜下血肿 ≤30ml，颅后窝血肿 ≤10ml。④脑深部或多发性小灶急性血肿。⑤中线结构移位应在 10mm 以内者。⑥颅内压在 2.7kPa 以下的隐匿性颅内血肿，不伴有脑挫裂伤和脑受压者。⑦老年病人非手术治疗的指征可适当放宽。对颞部、后颅凹及双额极的脑内血肿非手术治疗要谨慎，因为这些部位的血肿病情变化快，观察较困难。非手术治疗措施：早期应用甘露醇和地塞米松，后期口服利尿药等，有条件进行颅内监护，动态观察。

（2）手术治疗　手术清除血肿是最有效的治疗方法。有手术指征应立即手术。

二、主要护理问题

（1）意识障碍　与神经系统病变有关。

（2）有发生脑疝的危险　与脑出血致颅内压不平衡有关。

（3）清理呼吸道低效　与意识障碍、痰液黏稠有关。

（4）有感染的可能　与意识障碍致长期卧床，咳嗽、吞咽反射减弱所致误吸有关。

（5）营养失调，低于机体需要量　与长期禁食、营养吸收障碍有关。

（6）有受伤的危险　与抽搐发作撞伤有关。

（7）自理缺陷　与意识障碍、失用性萎缩有关。

（8）知识缺乏　缺乏脑出血相关护理、保健知识。

（9）潜在并发症　肺炎、压疮。

三、护理措施

1. 常规护理

（1）注意安全，防止损伤　病人因四肢运动失常或意识丧失，容易发生意外，应加上床档，保护病人。翻身时注意保护病人，预防皮肤损伤、脱臼等。并应防止冷热伤害。

（2）给予病人及家属心理支持　鼓励病人及家属讲出心理的焦虑、恐惧。帮助其接受疾病带来的改变，并在适当的情况下，帮助病人学习康复的知识技能。

2. 专科护理

（1）头位与体位　头部抬高15°，身体自然倾斜，避免颈部扭曲，以利颅内静脉回流，从而减轻脑水肿，降低颅内压。

（2）保持呼吸道的通畅，必要时应用气管内插管，进行辅助呼吸，维持PaCO$_2$为25～30mmHg，PaO$_2$高于70mmHg。

（3）正确应用脱水药物降低颅内压，并适当限制水分的摄入，伤后前 3 天应使病人处于相对生理性脱水状态。液体输入量约为 1000～1500ml/d，但应用利尿药物时，注意防止病人脱水。

（4）维持水、电解质平衡　每天记录出入量，特别是尿量。监测病人的电解质及血糖情况，特别是高热或呼吸障碍的病人，要随时注意调节输液成分及剂量，保障病人的酸碱及水、电解质平衡。

（5）维持营养供给　昏迷的病人早期 3～4 天应禁食。短期保持轻度的脱水状态，可减轻脑水肿。3～4 天后，病人如无呕吐，无脑脊液鼻漏，肠鸣音正常，可应用鼻饲补充营养。但严重脑损伤的病人，易发生急性胃黏膜病变导致出血，一般少量多次给予清淡流质饮食，防止出血。

（6）控制高热　有高热的病人，要查明高热的原因并做相应的处理。头颅外伤使视丘体温调节失调而往往出现高热。为了减少脑代谢需氧，必须应用一些降温措施，包括定时测体温、减少被盖、应用冰袋或冰帽、应用退热药物。必要时应用冬眠低温疗法，以降低病人的氧耗，避免脑损害的加重。

（7）脑脊液外漏的护理　头下垫无菌巾，头部抬高。及时清除鼻前庭、外耳道内的积血、污垢。定时用盐水擦洗并防止脑脊液逆流。

（8）预防并发症　加强皮肤护理，经常翻身按摩骨突处，避免压疮的发生。鼓励病人深呼吸、咳痰。定时吸痰并叩击背部，以利痰液咳出，避免肺部并发症发生。

3. 病情观察

（1）动态监测意识状态、生命体征　按时记录，随时发现并报告病情变化，如评估病人的意识状态、瞳孔的大小及对光反射、脉搏是否变得慢而洪大，血压是否增高。

（2）注意观察神经系统的症状　有无动作不稳、运动异常、反射亢进等。

4. 健康指导

（1）向病人家属解释病情的严重程度，治疗效果及预防措施，并给予心理上的安慰。

（2）建议家属对有后遗症的病人进行功能训练和智力开发，教会其康复训练的方法和护理措施。

第四节 颈部创伤

一、疾病概述

【概念与特点】

颈部创伤不像其他部位的损伤那么常见，占全部创伤的5%～10%。但此部分多为重要结构，一旦损伤，常累及颜面、颅内和口腔的重要器官，可导致危及生命的大血管损伤、颈部神经损伤、颈段脊髓神经损伤等，病死率高。

【临床特点】

（1）血管损伤　伤口大量出血，受伤部位有进行性及扩张性血肿或搏动性血肿等。

（2）上呼吸道、消化道损伤　呼吸困难、喘鸣、气体交换量下降、吞咽困难、咯血、呕血、鼻出血等。

（3）颈部神经损伤　舌偏斜，口角下垂。Horner综合征（上眼睑下垂，瞳孔缩小，无汗）等颈部感觉消失等。

【治疗原则】

颈部开放性损伤的主要危险为出血、休克、窒息截瘫及昏迷等。急救处理应执行创伤复苏的ABC原则，即首要注意气道出血和循环状况，挽救生命，减轻病残。

二、主要护理问题

（1）低效性呼吸形态　与创伤部位血肿、喉头水肿有关。

（2）窒息　与阻塞呼吸道有关。

（3）潜在并发症　出血性休克。

（4）焦虑、恐惧　与自我形象是否受损有关。

三、护理措施

1. 常规护理

（1）保持呼吸道通畅采取平卧体位，头偏向一侧，及时清除口腔内异物，必要时紧急气管插管或切开。

（2）按病情需要给予合适的饮食，必要时予鼻饲。

2. 用药护理

（1）喉部疼痛难忍时，可用1%丁卡因喷雾治疗，注意勿过量。

（2）颈部损伤病人观察期间不得使用吗啡止痛，以免抑制呼吸。

（3）建立静脉通道，给予补液扩容，及时正确使用抗生素和止血药，大出血者做好输血准备。

3. 病情观察

（1）临床观察 ①酌情给氧。②定时观察生命体征变化，注意有无进行性呼吸困难、声音嘶哑、咯血、皮下气肿、意识不清、喘鸣等症状。③做好手术前的一切准备。

（2）预见性观察 ①防止休克的发生：颈部有多条大血管，易损伤发生大出血，以颈总动脉损伤最为常见，出血非常迅速，伤者可在短时间内死亡。因此对血管损伤者应：开放静脉通路，做好配血、输血工作；合理应用升压药物，如间羟胺、多巴胺等；严密观察生命体征，监测尿量、中心静脉压，必要时进行血气分析、Swan-Ganz导管监测。②血管损伤尤其是大的颈静脉出血时，应注意观察病人是否出现恐惧、胸痛等空气栓塞症状。③疑有颈脊髓损伤者应平卧位，妥善制动，安全搬运。④预防感染：对开放性损伤应严格执行无菌操作，合理使用抗生素。

4. 健康指导

（1）为病人制定详细的康复指导，告知病人此病程虽长，但容易复发。只要了解相关知识，自我护理得当，加强锻炼，就能掌握康复方法。

（2）术后第1天可进行肢体关节主动或被动活动，按摩肌肉1次20分钟，每天3次，上肢做双手握拳动作，活动腕、肘、肩关节，下肢做踝、膝关节的屈伸活动及肌肉的绷紧放松，防止肌肉萎缩和关节僵硬。

（3）做好病人的心理护理，使其建立战胜疾病的信心。

第五节　胸部创伤

肋骨骨折

一、疾病概述

【概念与特点】

肋骨骨折在胸部损伤中最为常见，占胸部损伤中的61%～90%，可由直接或间接暴力引起。直接暴力所致骨折断端可陷入胸腔，损伤肋间血管、胸膜或肺，从而产生血胸、气胸等。间接暴力多导致肋骨中段骨折。肋骨骨折可发生在单根或多根，单根骨折无明显胸腔内损害，但多根多处骨折则由于胸壁软化形成"浮动胸壁"，吸气时浮动胸壁内陷，呼气时浮动胸壁外突，与正常胸壁呼吸运动相反，形成"反常呼吸"。反常呼吸可使双侧胸腔内压力失去平衡，产生"纵隔摆动"，因此影响呼吸、循环功能。

【临床特点】

（1）病史　是否有交通事故及外伤史。

（2）局部症状　胸痛、咳嗽、深呼吸或身体转动时疼痛加重。严重者疼痛剧烈伴气促、呼吸困难、发绀甚至休克。

（3）伤处局部肿胀或淤血、压痛明显，可触及骨摩擦感或骨擦音。局部胸壁变形、软化及反常呼吸运动。

（4）胸部平片可显示肋骨骨折的部位、数量及错位情况，并了解胸膜腔及肺内情况。连枷胸虽然通过视诊和触诊确诊，但胸部平片有助于明确其范围及合并伤。

（5）血气分析　动脉血气分析对了解病情的严重程度很有帮助。对病情监护、诊断呼吸衰竭及决定治疗方案有重要参考价值。

【治疗原则】

（1）闭合性肋骨骨折　①单处肋骨骨折或肋骨骨折范围较小者，断端因被肋间肌固定较少移位，多能自行愈合。局部行胶布固定或用多头胸带包扎，口服或注射止痛剂，也可用2%的普鲁卡因做局部封闭。②多根多处骨折者，必须紧急处理。常用方法：用厚敷料盖于伤处，加压包扎固定。若病人出现反常呼吸，有呼吸衰竭及休克现象，应首先去除呼吸道分泌物，控制胸壁反常运动，恢复正常呼吸功能，处理休克。对咳嗽无力，不能有效排痰者，行气管插管或气管切开。

（2）开放性肋骨骨折　胸壁伤口必须彻底清创，修齐骨折端予以固定。胸膜刺破者须做胸腔引流。

二、主要护理问题

（1）疼痛　与胸痛、软组织受损有关。

（2）自理缺陷　与骨折疼痛有关。

（3）清理呼吸道无效　与疼痛致不敢用力咳嗽有关。

（4）活动无耐力　与长期卧床有关。

三、护理措施

1. 常规护理

（1）取半坐位，以利呼吸和减轻疼痛。

（2）氧气吸入，保持呼吸道通畅。

2. 专科护理

（1）止痛　遵医嘱使用镇痛剂。

（2）局部用胶布固定制动，减少骨折摩擦，起止痛和固定的作用。

（3）建立静脉通道，预防休克的发生。

3. 病情观察　严密观察病情变化，特别是观察呼吸、脉搏、血压等情况。

4. 健康指导

（1）指导保持休养环境安静舒适，室内温度、湿度适宜。

（2）建立良好的生活方式，戒烟、戒酒，注意口腔卫生。

（3）多进行深呼吸运动，适当增加胸廓活动，锻炼心肺功能，进行上下肢的功能锻炼，保持良好心态。

（4）保证充分休息和睡眠，以促进早日康复。出院后 2 周至 3 个月复诊。

张力性气胸

一、疾病概述

【概念与特点】

张力性气胸是指钝性伤或穿透性伤造成胸壁、肺、支气管或食管上的创口呈单向活瓣与胸膜腔相通，吸气时活瓣开放，空气进入胸膜腔，呼气时活瓣关闭，空气不能从胸膜腔排出。随着呼吸，伤侧胸膜腔内积气越来越多，压力不断升高，以致超过大气压，形成张力性气胸。伤侧肺组织高度受压缩而丧失通气，纵隔被推向健侧，使健侧肺受压缩，通气面积减少，从而造成潮气量和通气量减少并产生肺内分流，引起严重呼吸功能障碍和低氧血症。

【临床特点】

（1）病史　是否有胸部钝性伤或锐器刺伤史。

（2）胸痛、胸紧闷感、严重呼吸困难、发绀、烦躁不安、休克。

（3）胸部广泛性皮下气肿，严重时扩展至面颈部、腹背部、阴囊及四肢。检查时可发现脉搏细弱、血压低、气管显著向健侧偏移；伤侧胸壁饱满、肋间隙变平、呼吸幅度明显减弱，叩诊为鼓音，听诊呼吸音消失。

（4）辅助检查　诊断性胸腔穿刺可抽出气体。

【治疗原则】

（1）立即行胸膜腔穿刺排气及胸膜腔闭式引流，变张力性气胸为闭合性气胸。

（2）若胸膜腔闭式引流后仍持续有大量气体溢出，病人呼吸困难不缓解，应立即行剖胸探查术，手术修补裂口。

（3）使用抗生素预防感染。

二、主要护理问题

(1) 自理缺陷　与疼痛有关。

(2) 疼痛　与外伤有关。

(3) 活动无耐力　与长期卧床有关。

(4) 清理呼吸道低效　与痰液黏稠、疼痛不敢用力咳嗽有关。

(5) 有感染的危险　与吞咽困难、咳嗽减弱及侵入性操作有关。

三、护理措施

1. 常规护理

(1) 保持呼吸道通畅，预防感染，鼓励病人有效咳嗽排痰。

(2) 加强基础护理，以协助病人自理，鼓励病人早期下床活动。

2. 专科护理　行胸膜腔穿刺术或胸腔闭式引流的病人，按胸膜腔穿刺术或胸腔闭式引流常规护理。

3. 病情观察

(1) 严密观察生命体征，注意神志、瞳孔、胸部和腹部体征以及肢体活动情况等，警惕多发伤。

(2) 严密观察呼吸频率、幅度及缺氧症状，病人若出现呼吸急促、呼吸困难、发绀，应给予吸氧。血压平稳后取半坐卧位，利于呼吸、循环及引流。

4. 健康指导　约有30%的自发性气胸病人2年内可同侧复发，所以出院时需加强宣教，行康复指导。

(1) 戒烟戒酒，适当锻炼，提高身体素质。

(2) 注意保暖，避免受凉，预防呼吸道感染。

(3) 特别是有肺大疱等基础疾病的病人，平时需适当休息，保持大便通畅，避免因严重咳嗽、剧烈运动、过度屏气、重体力劳动等导致肺大疱破裂引起气胸。

(4) 鼓励病人进行呼吸体操等改善肺功能的训练。

创伤性血胸

一、疾病概述

【概念与特点】

因肺部或胸壁的损伤，导致胸腔内脏器、血管的裂伤，引起胸膜腔积血，称为创伤性血胸。创伤性血胸的发生率在钝性伤中占25%～75%，在穿透性伤中占60%～80%。出血来源较常为肋骨骨折断端出血经壁层胸膜上的刺破口流入胸膜腔、肋间血管和胸部内血管受损出血以及肺破裂或心脏和大血管受损破裂出血。血胸发生后，随着胸膜腔内压力的增高、肺萎缩、纵隔推向健侧而影响呼吸和循环功能。若短期内大量积血，去纤维蛋白不完全，即可凝固成血块。血块机化后，形成纤维组织束缚肺和胸廓，限制呼吸运动，使呼吸功能受损。

【临床特点】

（1）迅速了解受伤的经过、时间、暴力的性质、作用部位和方向。了解受伤后有无现场救护及效果。

（2）立即评估病人生命体征、意识状态，判断有无休克表现。观察病人有无气促、呼吸困难、发绀、咯血等表现。

（3）观察胸部损伤情况，有无挫伤、有无伤口、有无反常呼吸运动、有无皮下气肿等情况。

（4）判断是否合并其他损伤。

（5）损伤性血胸依其出血量、出血速度和病人的体质有所不同。小量血胸（出血量＜500ml）病人可有轻度胸痛及呼吸困难，但对呼吸、循环功能影响不大，无明显失血症状及体征，X线检查表现为肋膈角消失；中等量血胸（出血量500～1000ml）和大量血胸（出血量1000ml以上）可发生脉搏快弱、血压下降、气促等失血性休克症状以及胸腔积液征象。X线检查示伤侧胸膜腔有大片致密影，纵隔移向健侧；如合并气胸则显示有液平面，若胸腔穿刺抽出血液，则能明确诊断。

（6）以下征象提示有进行性出血 ①脉搏逐渐增快，血压持续下降。②经输血补液后，血压不回升或升高后又迅速下降。③红细胞计数、血红蛋白和血细胞比容等重复测定，呈进行性降低。④X 线检查显示胸膜腔阴影继续增大。⑤闭式引流后，引流量持续 3 小时超过 200ml/h。

【治疗原则】

创伤性血胸的治疗原则是抗休克，解除对肺组织的压迫。一般应在 8～12 小时内 1 次将胸腔积血抽除干净。

（1）小量血胸应严密观察，不必特殊处理。

（2）中量以上血胸必须尽早放置胸腔闭式引流，迅速补充血容量，全身应用抗生素，预防发生肺组织和胸腔感染，鼓励病人咳嗽排痰，促进肺组织复张。

（3）胸膜腔进行性出血时，在抗休克治疗的同时，紧急行开胸术。血胸开胸探查的指征有：进行性血胸；伴有心脏、大血管损伤；伴有气管、支气管或食管损伤；凝固性血胸伴胸腔内异物存留；胸腹联合伤且胸液中有污染物质。

二、主要护理问题

（1）低效性呼吸形态　与呼吸功能受影响、浅慢不规则呼吸有关。

（2）气体交换受损　与出血致肺泡与微血管间气体交换障碍有关。

（3）清理呼吸道低效　与痰液黏稠、疼痛致不敢用力咳嗽有关。

（4）心排血量减少　与不敢用力呼吸致回心血量减少有关。

（5）躯体移动障碍　与疼痛有关。

（6）皮肤完整性受损　与长期卧床发生压疮有关。

（7）疼痛　与创伤有关。

（8）焦虑、恐惧　与突发疾病、担心疾病预后有关。

（9）潜在并发症　肺萎缩、呼吸衰竭。

三、护理措施

1. 急救护理　严重胸部外伤常合并其他部位和脏器的损伤，情况往往危重紧急。护士应迅速、准确地配合医师进行各种抢救措施，挽救生命，提高救治成功率。

（1）对呼吸、心搏停止的病人，应立即行心肺复苏。对窒息病人，应立即彻底清除口腔和呼吸道分泌物或异物，口对口人工呼吸及胸外心脏按压复苏。同时气管插管，供氧及辅助呼吸。而对于血容量不足、呼吸功能不全和血气胸，应先抢救，再行X线检查，尽快对严重胸部损伤的致命情况做出判断。

（2）保持呼吸道通畅，密切观察病人的呼吸频率、节律及缺氧症状，如出现呼吸困难、发绀，应高流量吸氧或应用呼吸机辅助呼吸。昏迷病人应尽早气管插管；伴有颌面及喉部损伤者，宜行气管切开。

（3）胸腔闭式引流的护理　①保持管道的密闭和无菌：使用前仔细检查引流装置的密闭性能、引流瓶有无破损、各衔接处是否密封等。更换引流瓶时，应严格遵守无菌操作规程，防止感染。②有效体位：病人取半卧位，利于呼吸和引流。鼓励病人进行咳嗽、深呼吸，利于积液排出，恢复胸膜腔负压，使肺充分扩张。③维持引流通畅：任何情况下引流瓶不应该高于病人胸腔，以免引流液逆流入胸膜腔造成感染。应定时挤压引流管，每0.5～1小时挤压1次，防止受压、扭曲、阻塞。④妥善固定：妥善固定引流管于病人床旁。运送病人时双钳夹管，水封瓶置于床上病人双下肢之间，防止滑脱。下床活动时，引流瓶位置应低于膝关节，并保持其密封。若引流管从胸腔滑脱，立即用手捏闭伤口皮肤，消毒处理后，用凡士林纱布封闭伤口，再做进一步处理。⑤观察记录：严密观察引流液的量、性状、水柱波动范围，并准确记录。⑥拔管护理：48～72小时后，引流量明显减少，经X线胸片检查肺膨胀良好，病人无呼吸困难即可拔管。拔管后应注意观察病人有无胸闷、呼吸困难，切口漏气、渗液、出血，皮下气肿，拔管后第2天更换敷料。

2. 病情观察

（1）严密监护病人神志、瞳孔及生命体征的变化，如心率、血压、呼吸、尿量等的变化。监测血常规、血细胞比容、心电图、动脉血气分析等。备好各种急救设备和药品。一旦病人心搏、呼吸停止，应立即进行开胸心肺复苏术。

（2）血胸病人易致胸内感染，要密切观察体温的变化，每4小时测体温1次。高热病人给予物理降温或药物降温。病人若出现寒战、发热、头痛、头晕等中毒症状，胸膜腔穿刺抽出血性混浊性液体，并查出脓细胞，提示血胸已继发形成脓胸，应按脓胸处理。

3. 健康指导

（1）加强与病人的沟通，对呼吸困难者做好解释工作，解释疼痛、呼吸困难发生的原因，从而缓解病人的紧张和担心。

（2）教会病人自我放松的技巧，如缓慢深呼吸，全身肌肉放松、听音乐或看书看报，以分散病人的注意力，减轻疼痛，积极配合治疗。

第六节　腹部创伤

一、疾病概述

【概念与特点】

腹部创伤在战时或平时都较多见，其发病率占各种创伤的 0.4% ~ 1.8%。其危险性主要是腹腔实质器官或大血管创伤引起大出血以及腹腔脏器破损引起的腹腔感染。腹部损伤可分为闭合性和开放性创伤。闭合性创伤常系坠落、碰撞、冲击、挤压、拳打脚踢等钝性暴力所致。开放性创伤由刀刺、枪弹、弹片所引起。无论开放或闭合，都可导致腹腔内脏损伤。常见损伤部位依次为脾、肾、肝、胃、肠等。胰、十二指肠、膈、直肠等因位置较深，损伤率较低。

【临床特点】

伤员处于精神紧张状态，面色苍白，出冷汗，皮肤发凉。呼吸困难者多见于合并有胸部损伤者，伴有内脏出血者，随着出血量的增加、脉搏加快、变弱、血压下降，最后出现休克。胃肠道破裂可造成腹膜强烈的化学性刺激。

（1）腹痛　伤后早期，病人指出的疼痛最重部位往往是脏器损伤部位，但早期无剧烈腹痛者并不排除内脏损伤的可能，如脾破裂病人，有时疼痛并不明显，而以失血性休克为主要症状。

（2）恶心、呕吐　胃肠道破裂，内出血、胰腺损伤或肝外胆道破裂均可刺激腹膜，引起反射性恶心、呕吐。细菌性腹膜炎形成后，呕吐是肠麻痹的表现，多为持续性，吐出物大多为胃内容物及胆汁。

（3）腹胀　多在伤后晚期出现，为腹膜炎造成的肠麻痹所致，多呈持续性，且常伴有肠鸣音减弱或消失，一旦出现水、电解质紊乱，可出现腹胀。

（4）胃肠道出血　呕血常见于胃十二指肠损伤，多混有胃液、胆汁和食物残渣，在伤后出现。伤后大便有新鲜血，说明结肠或直肠有损伤。

【治疗原则】

（1）对单纯腹壁损伤的治疗，与其他软组织损伤的处理相同。

（2）对于暂时不能明确内脏有无损伤的病人，应严密观察病情的动态变化。

（3）对已确诊或高度怀疑腹腔内脏损伤者，应在做好紧急术前准备，力争早期手术，以达到探查、止血、修补和引流腹腔残余液体的治疗措施。对实质性脏器破裂所致的腹腔大出血，应当机立断，在抗休克的同时，迅速剖腹止血，对空腔脏器破裂者，多为失液性休克，故应在纠正休克的前提下进行手术。若伴有感染性休克而不易纠正者，应尽早进行手术治疗。

二、主要护理问题

（1）组织灌注量的改变　与大出血有关。

（2）体液不足　与大出血有关。

（3）腹痛　与腹部损伤有关。

（4）清理呼吸道低效　与痰液黏稠、咳嗽无力有关。

（5）有感染的危险　与侵入性操作有关。

（6）有出血的危险　与创伤有关。

（7）焦虑、恐惧　与突发疾病、担心预后有关。

三、护理措施

1. 急救护理

（1）根据损伤情况的轻重缓急，进行急救处理　腹部损伤可合并多发性损伤，在急救时应分清主次和轻重缓急。首先处理危及生命的重要情况，如心搏呼吸骤停、窒息、大出血、张力性气胸等。对已发生休克者迅速建立通畅的静脉通路，及时补液，必要时输血。对开放性腹部损伤，应妥善处理伤口，及时止血，做好包扎固定。如有少量肠管脱出，可用消毒或清洁碗覆盖保护后再包扎，勿现场还纳，以防污染腹腔。若有大量肠管脱出，应先将其还纳入腹腔，暂行包扎，以免肠管因伤口收缩受压缺血或肠系膜受牵拉引起或加重休克。

（2）病情观察期间护理原则上执行急性腹膜炎非手术治疗的护理措施，但应注意以下几点：①禁食。腹部损伤病人可能有胃肠道穿孔或肠麻痹，应禁食，给予胃肠减压行负压吸引以减轻腹胀和减少胃肠液外漏，待病情好转，肠功能恢复后，可拔除胃肠减压管，开始进流质饮食。禁食期间需及时补充适量的液体，并注意防止水、电解质紊乱和酸、碱平衡失调。②应用抗生素。腹部损伤后可应用广谱抗生素预防和治疗腹腔内感染。③观察期间禁用吗啡类镇痛药，以免掩盖病情的观察，耽误治疗。禁止灌肠。④加强与病人沟通，关心病人，解除其紧张、焦虑情绪，使病人能积极配合治疗。⑤术前护理：尽快做好手术前的各项准备，除一般手术常规准备外，对休克病人应及时补充足够的血容量，监测中心静脉压，必要时可采用两条静脉输液途径。术前留置胃肠减压和导尿管。⑥术后护理：严密观察呼吸、脉搏、血压等生命体征的变化。术后禁食，胃肠减压行负压吸引以减轻腹胀和减少胃肠液外漏。待肠蠕动恢复后，逐步增加饮食。病人清醒后，生命体征平稳，改为半卧位，以利引流。注意腹腔引流的通畅，并严密观察和记录引流液的性质、颜色和量。

2. 病情观察

（1）监测呼吸、脉搏、血压的变化，并注意神志改变，危重病者随时测定。

（2）加强临床症状和体征的观察，以判断病情进展变化。

（3）每隔 30 分钟检查腹部体征，了解腹膜刺激征的程度和范围改变，肝浊音界有无缩小或消失，有无移动性浊音等。

3. 健康指导

（1）心理指导　指导病人保持乐观的情绪，避免情绪激动，学会自我调节心情，消除恐惧、紧张、焦虑、抑郁等不良心理，树立战胜疾病的信心。

（2）饮食指导　术后应禁食禁饮，若感觉口渴，可将棉签沾水湿润嘴唇，但绝不能喝水。当病人胃肠道功能恢复后可拔除胃管，方可给予饮食。原则是从少到多，从稀到稠，少量多餐。

（3）用药指导　对疼痛剧烈的病人，遵医嘱使用镇痛药或 PCA 泵，以减轻损伤所致的不良刺激并防止发生神经源性休克。预防和控制腹腔感染时，可应用抗生素、以减轻疼痛。

（4）日常生活指导　居住环境保持安静整洁，保持病室空气新鲜，适宜温度和湿度，避免着凉，光线柔和。生活中常用物品放于病人易于拿取的地方。

（5）出院指导　改变不良的生活方式，注意休息，劳逸结合，适当锻炼和运动，日常生活不要过度依赖家属，从事一些利所能及的活动，保证充足的睡眠。若有腹痛、腹胀、肛门停止排气等不适，及时就诊。定期门诊随访。

第七节　骨与关节损伤

一、疾病概述

【概念与特点】

随着现代工业、交通的迅速发展，骨关节损伤的发生率越来越高且日趋复杂。发生骨与关节损伤的病人大多数有严重的骨折、脱位和软组织损伤。骨折是指骨的完整性或连续性中断。骨折一般伴有软组织如骨周围的骨膜、韧带、肌腱、肌肉、血管、神经及关节等的损伤。关节损伤是指构成关节的骨、关节软骨、滑膜、关节囊、韧带等组织的损伤。严重多发骨、关节损伤，可造成永久性伤残甚至死亡。常见骨与关节损伤的病因有直接暴力和间接暴力。

【临床特点】

1. 外伤史　骨关节损伤一般均有严重的外伤史，主要以交通事故、重物砸伤、高处坠落、机械损伤等直接暴力或间接暴力综合作用而造成严重创伤。

2. 全身情况　骨折可以引起全身状况的改变，如休克、呼吸窘迫综合征和弥散性血管内凝血。骨骼和肌肉损伤所特有的全身改变主要有脂肪栓塞和挤压综合征。

（1）脂肪栓塞又称脂肪栓塞综合征。常见于骨干骨折，如股骨、胫骨等。主要临床表现为：①皮下或黏膜下出血点，在胸前、肩部及球结膜处容易发现。②呼吸急促、缺氧、发绀。③发生脑部栓塞时，病人表现为神志障碍、昏睡、谵妄或抽搐等。④实验室检查见血氧分压下降至60mmHg（8kPa）以下，血红蛋白下降至100g/L以下。⑤胸片检查可见肺内有絮状阴影，严重者呈"暴风雪"样改变。

（2）挤压综合征是指肌肉丰富的部位如下肢或躯干长时间受重力挤压，引起肌肉缺血、坏死，继发一系列全身反应。最早出现的体征为肌肉和神经的功能障碍。由于大量肌肉坏死释放毒性代谢产物，引起病人全身症状如肌红蛋白尿和高钾血症，严重者可出现休克、酸中毒和急性肾衰竭。

3. 骨折的症状和体征

（1）骨折　一般表现为骨折处有明显疼痛和压痛、肿胀、瘀斑、功能障碍。特有体征有：畸形、反常活动及骨擦音。早期可并发休克、血管损伤、神经损伤、内脏损伤、骨筋膜室综合征及感染等。X 线检查可确定骨折的类型和移位情况。对某些诊断不明确的骨关节损伤，CT 检查有很大价值，如脊椎体或附件的纵裂骨折、旋转移位的骨折、环椎弓骨折、骨盆骨折、脊髓的受压迫情况、关节脱位后股骨头位置判断及活动情况等。

（2）关节损伤　关节脱位表现为局部疼痛、畸形、活动障碍，触诊在正常关节部位变软或空虚，而在附近可触及不正常的骨性隆起，正常关节骨性标志的关系发生改变。单纯的韧带损伤表现为局部疼痛、肿胀和不同程度的活动障碍。

4. 伤情特点

（1）伤情危重　骨与关节损伤多合并严重的颅脑创伤、胸腹腔脏器损伤等，病死率高。

（2）并发症多且发生率高　严重多发性骨干关节损伤死亡的主要原因是并发症。早期的创伤性休克、心脏呼吸骤停、内脏损伤；中期的急性呼吸窘迫综合征、急性肾衰竭、弥散性血管内凝血；后期的坠积性肺炎、泌尿系统感染、压疮等均是造成病人死亡的重要因素。晚期并发症有骨折愈合异常、缺血性骨坏死、关节活动障碍、创伤性关节炎症等。并发症主要有休克、截瘫、感染及大血管周围神经损伤。

【治疗原则】

（1）首先抢救生命　对心脏、呼吸已停止或濒于停止的病人，立即进行心肺复苏；对急性大出血者必须尽快明确诊断，采取有效措施，预防因失血性休克而死亡；昏迷病人，必须保持呼吸道通畅。

（2）妥善处理伤口　对伤口进行迅速有效的清洁和止血。

（3）简单有效的固定　有效的固定可以减少疼痛，防止休克或避免休克加重；同时可预防合并伤，因移动伤肢时，骨折端可能损伤邻近的血管、神经或脏器；有效的固定也有利于伤员搬运和转送。

（4）迅速转运　迅速将伤员转送到医院。对开放性伤口。应争取 6 小时内送到医院进行清创，防止伤口感染。断离的肢体，更应尽早送到医院，争取再植的机会。

二、主要护理问题

（1）固定不当　与缺乏自护知识有关。

（2）关节活动障碍　与受伤致关节功能受损有关。

（3）焦虑、恐惧　与担心疾病预后有关。

三、护理措施

1. 常规护理

（1）生命体征的观察　应严格监测病人的生命体征，如心率、血压、呼吸、脉搏、尿量及神志的变化。

（2）抗休克治疗　建立静脉通路，补充血容量，纠正酸中毒，应用血管收缩剂辅助升高血压，改善微循环。保持呼吸道通畅，并予以氧气吸入，减轻脑组织缺氧状态。去除休克病因。

（3）药物疗效的观察　清创术后根据伤情轻重，酌情选用抗生素，即使清创彻底，仍需应用5~7天。并定时复查血常规，了解感染的情况。

（4）抬高伤肢，注意观察肢体肿胀情况，因体位或肢体肿胀造成骨外固定器部件压迫皮肤时应及时处理，有松动的螺丝应及时拧紧。

（5）若需急诊手术者应做好手术前的准备。

（6）心理护理　向病人简单地解释所有治疗过程。

（7）术后防止下肢静脉血栓的形成，应皮下注射低分子肝素0.4~0.6ml，每天1次。使患肢抬高减少水肿和疼痛。

2. 专科护理

（1）外固定时针孔的护理　骨外固定后应重视针孔的护理。护理不当可增加针孔的感染率。一般术后第3天更换敷料1次，针孔有渗出时须每天更换敷料。10天左右针孔皮肤即有纤维性包裹，此时在保持皮肤清洁、干燥的同时，每隔1~2天滴少许75%酒精或碘伏溶液即可。针孔处皮肤有张力时应及时在张力侧切开减张。有针孔感染时应及时对症处理。

（2）石膏固定病人的护理　①患肢抬高，以利于静脉及淋巴的回流。②石膏未干如需搬运时应用手掌托，禁用手捏，以免在石膏上形成凹陷，对肢体形成局限性压疮。③随时听取病人主诉，若主诉石膏内的某一点疼痛切不可忽视，应及时检查处理，以免发生局部坏死。④利用嗅觉进行观察，如有腐臭味时，说明石膏内有压疮，已形成溃疡、坏死，或石膏内伤口感染，应及时通知医师处理。⑤石膏里面有伤口者，应观察伤口渗血情况，为明确伤口是否再继续渗血，应在石膏上沿血迹做一标记，并不断观察。如有明显的继续出血征象，应及时报告医师进行处理。⑥解除局部受压，可在局部开窗。⑦鼓励病人做石膏内的肌肉收缩运动，预防肌肉萎缩。病情允许鼓励病人下床活动。⑧禁止使用硬物抓挠石膏内皮肤，以防皮肤损伤。⑨保持石膏的整洁，避免污染，严重污染者应及时更换石膏。⑩石膏拆除时可做肌肉按摩，并加强功能锻炼。

（3）牵引病人的护理　①保持有效的牵引：根据病人牵引的部位抬高床头或床尾，以保持牵引力和体重的平衡。防止发生下肢牵引时足抵住床尾栏杆，或颅骨牵引时头部抵住床头栏杆等情况，使牵引失去作用。保持牵引锤悬空，滑车灵活，牵引绳和患肢长轴平行，牵引绳上不能放置枕头、被子等，以免影响牵引的效果。②牵引时要保持病人处于正确的牵引位体。③牵引的重量应根据病情需要调节，不可随意增减。④骨牵引的病人要保持牵引针孔处的清洁干燥，预防感染。⑤牵引处不必用敷料，每天滴70%酒精2次。如有分泌物和痂皮，应用棉签擦去，防止痂下积脓。注意牵引针有无偏移，用碘酒、酒精消毒后调至对称。⑥预防并发症的发生。

3. 病情观察

（1）注意观察石膏固定肢体的肢端血液循环，如发现皮肤青紫、发冷、肿胀、麻木或疼痛，应及时报告医师，给予处理。

（2）严密观察患肢的血液循环和肢体的活动情况　观察内容包括：肢端皮肤的颜色、温度、桡动脉或足背动脉的搏动和指（趾）端的活动。如肢端皮肤颜色变深，温度下降，动脉搏动减弱，被动活动指（趾）引起剧痛，说明发生了血液循环障碍，应及时查明原因，如包扎过紧、牵引重量过大等须及时处理。

4. 健康指导 指导病人进行功能锻炼。功能锻炼的时机和方式主要视局部和全身情况而定。一般术后即可逐步进行肌肉收缩及关节活动，上肢进行手部的捏、握及腕关节的自主运动，1周后开始旋转功能锻炼，下肢于1周或剖面愈合后扶双拐部分负重离床活动，3周后逐步开始完全负重行走。在锻炼过程中如针孔出现红、肿、痛等炎症表现时应停止活动，抬高患肢，卧床休息。

第八节　泌尿系统损伤

肾损伤

一、疾病概述

肾脏位置较深，受到腰部肌肉、椎体、肋骨和腹腔脏器的保护，不易受到损伤。但肾实质脆弱、包膜薄，受暴力打击时会发生破裂，造成肾损伤；肾脏在脂肪囊内有一定的活动度，被暴力推移时会牵拉肾蒂，造成肾蒂损伤。

【临床特点】

（1）病史　有直接暴力或间接暴力外伤史。

（2）休克　因肾脏血液供应非常充足，正常人的肾每分钟通过的血流量为1200ml，相当于安静时心排血量的20%～25%，故肾损伤病人都伴有不同程度的休克，特别是开放性创伤病人，休克发生率高达60%～80%。

（3）血尿　为肾损伤的常见症状。发生率为80%～97%。轻度肾挫伤时血尿轻微，重度肾损伤呈肉眼血尿。但血尿与肾损伤程度不一定呈正比，在肾蒂血管损伤、肾盂广泛裂伤、输尿管断裂或被血块堵塞时，血尿可以不明显，甚至无血尿。

（4）疼痛　受伤部位软组织损伤、肾实质损伤、肾包膜激惹均可引起腰部或上腹部疼痛。血液、尿液渗入腹腔或伴有腹部器官损伤时，可出现全腹腔疼痛和腹膜刺激症状。

（5）发热　尿外渗继发感染，形成肾周围脓肿或化脓性腹膜炎，可出现高热并有全身中毒症状。血肿吸收可出现中等程度的吸收热。

（6）辅助检查　B 超、CT 检查均可显示肾实质情况和血肿部位。CT 可清晰显示肾皮质裂伤、尿外渗和血肿范围，显示无活力的肾组织，并可了解肝、脾、胰腺及大血管的情况。肾动脉造影或选择性肾动脉造影可确诊肾蒂损伤，可提示有关肾损伤的范围及程度，也可诊断出血是否停止。

【治疗原则】

（1）紧急处理　伴休克时应及时治疗，包括迅速输液、输血，给氧，并确定是否合并其他器官损伤。

（2）非手术治疗　肾挫伤或浅小裂伤一般均采取非手术治疗。

（3）手术治疗　较重的肾裂伤或粉碎伤、肾蒂伤及集合系统断裂有大量尿外渗时，应采取手术治疗。手术治疗的适应证：①开放性肾损伤合并其他脏器损伤。②肾断裂或严重破损大出血。有出血性休克，输血 1000ml 后病情仍不稳定者。③肾蒂断裂、肾动脉造影显示肾动脉栓塞或有内膜损伤者。④持续严重大出血伴休克或反复发生的继发性大出血。⑤肾损伤伴有输尿管损伤梗阻者。

二、主要护理问题

（1）疼痛　与器质性损伤有关。

（2）组织灌注改变　与失血、失液、低血容量有关。

（3）排尿异常　与肾脏器质性受损有关。

（4）潜在并发症　感染。

三、护理措施

1. 常规护理

（1）绝对卧床休息 3～4 周，恢复后 3 个月内避免参加体力劳动。过早下床有可能引发再度出血。

（2）休克时按休克护理常规处理，如快速建立输液、输血通道、复苏等，并确定是否伴其他脏器损伤。对严重肾损伤病人，即使其血压处于正常范围内，仍需采取防治休克的措施，并密切观察生命体征、神志、尿量等变化。

2. 专科护理

（1）留置尿管，并严密观察尿量、颜色的变化，尿量不少于 50ml/h，判断血尿有无进行性加重。

（2）输液和输血，补充血容量，维持水、电解质平衡。

（3）止血、止痛、镇静处理。

（4）抗生素应用　因血肿和尿外渗有利于细菌生长，感染又是继发性出血的重要原因之一，早期使用抗生素可预防感染。

3. 病情观察　密切观察生命体征、神志、尿量、血红蛋白、血细胞比容、尿中血量及腹腔内包块等情况。

4. 健康指导

（1）心理护理　安慰开导病人解释绝大多数情况下，通过卧床休息和药物治疗，能够愈合。损伤严重时，即使将患肾切除，对侧肾脏也能代偿，从而消除病人的紧张、恐惧心理。

（2）卧位和休息　①绝对卧床休息至少 2~4 周，待病情稳定后，尿检正常才能离床活动。过早活动可能再度出血，加重肾脏的损害。②合并骨盆骨折的病人，应卧硬板床，防止骨折移位而刺伤附近的组织，加重损伤。③休克时取平卧位，以保证脑组织血液供给，防止脑缺氧。

（3）多饮水　饮水量在 3000ml/d 以上，补充血容量，保证足够的尿量，达到冲洗尿路，促进肾脏功能恢复的目的。

（4）留置导尿管和伤口引流管时候应注意　保持伤口引流管、导尿管通畅，避免受压和脱出。引流液颜色变红或浑浊说明有出血和感染的可能，应及时告知医护人员。

（5）饮食　肛门排气后留置饮食，以减少大便形成，避免因用力排便使伤口裂开，影响愈合。

尿道损伤

一、疾病概述

【概念与特点】

尿道损伤是由骨盆骨折及骑跨伤所致，偶为器械损伤所致，表现为尿道口滴血或无滴血，以排尿困难为主要症状，本病多发生于男性。

【临床特点】

（1）病史 有外伤史，特别是骑跨伤及骨盆骨折伤史。

（2）血尿 是肾损伤的常见症状，在轻度外伤时可能是唯一的症状。血尿的程度往往反映损伤的严重性。

（3）腰部肿块 因肾周的血肿或尿外渗引起，几乎所有病例都有不同程度的触痛。

（4）休克 因严重创伤和出血导致休克。

（5）其他脏器损伤 是否伴有其他脏器的损伤，如脊柱骨折、肋骨骨折等。

（6）辅助检查 尿液检查可以确定不同程度的血尿；血常规检查可发现贫血、白细胞计数增高；X线检查、腹平片能发现有无骨折；静脉肾盂造影可以了解对侧肾脏功能；肾动脉造影可提供比较准确的诊断依据；CT、B超检查有助于了解损伤、血和尿外渗的范围及其他进展情况。

【治疗原则】

（1）原发病的处理 积极抗休克，有效控制感染。尿道挫伤仍能自行排尿者，适量使用止血药，多饮水；尿道部分裂伤，留置导尿管 10～14 天，拔管后定期尿道扩张；尿道断裂者，可行膀胱穿刺造瘘 2～3 周后做排尿期尿道检查。前尿道损伤严重时行尿道修补术或尿道端端吻合术，后尿道损伤行尿道会师术。

（2）合并伤的处理 骨盆骨折移位不明显，多卧硬板床，尿瘘者应及时修补。

（3）后遗症的处理 尿道狭窄者定期尿道扩张或狭窄切除尿道重建术。

二、主要护理问题

（1）出血 器质性损伤、血经尿道流出。

（2）组织灌注改变 与失血过多、灌注减少有关。

（3）排尿异常 与尿道损伤有关。

（4）活动受限 与疼痛有关。

（5）潜在并发症 感染。

三、护理措施

1. 急救护理

（1）抗休克处理　取平卧位，迅速建立输液通道，准备输液输血，并确定是否合并有其他器官的损伤。

（2）血尿的变化　血尿的严重程度往往反映损伤的程度，因此需要观察血尿的变化，定时做尿常规、血红蛋白及红细胞测定。

（3）抗感染　泌尿系统损伤后常常容易诱发感染，因此均需预防性使用抗生素。严格执行各项无菌技术操作。

（4）对症处理　损伤后有疼痛和血尿，需要绝对卧床 3～4 周，过早下床活动可能导致再度出血。

2. 病情观察　除观察一般的生命体征外，还需观察受伤局部的变化：尿外渗或腹膜后血肿的大小变化，并做好记录。如果腹部包块不断增大，则是需要手术的指征。

3. 健康指导

（1）嘱咐家庭成员应倍加爱护、关心病人，经常陪病人到公园散步，听音乐等多种休闲怡情活动，以减轻及消除悲观不快情绪，使病人自身保持良好的精神状态，以促进康复。

（2）增加营养，多给予病人色、香、味俱佳的饮食，以提高食欲，增强抵抗力。

（3）注意休息，适当锻炼。

（4）按时服药，护士掌握科室常用药物的用法、注意事项、不良反应。

（5）鼓励病人白天多饮水，特别是有结石病史、长期置引流管、肾功能良好者，每天饮水量应在 2500～4000ml，使每天的尿量维持在 2000～5000ml，达到内冲洗作用，以预防尿盐沉积堵塞尿管造成尿路感染。

第九节　脊柱和脊髓损伤

一、疾病概述

【概念与特点】

脊柱包括颈椎、胸椎、腰椎和骶椎组织，具有支持躯体、保护脊髓和内脏以及负重、运动、吸收震荡和平衡肢体的功能。脊柱、脊髓伤是一种严重创伤，其发生率占全身各部位骨折的 5%~7%。脊髓损伤是脊柱骨折和脱位的严重并发症，导致脊髓损伤平面以下躯干和下肢或四肢瘫痪及由瘫痪而引起的一系列并发症。

【临床特点】

（1）脊柱局部评估　检查局部是否压痛、肿胀、畸形。

（2）感觉与运动　全面检查上下肢、躯干的感觉和主动运动，了解受损平面及受损的程度等。

（3）休克　是脊髓损伤的一种并发症。由于脊髓交感神经系统受损，不能释放儿茶酚胺来控制心率和血压，致血管扩张和血液潴留在血管内，产生相对性低血容量性休克，无失血但病人却表现为失血征象，需从静脉补液治疗休克。体征有：①低血压；②皮肤颜色正常；③体温正常或稍低；④皮肤干燥；⑤心率正常或缓慢（无心动过速）；⑥可能有神志改变。

【治疗原则】

（1）解除脊髓压迫　尽早解除脊髓压迫是保证脊髓功能尽可能恢复的首要问题。对椎体骨折或脱位者，应尽早施行手术复位，在复位的同时解除压迫因素。

（2）稳定脊柱　特别是对椎体不稳定型骨折，复位和减压后必须行确切固定，避免再移位。

（3）其他病人若合并内脏损伤或休克，应首先进行生命支持抢救，待病情稳定后再进行脊柱损伤的处理。高位颈髓损伤者，应注意呼吸变化，保持呼吸道通畅。

二、主要护理问题

（1）自理缺陷　与神经受损有关。

（2）自我形象紊乱　与肢体瘫痪有关。

（3）排泄形态改变——尿潴留、便秘、尿失禁　与神经损伤有关。

（4）舒适的改变——腹胀　与胃肠功能紊乱有关。

（5）有失用综合征的可能　与脊髓损伤有关。

三、护理措施

1. 急救护理

（1）卧硬板床，保持中立位，切忌过多翻身。根据病情放置于复苏室或抢救室。

（2）颈椎骨折病人给予颈托固定，两侧沙袋制动。注意观察呼吸的变化，必要时吸氧。

（3）切忌将病人任意翻动，以防加重损伤的程度。

2. 病情观察

（1）临床观察　①保持呼吸道通畅，及时清理呼吸道分泌物。②密切观察生命体征的变化，及时记录，必要时吸氧。③观察膀胱充盈状态，有尿潴留者予留置导尿管。

（2）预见性观察　①高位截瘫者可能突然死亡，须向家属及单位说明病情，以取得合作。②预防压疮，保持床单位平整、清洁，定时翻身。③留置导尿管者，每周更换导尿管 1 次，每天更换引流袋，定期膀胱冲洗，定时夹管放尿，预防泌尿系统感染。④保持呼吸道通畅，预防肺部感染。⑤功能锻炼以预防肢体畸形。

3. 健康指导

（1）向病人宣教脊髓损伤康复锻炼的意义和原则。

（2）早期卧床期间的康复锻炼。

（3）开始从卧位到坐位的适应性训练。

（4）进行翻身训练、坐位平衡练习，开展轮椅到床的转移、从坐位站起、从站位坐下、步行、减重步行等训练。

第十节　四肢和骨盆创伤

一、疾病概述

【概念与特点】

四肢损伤在平时、战时均多见，其中以软组织伤及骨折为主，其次为关节伤，少数合并血管神经伤。如果处理不当，不仅增加伤员的痛苦，且可导致残疾或死亡。

骨盆骨折是一种病死率较高的创伤，占所有骨折的 0.3% ~ 6%。目前，未合并软组织或内脏器官损伤的骨盆骨折病死率为 10.8%，复杂的骨盆骨折病死率为 31.1%。损伤后早期死亡主要是由于大出血、休克、多器官衰竭与感染等。

【临床特点】

1. 四肢骨折

（1）休克　长骨骨折所致休克的主要原因是由于出血，特别是股骨骨折或多发性骨折，如股骨干骨折出血量可达 1000 ~ 1500ml，病人可伴有血压下降、面色苍白等出血性休克的表现。其他如疼痛、感染等因素亦可导致休克。

（2）发热　长骨骨折后一般体温正常，出血量大的骨折，血肿吸收时可出现低热，但一般不超过 38℃。开放性骨折感染时可出现高热。

（3）局部表现　可具有所有骨折的共性症状，包括疼痛，局部肿胀，功能障碍。

（4）具有一般骨折具有的特有体征　畸形、异常活动、骨擦音或骨擦感。

2. 骨盆骨折

（1）疼痛　剧烈疼痛，在搬运或翻身时加重，髋关节活动也可引起疼痛。

（2）肿胀与瘀斑　常见于会阴部、腹股沟、臀部、腰部，这是合并腹膜后血肿的重要体征。

（3）功能障碍　骨折后病人不能站立，床上翻身困难。

（4）畸形　骨盆有旋转倾斜、下肢有短缩等畸形。

（5）感觉运动障碍　因神经受到损伤所致。

【治疗原则】

首先处理危及生命的并发症，如出血性休克，其次才是骨折。

二、主要护理问题

(1) 焦虑　与担心愈合有关。

(2) 疼痛　与骨折或手术有关。

(3) 自理障碍　与骨折后患肢功能受限有关。

(4) 便秘　与卧床、活动受限有关。

(5) 皮肤完整性受损　与卧床和治疗限制有关。

(6) 潜在并发症　周围神经血管功能障碍、出血性休克及膀胱、尿道、直肠损伤。

(7) 有失用综合征的危险　与合并神经损伤，长时间卧床导致肌功能下降有关。

三、护理措施

1. 急救护理

(1) 做好心理护理，减轻焦虑情绪。

(2) 注意夹板固定应包括骨折部位上、下各一个关节。

2. 病情观察

(1) 对四肢骨折、大面积撕脱伤和骨盆骨折病人，应密切观察生命体征的变化，开放 2 条以上静脉通路，防止休克的发生。

(2) 观察伤口出血情况及肢体的血循环，包括肢端感觉、活动、皮肤色泽、皮温、神经系统状况。

(3) 协助医生清创或石膏固定。

3. 药物观察　骨折疼痛剧烈时，按医嘱静脉注射短效止痛剂，避免不必要的痛苦。但要先排除有无颅内、腹部损伤及肢体缺血等严重情况。对周围循环差的休克病人不应使用止痛药。

4. 预见性观察

(1) 骨盆骨折病人应绝对卧床休息，尽量避免搬动，注意观察有无休克，警惕腹膜后血肿、尿道、膀胱、直肠损伤的可能。

（2）肢体大血管有活动性出血的病人在使用止血带时，应有醒目标志，注明上止血带和松止血带的时间，防止肢端缺血坏死。

（3）骨筋膜室综合征的观察　肌肉组织挤压产生损伤，筋膜间隔区内压升高，受累筋膜间隔区内的肌肉缺血和坏死称骨筋膜室综合征。其症状和体征是：①疼痛，被动牵拉受累肌肉引起疼痛增加；②穿过间隙内的神经感觉减退；③筋膜室内的组织张力性肿胀；④肌肉运动减弱和麻痹，一般在骨折或挤压后经过数小时的发展才出现。因此，应密切观察局部肢体肿胀的程度、张力的大小，有无水疱出现，末端血循环情况，一经发现及时通知医生。

5. 健康指导

（1）告知病人进食富含营养的食物，适当增加粗纤维食物，以促进骨折愈合，防止便秘。

（2）嘱咐病人戒烟酒，以免延缓康复。

（3）向病人讲解功能锻炼的重要性，鼓励病人出院后继续进行功能锻炼。

（4）告知出院后进行骨盆悬吊牵引的病人，吊带要保持平坦、完整、无褶。吊带宽度适宜，不要上下移动位置。下肢牵引时一般都是双下肢同时牵引，告知如果只牵引患侧一方，易使骨盆出现倾斜，容易造成畸形，影响以后走路功能，并发生腰痛和髋部疼痛。嘱咐病人充分卧床休息，并卧硬板床，避免过早负重。

（5）嘱咐病人出院1个月、3个月应复查。

第十一节　多发伤

一、疾病概述

【概念与特点】

多发伤是指同一致伤因子引起的两处以上解剖部位或脏器的创伤，且至少有一处损伤是危及生命的。多发伤应与复合伤相区别，复合伤是指两处或两处以上致伤因子引起的创伤。

【临床特点】

（1）病死率高　多发伤病人有3个死亡高峰。①第1死亡高峰：伤后数分钟内为即时死亡。死亡原因主要为脑、脑干、高位脊髓的严重创伤或心脏、主动脉破裂或大血管撕裂。②第 2 死亡高峰：伤后 6~8 小时，称为抢救的"黄金时间"。死亡原因主要为脑内、硬膜下及硬膜外血肿，血气胸，肝、脾破裂，骨盆及股骨骨折和多发性大出血。③第 3 死亡高峰：伤后数日至数周。死亡原因为严重的感染合并各种并发症及多器官功能衰竭。

（2）休克发生率高　50% 为失血性休克。

（3）低氧血症发生率高　90% 的多发伤病人可发生低氧血症。

（4）漏诊率高　占 12%~15%。

（5）并发症多。

（6）出现治疗矛盾　最常见的为颅脑损伤合并休克的病人。

【治疗原则】

对多发伤伤员的抢救必须迅速、准确、有效，包括现场急救、转送、院内急诊室的救治三个阶段。应做到争分夺秒，复苏与手术顺序合理。

二、主要护理问题

（1）感知的改变　与意识障碍有关。

（2）舒适的改变　与疼痛有关。

（3）呼吸道梗阻　与呼吸道清理无效有关。

（4）潜在并发症　低氧血症、休克。

（5）知识缺乏　缺乏疾病相关知识。

三、护理措施

1. 急救护理

（1）抗休克治疗　立即用乳酸林格溶液或 5% 葡萄糖生理盐水 1000~2000ml，在 15~20 分钟内输完。对无活动性出血的病人，小剂量高张液 7.5% 氯化钠 200ml 能迅速扩充血浆容量，直接扩张血管，改善心血管功能，在休克早期有较好的复苏效果。血液是抗休克最好的胶体液，可提供红细胞、白细胞、白蛋白及其他血浆蛋白和抗体。其他胶体液如血浆、白蛋白、右旋糖酐等均可使用。晶胶比例为2∶1，严重大出血时可为1∶1。

（2）碱性药物的应用　休克时间长者，可使用小剂量碱性药物。

（3）胶体液的应用　有颅脑损伤者，应注意防治脑水肿，用20%甘露醇与呋塞米交替使用，也可用胶体液如白蛋白、血浆，提高胶体渗透压，限制输液量，但这与抗休克措施相矛盾，应兼顾两者，灵活掌握。

（4）血管活性药物的应用　小剂量多巴胺具有扩血管、改善灌注、利尿等作用；大剂量多巴胺具有缩血管、升压作用。应根据病情调节好合适的剂量。

2. 病情观察

（1）临床观察　①脑创伤为主的多发伤：保持呼吸道通畅，充分给氧；严密观察生命体征变化；观察意识、瞳孔变化；观察精神状态；观察运动与感觉的改变；观察耳、鼻有无溢血、溢液；准时、及时地应用激素、抗生素及降低颅内压，观察用药后反应，防止脑疝的发生。②胸部创伤为主的多发伤：呼吸道阻塞的紧急排除；出血性休克的抢救；迅速建立2条上肢静脉通路，或深静脉穿刺进行中心静脉压等血流动力学监测，纠正休克；进行生命体征监测、心电监护和血氧饱和度监测；有血气胸情况者，及时做胸腔闭式引流，解除心肺受压；连枷胸反常呼吸严重时，对活动的胸壁进行加压固定包扎，以减少反常呼吸，并采用气管插管、人工机械通气。③腹部创伤为主的多发伤：进行生命体征监测、心电监测、CVP监测、血氧饱和度监测，积极纠正休克；采用床边物理检查监测，即一看、二摸、三测压；注意腹部体征的变化，积极做好手术准备；给予留置导尿，观察每小时尿量、颜色及性状。④合并脊柱损伤及四肢骨折的多发伤：监测生命体征变化，有后腹膜血肿伴休克者抗休克治疗；注意有无发生脊髓休克及有无肢体截瘫情况；脊髓损伤者应减少不必要的搬动，翻身时保持胸腰为一直线，防止扭曲及神经损伤；预防压疮的发生；四肢骨折者及时牵引或固定，并注意伤肢的血循环及肿胀情况，防止骨筋膜室综合征，抬高患肢，保持功能位，并多做伤肢按摩，以促进血液循环。⑤合并肾挫伤的多发伤：积极防治休克，保护心肺功能；积极做好手术准备，对威胁生命的损伤、肾裂伤及血管撕裂伤作紧急手术处理；肾挫伤者应卧床休息，止血、留置导尿即能治愈，留置导尿要观察每小时尿量、颜色、性状，并记录24小时出入量；保护肾功能。

（2）预见性观察　①多发伤的某些脏器伤：可以是渐进性的，早期并不一定显著，在昏迷休克伤员常被掩盖，应密切观察。某一部位损伤难以解释严重的全身情况时，必须警惕其他部位伤。②积极预防感染：创伤后机体免疫功能受到抑制，伤口污染严重，肠道细菌易位，另外，由于侵入性导管的使用，使感染加重，应严格无菌操作，早期、足量使用抗生素。③防止多器官功能衰竭：积极抗休克、抗感染治疗。④其他：在多发伤的整个护理过程中，既要考虑对每个创伤部位的影响，也要考虑每个创伤部位对整个机体的影响，对可能发生的并发症如急性呼吸窘迫综合征、肾衰竭、心功能衰竭和弥散性血管内凝血等，应采取积极有效的观察护理措施，以防止其发生。

3. 健康指导

（1）给予营养支持。

（2）帮助病人翻身、叩背，防止肺不张和压疮。

（3）做好口腔、留置导尿、胃肠减压的护理。

（4）帮助病人翻身及转运病人时，要防止引流管移位、脱出、打碎引流瓶及引流液逆流。

（5）每天做 2 次会阴护理。

第十二节　复合伤

一、疾病概述

【概念与特点】

复合伤是指两种或两种以上致伤因素同时或相继作用于人体所造成的损伤，所致机体病理生理紊乱常较多发伤和多部位伤更加严重而复杂，是引起伤亡的重要原因。较为常见的是放射性复合伤、烧伤复合伤和化学性复合伤。复合伤具有发生多、伤情重、伤类杂、救治困难等特点。

【临床特点】

（1）常以一种创伤为主　复合伤中的两种或更多的致伤因素中，就伤情严重程度而言，常以一种损伤为主，其他为次要损伤。这是由于致伤时不同致伤因素的强度往往不一致的缘故。主要损伤常决定复合伤的基本性质、伤情特点、病程经过和急救重点。因此在诊治时，应该根据受伤史、各种检查和观察，明确主要损伤和次要损伤，优先医治主要损伤。

（2）伤情可被掩盖　复合伤常伤及全身各个部位、多个脏器，但有些损伤显露于外，容易被发现；有些损伤隐藏于体内，难以被发现，而表露的伤情常掩盖隐藏的伤情或转移医护人员和伤员的注意力，从而造成漏诊、误诊，严重者可造成致命的后果。因此，在急救时，必须对伤员进行全面、细致的观察和检查，根据伤员的致伤情况，充分考虑到发生复合伤的可能，对主要损伤首先救治。

（3）多有复合效应　机体遭受 2 种以上致伤因素作用后所发生的损伤效应，不是单一伤的简单相加，各伤之间可互相影响，使整体伤情更为复杂和严重，这就是复合伤的"复合效应"，也是复合伤最重要的特点，其表现为"相互加重"，因此复合伤也被称为"相互加重综合征"。

（4）创伤复合伤除具有一般创伤的临床表现外，还有以下特点：①休克发生率高，这与其创伤重、出血多或烧伤重等因素有关。②易并发感染且程度较严重。③病死率高，伤后立即死亡原因主要为大出血、窒息或休克随后死亡多为休克或多器官功能障碍综合征。

【治疗原则】

（1）迅速而安全地使伤员离开现场。

（2）保持呼吸道通畅。

（3）心搏和呼吸骤停立即行心肺复苏术。

（4）其他部位或脏器损伤参照多发伤的处理原则。

（5）给予止痛、镇静药，有颅脑伤或呼吸抑制者禁用吗啡、哌替啶。

（6）放射性损伤　①尽早给予抗放射性药物。②尽早消灭创面或伤口。

二、主要护理问题

（1）急性意识障碍　与颅脑损伤有关。

（2）组织灌注量改变　与大出血、心律失常有关。

（3）有受伤的危险　与颅脑损伤有关。

（4）疼痛　与创伤、伤口和创面的处理、恐惧有关。

（5）潜在并发症　感染、休克、出血、脂肪栓塞综合征及器官功能衰竭。

（6）躯体移动障碍　与术后切口疼痛有关。

（7）自理能力缺陷　与疼痛、肢体功能障碍和活动无耐力有关。

（8）恐惧　与强烈的意外创伤有关。

（9）知识缺乏　缺乏创伤的相关知识。

三、护理措施

1. 常规护理

（1）卧床休息，协助病人满足生活需要，遵医嘱应用热敷或冷敷。预测病人是否需要止痛药或其他止痛措施。对病人主诉疼痛立即给予反应，采取相应的措施，尽可能减少应激因素，遵医嘱给止痛药，评价止痛效果并观察可能出现的不良反应。如果疼痛不缓解或病人主诉近期疼痛与以往相比有明显变化，报告医师。提供充足的休息时间便于病人舒适、睡觉和放松。

（2）保持室内空气新鲜，每天通风 2 次，每次 15～30 分钟。遵医嘱给抗生素，注意观察药物疗效和不良反应。给病人进食高热量、高蛋白、富含维生素、易消化饮食。接触病人前要洗手。鼓励每天饮水 2000～3000ml。鼓励咳嗽和深呼吸。对病人进行保护性隔离。限制探视人数，限制任何有感染的人探视。

（3）提供病人有关疾病、治疗及预后的可靠信息，强调正面效果，以增进病人自我照顾的能力和信息，给病人讲解活动的重要性。鼓励病人使用健侧手臂从事自我照顾的活动，并协助患侧手臂进行主动或被动活动，以促进功能恢复。卧床期间协助病人洗漱、进食、大小便及个人卫生等。将经常使用的东西放在病人健侧手容易拿到的地方，将呼叫器放在病人健侧手边，听到铃声立即给予答复。

（4）尽可能鼓励和促进病人早期下床和进行其他日常生活活动，在每次改变锻炼方式时给予指导和帮助。当移动病人到床上、椅子上或平车上时，请其他人帮助或使用恰当的器材辅助，以便于转运，在活动中给予正面鼓励。允许病人以他自己的速度完成工作，不要催促，鼓励他在可能和安全的情况下独立进行活动。加强保护措施，加床档并降低床的高度，下床活动初期需有人陪伴，防止受伤。保持肢体功能位，用枕头、沙袋或夹板保持足背屈曲以防足下垂。

（5）鼓励病人表达自己的感受，对病人恐惧表示理解。对新入院的病人，详细介绍环境、主管医生和责任护士，尽快消除病人的陌生感，减轻病人对住院的恐惧。帮助病人结识病友。说话速度要慢，语调要平静，尽量解答病人提出的问题。避免突然的疼痛刺激，鼓励病人用语言来表达感受、感觉及恐惧。

（6）通过交谈确认病人对疾病和未来生活方式的顾虑，针对病人的顾虑给予解释或指导。为病人提供一个安静没有干扰的学习环境，创造一个相互尊重、信任和合作的学习气氛，允许病人提问题。在学习开始时就要让病人明确学习的目的和目标。根据病人的身体和心理状态选择合适的学习计划，提供适合病人所需的学习材料。鼓励病人提出问题，耐心给予解答。

2. 专科护理

（1）报告并记录病人的病情变化，病人安装床档，降低床的高度，将呼叫器放在病人伸手可及处。如果需要约束病人，一定要使病人侧卧位，不要平卧。向病人介绍环境，以减轻病人的不安与焦虑。在操作前向病人解释，争取病人的合作。保护病人，防止可能的损伤（如癫痫发作，角膜反射减弱，呕吐反射减少，气道梗阻、误吸）。

（2）保持充足的心排血量，以保证生命器官的组织灌注，遵医嘱协助诊断性检查。对于心肺灌注量不足，遵医嘱予吸氧，给予有利于肺呼吸和肺灌注的合适体位。

（3）有头晕或眩晕症状发生时，嘱病人卧床休息。保持病室安静，避免大声喧哗，操作轻柔，尽量减少不良刺激。病人如厕或外出时有他人陪伴。对于颅脑损伤的病人，应加床档，防止病人坠床，躁动病人进行保持性约束，必要时给镇静药。对视力减退的病人加强防护措施，活动或外出时有他人陪伴，室内光线充足。

3. 病情观察　严密观察病情发展，提高警觉性，避免误导。注意观察病人的神志、瞳孔、生命体征、尿量、皮肤黏膜色泽变化，及早发现休克早期症状。在临床护理中，常以血压来判断病人是否存在休克，这是很危险的。在休克代偿期，脑外伤常表现为血压升高、脉搏变快而掩盖了内出血的例子是屡见不鲜的，也可能伤前有高血压史，伤后内出血，使血压下降至正常范围，实际上已处于休克状态的情况；搬动病人做各种体检以明确病情，由于多次搬动，检查时间太长，致使病人死在检查台上。

4. 健康指导

（1）注意劳逸结合，保持有规律的生活节奏。

（2）定期对肝肾功能进行复查。

（3）保持与医院及医生的联系，以便医生可以针对出现的意外情况及时进行治疗。

第十三节　挤压综合征

一、疾病概述

【概念与特点】

挤压综合征是指人体肌肉丰富的部位，如躯干、四肢，受重物长时间（1 小时以上）压榨或挤压后造成的损伤。临床表现为受压部位肿胀、感觉迟钝或丧失、运动障碍以及肌红蛋白血症和一过性肌红蛋白尿。如果进一步出现以高钾血症与肌红蛋白尿为特征的急性肾衰竭，则称为挤压综合征。好发部位依次为小腿、前臂、大腿、臀部、上臂和躯干。

【临床特点】

（1）**局部症状**　由于皮肉受损，局部出现疼痛，肢体肿胀，皮肤有压痕、变硬，皮下淤血，皮肤张力增加，在受压皮肤周围有水疱形成。检查肢体血液循环状态时，值得注意的是如果肢体远端脉搏不减弱，肌肉组织仍有发生缺血坏死的危险。要注意检查肢体的肌肉和神经功能，主动活动与被动牵拉时可引起疼痛，对判断受累的筋膜间隔区肌群有所帮助。

（2）**全身症状**　病人出现头部晕沉、食欲不振、面色无华、胸闷腹胀、大便秘结等症状。表现为发热、面赤、尿黄、舌红、苔黄腻、脉频数等。严重者心悸、气急，甚至发生面色苍白、四肢厥冷等。

（3）挤压综合征主要特征表现　①休克：部分伤员早期可不出现休克，或休克期短而未发现。有些伤员因挤压伤强烈的神经刺激，广泛的组织破坏，大量的血容量丢失，可迅速产生休克，而且不断加重。②肌红蛋白尿：这是诊断挤压综合征的一个重要条件。伤员在伤肢解除压力后，24 小时内出现褐色尿或自诉血尿，应该考虑肌红蛋白尿。肌红蛋白尿在血中和尿中的浓度，在伤肢减压后 3 ~ 12 小时达高峰，以后逐渐下降，1 ~ 2 天后可自行转清。③高钾血症：因为肌肉坏死，大量的细胞内钾进入循环，加之肾衰竭排钾困难，在少尿期血钾可以每天上升 2mmol/L，甚至在 24 小时内上升到致命水平。高血钾同时伴有高血磷、高血镁及低血钙，可以加重血钾对心肌抑制和毒性作用。④酸中毒及氮质血症：肌肉缺血坏死以后，大量磷酸根、硫酸根等酸性物质释出，使体液 pH 值降低，致代谢性酸中毒。严重创伤后组织分解代谢旺盛，大量中间代谢产物积聚体内，非蛋白氮迅速升高，临床上可出现神志不清，呼吸深大，烦躁烦渴，恶心等酸中毒、尿毒症等一系列表现。应每天记出入量，经常测尿比重，若尿比重低于 1.018 以下者，是诊断主要指标。

【治疗原则】

挤压综合征是外科急重症，应及时抢救，做到早期诊断、早期伤肢切开减张与防治肾衰竭。

1. 急救处理

（1）抢救人员应迅速进入现场，力争及早解除重物压力，减少本病发生机会。

（2）伤肢制动，以减少组织分解毒素的吸收及减轻疼痛，尤其对尚能行动的伤员要说明活动的危险性。

（3）伤肢用凉水降温或暴露在凉爽的空气中，禁止按摩与热敷，以免加重组织缺氧。

（4）伤肢不应抬高，以免降低局部血压，影响血液循环。

（5）伤肢有开放伤口和活动出血者应止血，但避免应用加压包扎和止血带。

（6）凡受压伤员一律饮用碱性饮料（每 8g 碳酸氢钠溶于 1000 ~ 2000ml 水中，再加适量糖及食盐），既可利尿，又可碱化尿液，避免肌红蛋白在肾小管中沉积。对不能进食者，可用 5% 碳酸氢钠 150ml 静脉滴注。

2. 伤肢处理

（1）早期切开减张　使筋膜间隔区内组织压下降，防止或减轻挤压综合征的发生。即使肌肉已坏死，通过减张引流也可以防止有害物质侵入血流，减轻机体中毒症状。同时清除失去活力的组织，减少发生感染的机会。早期切开减张的适应证：①有明显挤压伤史。②有 1 个以上筋膜间隔区受累，局部张力高，明显肿胀，有水疱及相应的运动感觉障碍者。③尿液肌红蛋白试验阳性（包括无血尿时潜血阳性）。

（2）截肢适应证　①患肢无血运或严重血运障碍，估计保留后无功能者。②全身中毒症状严重，经切开减张等处理，不见症状缓解，并危及病人生命者。③伤肢并发特异性感染，如气性坏疽等。

二、主要护理问题

（1）急性意识障碍　与酸中毒、氮质血症有关。

（2）组织灌注量改变　与大出血、心律失常有关。

（3）疼痛　与创伤、伤口和创面的处理、恐惧有关。

（4）有受伤的危险　与躯体移动障碍有关。

（5）潜在并发症　感染、休克、出血、脂肪栓塞综合征及器官功能衰竭。

（6）躯体移动障碍　与疼痛有关。

（7）自理能力缺陷　与疼痛、肢体功能障碍和活动无耐力有关。

（8）恐惧　与强烈的意外创伤有关。

（9）知识缺乏　缺乏相关知识。

三、护理措施

1. 常规护理　伤员情绪波动更为突出，不易接受现实，担心自身生命安全，伤肢的存弃，内心焦虑、恐惧、悲哀、绝望，易激惹，这些不良情绪不利于控制伤情，会使伤员血压上升，出血加重，心率和呼吸增快及降低机体免疫力和环境适应能力。所以，一定要做好伤员心理疏导。护理人员要应用医学心理学知识，坚持以人为本，安慰伤员，缓解伤员的紧张情绪，以沉着冷静、温和关怀的态度增进伤员信任感。向病人介绍血液透析治疗的目的，通过血液透析治疗可以帮助病人渡过无尿期及控制高血钾，但需每天透析，连续几周；向其讲解血液透析治疗的注意事项和需要配合的事项，以消除疑虑，取得病人合作，使病人积极正确地配合治疗。

2. 专科护理

（1）血液净化护理　挤压综合征所致急性肾损伤的血液净化治疗首推血液透析，使病人度过无尿期及控制高钾血症。在腹部没有外伤而又没有血透条件情况下，可以腹膜透析作为过渡，但每天操作腹腔感染率甚高。如有条件，最好做连续性静脉 – 静脉血液透析，比其他方法能更好地维持酸碱及电解质平衡，可滤出部分炎性介质、细胞因子及活化的补体成分，血流动力学稳定，血压影响不大，即使休克状态下也能进行。由于挤压伤后肾衰竭以高分解状态为特点，所以血液透析的时间比慢性肾衰竭透析病人要长（每天8～12小时）。如果有条件，最好每天透析。①严密监测生命体征：监护病人心率、血压、呼吸、血氧饱和度，根据病人病情变化和治疗目的调整血流量、超滤量，随时记录病情变化，并准确记录出入液量，对病人的病情进行动态评估，并及时报告给医生。②维护管路：病人多采用深静脉置管法，对意识不清者，适当约束四肢。防止深静脉或留置针拔出；对意识清醒者，耐心讲解其重要性及安全性，消除顾虑，取得配合。插管成功后应妥善固定，每天常规换药，严格无菌技术操作。应用肝素盐水预冲管路时，遵医嘱应用首剂肝素。病人体位改变或剧烈咳嗽时，易引起置管受压或扭曲，造成血液不足，大量空气从输液端进入管路，造成凝血堵塞。因此，出现血流不足时应关闭血泵，调整导管位置或开放输液端，然后逐步调整血流量。及时更换堵塞的血滤器。③预防感染：体外循环可成为细菌感染源，管道连接、取样处和管道外露部分成为细菌侵入的部位，一旦细菌侵入，病人即可发生败血症。因此，治疗过程中操作人员需要高度谨慎，严格无菌技术操作，避免打开管道留取血标本。使用抗生素抗感染治疗是必要的，但不能使用对肾脏有毒性的药物。在急性肾损伤时应参照内生肌酐清除率酌情减量，并应在透析进行完成后使用。④皮肤护理：保持置管处皮肤清洁干燥，每天消毒穿刺点并更换敷贴。治疗持续时间较长，又因病人大多病情危重，并使用呼吸机、各种引流管等，病人处于被动体位，翻身困难易患压疮，故治疗前给病人使用防压疮气垫，并取合适体位防止皮肤破损。⑤预防出血：抗凝可能引起重伤病人出血，而无肝素血液净化病人滤器凝血发生率高。在透析中使用肝素的剂量及脱水量均应合适。每次透析的时间及间隔应根据病人对治疗的反应而定。加强病人各种引流液、大便颜色、伤口渗血等情况的观察。发现出血即停用肝素泵入，必要时适当给予鱼精蛋白中和。

（2）多尿期护理　病人进入多尿期时尿量增多，高血钾的危险性基本消除，病情好转，但肾功能仍较差，不能放松治疗和护理，应注意水、电解质的平衡，适当补钾。在多尿期，只要尿素氮、血肌酐高，就应继续血液透析，以便加快代谢产物的排出和缩短疗程，促进早日康复。

（3）并发症的预防护理　①防止感染：各种操作注意无菌，严防交叉感染，及时换药，保持伤口引流畅通，必要时做细菌培养和药敏试验。②加强呼吸和泌尿系统的护理：保持呼吸道通畅，改善肺脏血液循环，纠正缺氧等措施保护肺功能。保持会阴部清洁，留置尿管者每天清洁尿道口等，防治尿路感染。③创伤造成的大量渗出，组织坏死，加之创伤后组织修复，能量需求大大增加，应指导病人进高热量、高蛋白、易消化的食物，胃肠情况较佳者，尽可能给予早期肠道营养，以利于维持肠道黏膜质量，降低分解代谢和预防肠源性感染。辅之以静脉营养，必要时可选择性应用中心静脉营养。④保护创伤后胃肠功能可应用制酸药，每 6～8 小时静脉滴注，尽量早期进食，严重后留置胃十二指肠插管，可以胃肠减压，防止休克期胃肠胀气。

（4）防治高钾血症　给予高浓度葡萄糖加胰岛素（使血钾向细胞内转移），碳酸氢钠纠正酸中毒（使血钾向细胞内转移），10% 葡萄糖酸钙 10ml 静脉缓慢（5～10 分钟）推注（增加心肌兴奋性），口服离子交换树脂，给予利尿药促进尿钾的排出，但用药后尿量不增加者不应反复应用，以免加重肾小管损伤。避免输入含钾药物，不输库存血，指导病人避免进食含钾的食物，给予血液净化治疗解除高钾状态。

（5）碱化尿液　遵医嘱输注 5% 碳酸氢钠注射液，促进肌红蛋白排泄。受挤压肢体水肿严重时，可应用甘露醇。但如果已经呈现少尿状态，不可再用甘露醇，以免加重肾损害。

（6）及时处理伤肢　伤情较轻，肢体肿胀不明显，血液循环无明显障碍者，暂时制动肢体，给予冷敷，密切观察。伤肢明显肿胀伴血液循环障碍者，或肢体肿胀不明显，但尿肌红蛋白阳性者，应协助医师切开减压，解除筋膜间隔压力差，改善肢体血供，减轻神经压迫，必要时给予引流，防止有害物质吸收。切开减压时所有受害肌间隔都要彻底切开，给予充分减压和引流，并彻底清除坏死的肌肉组织。一般术后切口内留置负压引流管，做好引流管的常规护理。伤口每天换药 1 次，及时清除坏死组织，还应注意抬高患肢，保护患肢伤口，密切观察伤口分泌物的性质、量及颜色，并测体温每天 4 次，记录血常规，尿常规，伤口分泌物培养及药物敏感试验结果，并合理使用抗生素。观察动脉搏动和指（趾）端血运感觉、活动及皮肤温度。如出现不良症状，应立即通知医生，及时采取相应措施，以免延误治疗。伤肢无保留意义，坏死组织吸收产生大量毒素经切开减张等处理，不见症状缓解，或者并发特异性感染，如气性坏疽影响生命时应行截肢术。在外科治疗的前提下，合理应用高压氧可使组织血供得到明显的改善，渗出减少，解除缺氧－组织水肿的恶性循环。

3. 病情观察　严密观察生命体征的变化，心电监护，吸氧，遵医嘱交叉配血输血，补液量根据休克程度和尿量来决定，输液速度应根据临床症状、血压、中心静脉压和肺动脉楔压调整，保证液体按时输完，及时纠正休克；留置导尿管并保持开放，准确记录 24 小时出入量。密切观察病人有无神志不清、呼吸深慢、烦躁不安、口渴、头痛、恶心、呕吐、腰痛、尿路刺激征等表现，观察尿的颜色性状，发现少尿、无尿、色素尿时应及时报告医师，为医师的治疗提供依据。

4. 健康指导

（1）做好皮肤护理，防止压疮　定时按摩受压部位皮肤，给病床铺上"压疮防止器"，保持床铺平衡，清洁与干燥，定期翻身，以预防压疮的发生。

（2）加强心理护理　心理护理是保证抢救治疗顺利进行的基础，该类病人大多以农民居多，病情危重，经济困难，对治疗信心不足。在护理中随时为病人做好解释工作，打消病人的顾虑，消除不良心理负担，用良好的态度、精心的护理和高尚的医德医风去服务于病人，使他们树立战胜疾病的信心，配合治疗，也是抢救成功的基础。

第十四节 烧 伤

一、疾病概述

【概念与特点】

烧伤是日常生活、生产劳动和战争中最常见的损伤,是由于热力、电流、放射线、强酸、强碱等化学物质作用于人体所引起的损伤。烧伤不仅限于皮肤、黏膜,还可深达肌肉、骨骼。

烧伤局部由于组织坏死,释放出组胺、类血管活性物质,使毛细血管扩张充血,通透性增加,使血浆液体渗出组织间隙和体外,导致局部水肿、水疱和渗出性创面。烧伤严重时能直接引起蛋白凝固、组织脱水,甚至形成焦痂和炭化。较重烧伤时可引起全身一系列变化如休克、感染等,抢救不及时则危及生命。

【临床特点】

各度烧伤的特点见表 4-1。

表 4-1　烧伤深度的鉴别

深度	损伤程度	临床表现	创面愈合过程
Ⅰ度	伤及角质层、透明层颗粒层、棘状层等,生发层健在	局部红斑,轻度红肿、热痛、干燥、无水疱。局部烧灼感。轻微过敏	2~3 天内症状消失。3~5 天痊愈,无瘢痕
浅Ⅱ度	伤及生发层,甚至真皮乳头层	水疱形成,剧痛,水疱基底潮红,拔毛试验阳性	2 周左右愈合,不留瘢痕,但有色素沉着
深Ⅱ度	伤及真皮深层	可有或无水疱,去表皮后可见基底潮湿发白,有时可见许多红色出血,感觉迟钝,拔毛试验阳性	3~4 周后痊愈,可遗留瘢痕或色素沉着
Ⅲ度	伤及皮肤全层,累及皮下组织	创面苍白或焦黄炭化、干燥、皮革样或更深,基底可见粗大栓塞静脉支,感觉拔毛试验阴性	3~5 周焦痂脱落,遗留瘢痕,畸形,需植皮

【治疗原则】

(1) 积极扩充血容量,预防和治疗休克　大面积烧伤早期因大量渗出易导致休克发生，因此必须尽早静脉输液，迅速恢复血容量。

（2）妥善处理创面，促进创面修复，并尽量减少瘢痕所造成的功能障碍和畸形。正确处理创面不仅可预防、控制局部感染，减少败血症，而且还可促进创面早期愈合，有利于全身情况和功能的恢复。创面处理原则：①Ⅰ度创面：保持清洁，减轻疼痛。②浅Ⅱ度创面：防止感染，减轻疼痛，促进愈合。③深Ⅱ度创面：防止感染，保护残存的上皮组织，促进愈合，减少瘢痕的形成。④Ⅲ度创面：防止感染，保持焦痂完整、清洁、干燥。有计划地去除坏死组织，植皮，缩短愈合过程。

（3）及时防治局部和全身感染　脓毒血症和败血症是烧伤后导致全身感染和死亡的最主要原因。常见致病菌有金黄色葡萄球菌、铜绿假单胞菌和肠道革兰阴性杆菌。应选用有效的抗生素以控制感染。

（4）并发症的防治　严重烧伤伤情重、病程长，并发症多，几乎包括各个系统。预防的关键在于及时纠正低血容量、迅速逆转休克及预防和减轻感染。同时加强基础护理，防止皮肤、泌尿系统、口腔和肺部等并发症。

（5）营养支持　烧伤后蛋白质丢失多，消耗增加，应鼓励其加强营养，补充高蛋白、富含维生素、高热量的饮食。

二、主要护理问题

（1）有窒息的危险　与吸入性烧伤有关。

（2）体液不足　与烧伤后体液大量丢失有关。

（3）有感染的危险　与烧伤时皮肤组织受损、免疫力下降有关。

（4）皮肤完整性受损　与烧伤和长期卧床有关。

（5）组织灌注量改变　与烧伤后体液丢失、循环血容量不足有关。

（6）营养失调，低于机体需要量　与烧伤后营养物质大量消耗有关。

（7）自我形象紊乱　与烧伤后毁容、肢体残疾及功能障碍有关。

三、护理措施

1. 急救护理

（1）快速建立通畅的输液途径，确保液体按时足量输入。

（2）烧伤液体疗法及护理　①烧伤休克特点：烧伤休克属于低血容量性休克，其特点为烧伤休克兴奋期长而明显。表现为精神兴奋、烦躁不安、脉速有力、血压正常或偏高、脉压缩小，此时是抓紧输液的最好时机。一旦出现明显血压下降、脉细弱，休克已进入失代偿期。②液体疗法原则：一般应遵循先盐后糖，先晶后胶，先快后慢的原则。用胶体液以血浆为首选，伤后第 1 个 24 小时内不宜输全血，且全血尽量不用库存血；血浆代用品宜限制在 2000ml 以内，右旋糖酐多采用低分子；电解质溶液首选平衡液。③烧伤补液公式：根据 Evans 公式，烧伤后第 1 个 24 小时的补液计划为每千克体重每 1% 烧伤面积，需补充胶体液和晶体液各 1ml，尚需补给基础水分量，成人 2000ml，具体计算方法：第 1 个 24 小时补液总量 = Ⅱ度、Ⅲ度烧伤面积（%）×体重（kg）×2ml + 2000ml。④液体疗法的监测：补液的质、量是否掌握得当，必须根据治疗中病情的变化，并以此为指标调整补液计划。ⓐ精神症状反映中枢神经系统的功能状况。若灌注不良，缺氧缺血，脑组织不能行使正常功能，病人表现为烦躁不安，缺乏理智，不配合，如继续发展，则表现为神志恍惚，甚至昏迷，治疗上应加强输液和吸氧。若神志清醒，安静合作，表示液体复苏有效。ⓑ心率和脉搏：心音强而有力，脉搏清晰。成人心率维持在 120 次/分以下，儿童心率维持在 140 次/分以下。超过此标准常表示复苏补液量不足，因血容量不足时，心搏次数增加，以维持心排血量。ⓒ末梢循环：低血容量性休克，组织灌注不良，皮肤和黏膜呈现苍白，肢端发凉，甲床颜色变淡和毛细血管充盈时间延长，周围静脉充盈不良，显示循环血量不足。若皮肤红润而富有弹性，静脉充盈，肢端温暖，说明液体复苏有效。ⓓ血压：收缩压维持在 90mmHg（11.97kPa）以上，脉压差为 20mmHg（2.6kPa）以上，说明液体复苏有效。ⓔ口渴为血容量不足和缺水时的临床表现之一。脱水时，黏膜因唾液减少而干燥，病人有干渴感。一旦出现口渴，多不易缓解，甚至在补液后也不能完全消除，故不能以口渴为补液标准。否则易导致补液过量。ⓕ烧伤早期出现恶心、呕吐，系因低血容量性休克、脑水肿颅内压升高；急性胃扩张或肠麻痹梗阻时，也可发生恶心、呕吐。治疗仍要输液补充血容量，纠正低血容量性休克。ⓖ尿量是反映肾脏灌注的指标。尿量应维持在 0.5～1.0ml/kg（成人 50ml/h），但在特殊情况下，如大面积Ⅲ度烧伤或严重电烧伤，有严重血红蛋白和肌红蛋白尿者，化学烧伤有磷或苯等化学中毒可能者，尿量应维持在 $1 \sim 2ml/(kg \cdot h)$（成人 $50 \sim 100ml/h$），有利于排出游离血红蛋白，防止肾小管阻塞，保护肾功能。婴幼儿尿量正常为 $10ml/h$；儿童为 $15ml/h$。若尿量少于 $1ml/h$，说明肾灌注不足，应加快输液速度。

（3）营养护理　增加病人营养摄入，维持正氮平衡。烧伤病人存在不同程度的体液蒸发、体温升高、呼吸频率增快及营养摄入不足等，使烧伤病人机体呈超高代谢状态，容易造成负氮平衡，故烧伤病人应加强营养。对大面积烧伤的病人可行完全胃肠外营养。病人恢复正常饮食后及时开展饮食健康宣教，鼓励病人进食。为达到理想的营养效果，同时应供给病人高蛋白、高热量的食物及一定量的维生素、矿物质等。

2. 病情观察

（1）尿液的观察　尿是最直接的休克监测指标。严重烧伤后血容量不足，直接导致尿量减少而尿液浓缩，须严密观察记录尿量、颜色、性状、比重等情况。小儿尿量要求每小时每千克体重 $1 \sim 2ml$，成人尿量每小时不应少于 $50ml$。血红蛋白尿是严重烧伤早期常见的异常情况，对于严重血红蛋白尿和血尿病人要特别注意保持尿管通畅，可用 0.02% 呋喃西林液冲洗。血红蛋白尿能反映烧伤程度，或者说凡是出现过血红蛋白尿者伤情多偏重，需要及时报告医生作相应的处理。

（2）心率、呼吸的监测　烧伤早期均有心率增快现象，须注意观察心跳的频率、节律及强度，小儿心率不宜超过 160 次/分，成人心率不宜超过 120 次/分；烧伤后，休克及疼痛均会导致呼吸加快，呼吸不宜超过 28 次/分，观察通气情况、呼吸深度和频率、有无发绀等症状，如伴有吸入性损伤时，尤其要注意观察有无呼吸困难发生，对头面部烧伤并吸入性损伤者，要做好气管切开的一切准备。对躯干环形烧伤者，要观察呼吸运动是否受限，如有呼吸困难，应做好切开减张手术的器械准备。进行氧疗时，要保持给氧通道通畅，掌握给氧的浓度和时间，观察缺氧改善情况。临床上多用监护仪进行监测，护士应做到不完全依赖于监护仪，才可以更准确地观察与判断病情。

（3）综合观察　观察精神、意识状态的变化及末梢循环、胃肠道反应的情况等。烧伤病人若神志清醒、较为安静，表示脑循环灌流良好；烦躁不安、精神恍惚，甚至定向障碍、意识不清是脑供氧不足、休克未纠正的表现。若肢端温热、皮肤红润,说明末梢血运好;若肢端湿冷、皮肤缺乏红润等说明末梢血管充盈不足。本科设计休克期观察表挂于床头,便于记录、查阅病情,其内容包括尿量、尿色、性状、精神意识、心率、呼吸、末梢循环情况,并有备注栏,用于特殊治疗及用药记录。

3. 健康指导 稳定病人情绪,关心、体贴、安慰病人及家属,语言温和、耐心解释,取得病人的信任,激发其战胜疾病的信心并注意病人隐私,对不同年龄、不同心态的病人进行不同心理指导和有关烧伤治疗的知识宣教,消除各种怀疑、担心、自卑心理,使其积极配合治疗及护理。

第十五节 特异性感染

破伤风

一、疾病概述

【概念与特点】

破伤风是指破伤风杆菌侵入人体伤口后生长繁殖产生毒素所引起的急性特异性感染。

【临床特点】

(1)临床表现 破伤风前驱期主要表现为乏力、头晕、头痛、烦躁、兴奋等非特征性症状,也可出现舌根发硬、吞咽不便、头颈转动不便等症状;发作期典型表现为苦笑面容,肌肉持续性强直性收缩及阵发性肌肉痉挛。

(2)心理状况 病人需隔离治疗,停止和外界交往,有孤独感。剧烈的抽搐,病人有死亡恐惧感,有时因而失去战胜疾病的信心。

【治疗原则】

(1)消除毒素来源 在控制痉挛下,对伤口进行彻底的清创,清除坏死组织和异物,敞开伤口以利引流。清创并对伤口用过氧化氢溶液冲洗创面以消除厌氧环境。

(2)中和游离毒素 因破伤风抗毒素和人体破伤风免疫球蛋白均无中和

已与神经组织结合的毒素的作用，故应尽早使用，以中和血液中的游离毒素。

（3）控制和解除痉挛 是治疗过程中很重要的一步，在极大程度上可防止窒息和肺部感染的发生。轻者可用镇静安眠药，重者可用氯丙嗪。

（4）防治并发症 病人强烈的肌痉挛、出汗及不能进食等引起电解质代谢失调，应及时补充水和电解质。

（5）应用破伤风类毒素进行预防接种，我国的计划免疫规程中规定使用白百破三联疫苗对儿童进行计划免疫。对军人和易受外伤的高危人群，可提前注射破伤风类毒素进行预防。

二、主要护理问题

（1）恐惧 与抽搐有关。

（2）营养失调，低于机体需要量 与咀嚼肌痉挛、张口困难有关。

（3）体温过高 与感染有关。

（4）有肺部感染的危险 与病人不能有效咳痰导致痰液淤积有关。

（5）有窒息的危险 与病人膈肌、呼吸肌持续性痉挛及痰液黏稠阻塞气管有关。

三、护理措施

1. 常规护理

（1）严格执行接触隔离制度，加强饮食营养，进易消化食物。

（2）对需截肢手术病人给予同情及更多的关心、安慰，鼓励其术后对生活适应的信心；告知家属需要更多关爱病人，给予更多的情感支持。

2. 专科护理

（1）加强伤口护理 伤口敞开，用3%过氧化氢溶液等冲洗或湿敷，并保持引流通畅。

（2）协助进行高压氧治疗及抗感染、对症及支持治疗。

（3）遵医嘱做好截肢术前准备。

3. 病情观察 注意生命体征，警惕感染性休克发生；观察伤口分泌物有无减少、肿痛有否缓解。

4. 健康指导

（1）指导病人对患肢进行自我按摩及功能锻炼，以便尽快恢复患肢的功能。

（2）对伤残者，指导其正确使用假肢和适当训练，帮助制定出院后的康复计划，使其逐渐恢复自理能力。

气性坏疽

一、疾病概述

【概念与特点】

气性坏疽是产气荚膜梭菌侵入伤口后引起的一种严重的急性特异性感染，发病急，致病菌产生多种外毒素和酶，破坏毛细血管壁和肌肉组织，可引起严重的脓毒症，并侵犯脏器。预后差。

【临床特点】

（1）局部表现　①患部出现"胀裂样"剧痛，止痛剂不能缓解；②患处肿胀明显，多呈进行性加剧，压痛剧烈；③伤口周围皮肤水肿、紧张、苍白、发亮，很快变为紫红、紫黑色并出现大小不等的水疱，可触及捻发感；④伤口处可有恶臭的、夹有气泡的浆液性或血性液体流出；⑤伤口内肌肉坏死，呈暗红或土灰色，失去弹性，刀割时不收缩，也不出血。

（2）全身表现　高热、脉速、呼吸急促、出冷汗、进行性贫血等中毒症状，可发展为感染性休克。

【治疗原则】

（1）紧急手术处理　在抗休克和纠正其他严重并发症同时，急诊准备全身麻醉下施行彻底的清创术。在病变区做广泛多处切开（包括伤口及周围水肿或皮下气肿区），切除已无活力的肌组织，直到具有正常颜色、弹性和能流出新鲜血的肌肉为止。

（2）高压氧疗法　提高组织的氧含量，抑制梭状芽孢杆菌的生产繁殖。特别是发病 3 天内的病人，对挽救生命，保留肢体疗效明显。

（3）应用抗生素　大剂量使用抗生素控制感染，减少伤口由于其他细菌繁殖消耗氧气所造成的缺氧环境。

（4）全身支持疗法　少量多次输血，纠正水、电解质紊乱，给予高蛋白、高热量饮食、止痛、镇静、退热等措施。

二、主要护理问题

（1）疼痛　与局部组织缺血和坏死有关。

（2）有发生交叉感染的危险　与床旁接触隔离措施不严、病人及家属缺乏隔离常识有关。

（3）潜在并发症　感染性休克与细菌外毒素吸收及大量的坏死组织吸收有关。

（4）知识缺乏　病人缺乏高压氧治疗知识。

三、护理措施

1. 常规护理

（1）一般护理　严格执行接触隔离制度，加强饮食营养，进易消化食物。

（2）心理护理　对需截肢手术病人给予同情及更多的关心、安慰，鼓励其术后对生活适应的信心；告知家属需更多关爱病人，给予更多的情感支持。

2. 专科护理、病情观察、健康指导　见本节"破伤风"相关内容。

第五章

内科急症

第一节　呼吸系统

呼吸衰竭

一、疾病概述

【概念与特点】

呼吸衰竭是指由于各种原因引起的肺通气和（或）换气功能障碍，以致不能进行有效的气体交换，导致缺氧和（或）二氧化碳潴留，从而引起一系列生理功能和代谢功能紊乱的临床综合征。

【临床特点】

（1）症状　急性重度缺氧后表现为呼吸困难、呼吸频率加快、鼻翼扇动、辅助呼吸肌活动增强、呼吸费力，有时出现呼吸节律紊乱，表现为陈-施呼吸、叹息样呼吸，主要见于中枢神经系统病变。重症病人有意识障碍、烦躁、定向障碍、谵妄、昏迷、抽搐、全身皮肤黏膜发绀、大汗淋漓，可有腹痛、恶心、呕吐等症状。

（2）体征　早期心率加快，血压升高，严重时心率减慢，心律失常，血压下降。严重高血钾时出现房室传导阻滞、心律失常甚至心搏骤停。

【治疗原则】

（1）保持呼吸道通畅是治疗呼吸衰竭的关键。临床上可用吸痰器吸出口腔、鼻腔、咽喉部的分泌物和胃内反流物；痰液黏稠时，可口服、静脉或雾化吸入祛痰类药物，或是用纤维支气管镜吸出支气管内分泌物；支气管痉挛者，可使用支气管扩张药，或糖皮质激素以扩张支气管；上述处理措施无效，则应及时建立人工呼吸道，如气管插管或气管切开。

（2）氧疗　①急性呼吸衰竭的氧疗：多为原肺功能正常，因肺部、胸廓或呼吸道病变发生急性缺氧，伴或不伴有二氧化碳潴留。如单纯缺氧，则可吸入较高浓度氧（35% ~ 50%）或高浓度氧（>50%），以纠正低氧血症，减少过度通气，吸入氧超过60% ~ 100%，仍不能纠正低氧血症，应及时予以呼气末正压机械通气等措施。如缺氧合并有二氧化碳蓄积，应采用机械通气氧疗。②慢性呼吸衰竭的氧疗：多见于慢性呼吸道疾病，如慢性阻塞性肺病、重症肺结核、弥漫性肺纤维化等，其呼吸功能损害是逐渐加重，虽有缺氧或伴有二氧化碳潴留，但通过机体代偿适应，仍能从事个人生活活动，如遇诱发因素，再可急性加重。如单纯缺氧，一般吸入较高氧浓度即可。当伴有二氧化碳潴留时，氧疗的原则应为低浓度（<35%）持续给氧，必要时加用呼吸兴奋药治疗，无效时应给予鼻罩或口鼻面罩，或建立人工呼吸道机械通气氧疗。

（3）增加通气量，减少二氧化碳潴留　二氧化碳潴留是由通气不足引起的，通过增加通气，就能有效地排出二氧化碳。现常采用呼吸兴奋药和机械通气支持改善通气功能。机械通气是治疗呼吸衰竭的主要手段，有条件的应及时使用。在我国，呼吸兴奋药用于呼吸衰竭的治疗仍较多，但需掌握其指征，并密切观察有无惊厥等不良反应。它是通过其刺激呼吸中枢和周围化学感受器增加呼吸中枢驱动、增加每分钟通气量而改善通气。对安眠药等呼吸抑制药过量、睡眠呼吸暂停综合征、原发性肺泡低通气综合征等效果较好，而对慢性阻塞性肺病呼吸衰竭的效果较差。目前常用的呼吸兴奋药有尼可刹米、洛贝林等。使用中，如病人神志转清，应鼓励其咳嗽、排痰，保持呼吸道通畅。

（4）纠正酸、碱平衡失调与电解质紊乱　呼吸衰竭时可发生各种酸、碱平衡失调和电解质紊乱。常见有以下几种类型的酸、碱平衡失调：呼吸性酸中毒、代谢性酸中毒、呼吸性酸中毒合并代谢性酸中毒、呼吸性酸中毒合并代谢性碱中毒、呼吸性碱中毒等。要针对不同的酸、碱平衡失调情况予以相应的处理，才能取得较好的效果。①呼吸性酸中毒：由于肺泡通气不足，体内二氧化碳潴留而产生高碳酸血症。因此，治疗主要是改善通气为主。②呼吸性酸中毒合并代谢性酸中毒：在呼吸性酸中毒的基础上，由于缺氧、血容量不足、周围循环障碍、肾功能损害等原因，引起体内固定酸等增加而引起，可出现较严重的酸中毒。治疗上应在改善通气的基础上，积极治疗代谢性酸中毒的病因，适当补碱，使 pH 值维持在 7.25 左右，尽量避免过量补碱造成医源性碱中毒。③呼吸性酸中毒合并代谢性碱中毒：在呼吸衰竭的处理过程中，由于应用机械通气不当，使二氧化碳排出过快；补碱过量；应用激素、利尿药，致排钾增加，又因酸中毒纠正，细胞内外离子交换，钾向细胞内移动，产生低钾血症；由于呕吐或利尿药的使用使血氯降低，产生代谢性碱中毒，pH 值偏高。因此在呼吸衰竭的处理中应尽量防止以上产生碱中毒的医源性因素和避免二氧化碳排出过快，并给予适量的补充钾和氯离子，以缓解碱中毒。此外，也可以通过补充精氨酸盐来纠正低碳酸血症。

（5）控制感染　呼吸道感染是呼吸衰竭加重的重要原因，因此，治疗感染是控制呼吸衰竭的重要措施。治疗中应选用有效的抗生素，首先可根据经验用药，再根据疗效、细菌培养及药敏结果进行调整。

（6）防治并发症　呼吸衰竭时可出现肺性脑病、心律失常，甚至消化道出血、休克和弥散性血管内出血，或合并冠心病、心力衰竭等其他疾病。在处理中应该密切观察病情变化，以便及时发现和处理。

（7）营养支持治疗　呼吸衰竭时，病人由于呼吸作功增加，感染发热等导致能量消耗增加，机体处于负代谢状态；右心衰竭时胃肠淤血导致病人食欲下降和消化吸收障碍等，均可造成病人营养不良，机体免疫力下降，使病人的感染不易控制，呼吸肌容易疲劳，病人病程延长。所以，治疗中应给予高蛋白、高脂肪和低糖类以及多种维生素和微量元素的饮食。可静脉予以补充或鼻饲。

二、主要护理问题

（1）营养失调　与食欲下降、胃肠道瘀血有关。

（2）气体交换受损　与通气和换气功能障碍有关。

（3）清理呼吸道无效　与呼吸道分泌物多而黏稠、咳嗽无力、意识障碍及人工气道有关。

（4）慢性意识障碍　与缺氧和二氧化碳潴留所致中枢神经系统抑制有关。

（5）言语沟通障碍　与气管插管、气管切开有关。

（6）潜在并发症　水、电解质紊乱及酸、碱平衡失调，上消化道出血、颅内出血。

三、护理措施

1. 常规护理

（1）提供高蛋白、富含维生素、易消化、无刺激性流质或半流质饮食。并嘱病人少量多餐，以维持机体需要。

（2）做好基础护理，保持病人口腔及床单位清洁。

（3）做好心理护理，鼓励病人向医护人员及家属表达自己的需要。呼吸衰竭病人病情危重，行氧疗时向清醒病人讲解氧疗注意事项及氧疗对疾病的作用。各项操作前应向病人做好解释取得病人的配合。

2. 专科护理

（1）宜安置病人于单间，保持病室空气新鲜，温度 18～24℃ 与湿度 60%～78%，备好各种抢救物品及药品，如呼吸机、吸引器、气管切开包、插管箱、呼吸兴奋剂等。嘱病人绝对卧床休息，保持舒适体位，以利呼吸。保持病室空气新鲜，每天病室通风 1～2 次，每次 15～30 分钟。

（2）保持呼吸道通畅　神志清醒者，鼓励咳嗽、咳痰，更换体位和多饮水。危重病人定时翻身，并由外向内，由下向上轻拍背部，促使痰液排出。痰多昏迷者，可用鼻导管吸痰。痰液黏稠、量多，不易吸出者，宜尽早实施气管插管或气管切开，并按相应护理常规护理。机械通气病人的护理：①保持呼吸机正常运转。②保持接口紧密。③了解通气量是否合适。④及时防治机械通气治疗的并发症。⑤防止肺部感染。

3. 病情观察　严密观察生命体征的变化，监测呼吸频率、节律、深度。

4. 健康指导

（1）心理指导　告诉病人或其家属急性呼吸衰竭处理及时、恰当，可以完全康复，相当一部分慢性呼吸衰竭病人经积极抢救是可以度过危险期，病情稳定后只要从医疗、护理，预防和及时处理呼吸道感染，可尽可能延缓肺功能恶化，保持较长时间生活自理，增加病人及家属的治疗信心，促进病人与家属及单位的沟通，减轻病人的身心负担。

（2）饮食指导　急性期予鼻饲流质饮食，病情稳定后可逐步过渡到半流质、软食；急性呼吸衰竭病人康复后可普食，半流质饮食如蛋羹、肉末、面食、饺子、馄饨等；气管插管者拔管后饮食同急性呼吸窘迫综合征。

（3）作息指导　急性期绝对卧床休息，可在床上活动四肢，勤翻身以防皮肤受损，保证充足的睡眠；缓解期可坐起并在床边活动，逐渐增大活动范围。

（4）用药指导　应在医护人员指导下遵医嘱用药，使用药物过程中如出现恶心、颜面潮红、烦躁、肌肉抽搐、心律失常、皮肤瘙痒、皮疹等应立即告知医护人员。

（5）指导病人进行有效咳嗽的训练，促使病人及时排出呼吸道内分泌物。

（6）指导病人进行耐寒训练，如用冷水洗脸，条件允许可进行冬游锻炼。

（7）特殊指导　① 配合接受氧疗，应注意：Ⅰ型呼吸衰竭可以高容量吸氧，但当动脉血氧分压达到 70mmHg（9.3kPa），这样既能纠正缺氧，又能防止二氧化碳潴留加重。室内严禁明火及防油、防震、防热。②配合接受血气分析。③必要时配合接受气管插管及呼吸机辅助呼吸，并注意防脱管；头部的转动应轻柔及逐步进行，同时应调整呼吸机管道位，注意勿用手拔管，这是非常危险的事，拔管后重新插管很痛苦，且可能使病情加重。

（8）出院指导　慢性呼吸衰竭病人应注意继续家庭氧疗，遵医嘱用药，预防和及时处理呼吸道感染，禁吸烟、饮酒及进食刺激性食物。定时到专科门诊复查，如出现发热、气促、发绀等请及时就医。

急性肺栓塞

一、疾病概述

【概念与特点】

急性肺栓塞是指内源性或外源性栓子堵塞肺动脉或其分支引起肺循环障碍的病理综合征。如发生肺出血或坏死则称为肺梗死。急性肺栓塞是世界上误诊率和病死率较高的疾病之一，对人类的健康造成了严重的威胁。

【临床特点】

（1）症状　临床症状多种多样，但缺乏特异性。常见症状有：①不明原因的呼吸困难及气促，尤其活动后明显，为肺栓塞最多见的症状。②胸痛，包括胸膜炎性胸痛或心绞痛样胸痛。③晕厥，可为肺栓塞的唯一或首发症状。④烦躁不安、惊恐甚至濒死感。⑤咯血，常为小量咯血，大咯血少见。⑥咳嗽、心悸等。各病例可出现以上症状的不同组合。临床上有时出现所谓"三联征"，即同时出现呼吸困难、胸痛及咯血，但仅见于约20%的病人。

（2）体征 ①呼吸系统：呼吸急促最常见，发绀，肺部有时可闻及哮鸣音和（或）细湿啰音，肺野偶可闻及血管杂音，合并肺不张或胸腔积液时出现相应的体征。②循环系统：心动过速。血压变化，严重者可出现血压下降，甚至休克。颈静脉充盈或异常搏动。肺动脉瓣区第二心音亢进或分裂，三尖瓣区收缩期杂音。③其他：可伴发热，多为低热，少数病人有38℃以上的发热。

【治疗原则】

（1）一般处理 对病人进行严密监护，监测呼吸、心率、血压、静脉压、心电图及动脉血气的变化；卧床休息，保持大便通畅，避免用力，以防血栓脱落；可适当使用镇静、止痛、镇咳等相应的对症治疗。

（2）呼吸循环支持治疗 纠正低氧血症。出现心功能不全但血压正常者，可使用多巴酚丁胺和多巴胺；若出现血压下降，可增大剂量或使用其他血管加压药物，如去甲肾上腺素等。

（3）抗凝治疗 可防止血栓的发展和再发。主要抗凝血药有肝素、华法林。

（4）溶栓治疗 可迅速溶解血栓、恢复肺组织的血液灌注，降低肺动脉压、改善右心室功能。常用的溶栓药物有尿激酶（UK）、链激酶（SK）和阿替普酶（rt-PA）。

二、主要护理问题

（1）气体交换受损 与肺通气、换气功能障碍有关。

（2）疼痛——胸痛 与肺栓塞有关。

（3）低效性呼吸形态 与肺的顺应性降低、气道阻力增加不能维持自主呼吸有关。

（4）焦虑、恐惧 与担心疾病预后有关。

（5）潜在并发症 出血、感染、呼吸衰竭等。

（6）睡眠形态紊乱 与呼吸困难、咳嗽、咯血等有关。

（7）活动无耐力　与日常活动供氧不足、疲乏有关。

（8）体液不足　与痰液排出、出汗增加、摄入减少有关。

（9）营养失调，低于机体需要量　与食欲下降、摄入不足、消耗增加有关。

（10）有皮肤完整性受损的危险　与长期卧床有关。

三、护理措施

1. 常规护理

（1）环境　提供安静、舒适、整洁的休息环境，限制探视，减少交叉感染。保持室温在 20～22℃ 和相对湿度 60%～70%；没有层流装置的病室应注意经常通风换气，每天通风 3 次。装有层流装置的病室，应保持层流装置的有效。

（2）体位　急性肺栓塞病人应绝对卧床休息、肢体制动。若肺栓塞的位置已经确定，应取健侧卧位。床上活动时应避免突然坐起、转身及改变体位，禁止搬动病人，防止栓子的脱落。下肢静脉血栓者应抬高患肢，并高于肺平面 20～30cm，密切观察患肢的皮肤有无青紫、肿胀、发冷、麻木等感觉障碍，发现异常及时通知医生给予处理，严禁挤压、热敷、按摩患肢，防止血栓脱落。

（3）饮食护理　指导病人进食富含维生素、蛋白、粗纤维及易消化的饮食，多饮水，保持大便通畅，避免便秘、咳嗽等，以免增加腹腔压力，影响下肢静脉血液回流。做好口腔护理，以增进食欲。

（4）吸氧　及早给予氧气吸入，遵医嘱合理氧疗。采用鼻导管或鼻塞给氧，必要时面罩吸氧。氧流量控制在 4～6L/min。注意及时根据血氧饱和度指数或血气分析结果来调整氧流量。必要时行机械通气。

（5）疼痛护理　教会病人自我放松的技巧，如缓慢深呼吸、全身肌肉放松、听音乐、看书报等，以分散注意力，减轻疼痛。剧烈疼痛时，遵医嘱给予药物止痛，如吗啡、哌替啶、可待因等，及时评价止痛效果并观察可能出现的不良反应。

（6）心理护理　胸闷、胸痛、呼吸困难，易给病人带来紧张、恐惧的情绪，甚至造成濒死感。尽量帮助病人适应环境，向病人讲解治疗的目的、要求、方法，减轻其焦虑和恐惧心理。采取心理暗示和现身说教，帮助病人树立信心，使其积极配合治疗。情绪过于激动可诱发栓子脱落，应指导病人保持情绪稳定。启动家庭支持系统，帮助病人树立治疗的信心。

2. 溶栓及抗凝的护理

（1）使用抗凝血药时，应严格掌握药物的剂量、用法及速度，认真核对，严密观察用药后的反应，发现异常及时通知医生，调整剂量。

（2）进行溶栓、抗凝治疗期间，最主要的并发症是出血，因此应严密观察病人有无出血倾向。注意观察病人皮肤、黏膜、牙龈及穿刺部位有无出血，有无咯血、呕血、便血等现象。观察病人的意识状态、神志的变化，发现病人出现头痛、呕吐症状，要及时报告医生并给予处理，谨防颅内出血的发生。溶栓治疗期间应准备好各种抢救物品。

（3）用药期间应监测凝血时间及凝血酶原时间，避免各种侵入性的操作。指导病人预防出血的方法，如选用质软的牙刷，防止碰伤、抓伤、勿挖鼻、用力咳嗽、排便等。

3. 病情观察　评估病人的呼吸频率、节律和深度，呼吸困难程度，呼吸音的变化，病人意识状态、瞳孔、皮肤温度及颜色，询问病人胸闷、憋气、胸部疼痛等症状有无改善。严密监测病人的呼吸、血压、心率、血氧饱和度、心律失常的变化情况，如有异常及时通知医生。昏迷病人应评估瞳孔、肌张力、腱反射及病理反射。观察痰液的量、颜色及性状，及时了解尿常规、血电解质检查结果。准确记录 24 小时出入量。

4. 健康指导

（1）心理护理　肺栓塞多为发病较急，病情危重，伴有严重胸痛，呼吸困难及对环境陌生，病人容易产生焦虑、恐惧，应主动关心体贴病人，加强沟通，及时告知治疗目的及意义，增强战胜疾病的信心，主动配合治疗。

（2）休息指导　病人休息的房间应该舒适、安静，空气新鲜，注意保暖，防止上呼吸道感染，加重病情。急性期 2~3 周应有效制动，绝对卧床休息并限制探视，尽量减少搬动和机体活动，病人一切生活由护士协助，包括饮食、洗漱、大小便、床上翻身均应在床上，保持大便通畅，避免用力及下肢过度屈曲防止血栓脱落，再发生肺栓塞。

（3）饮食指导　指导病人进食清淡、易消化、富含维生素及纤维素、低脂饮食，少食生、硬及含鸡骨、鱼刺等食物，以防损伤消化道黏膜，引起消化道出血。保证疾病恢复期的营养，如牛奶、鸡蛋、瘦肉等食物，避免食用含丰富维生素 K 的食物，如菠菜、甘蓝、肝等食物，特别是在华法林治疗期间，因维生素 K 摄入增加可减少华法林的作用，华法林作用是抑制维生素 K 依赖性凝集因子的合成而引起。

（4）溶栓、抗凝治疗期间的指导　①溶栓、抗凝是治疗肺栓塞主要手段，出血是溶栓、抗凝治疗最常见、最严重的并发症，告知病人及家属治疗期间的注意事项，指导及时发现出血倾向。及时报告，如大小便的颜色，有无皮下、牙龈、眼、鼻腔出血，避免自伤性出血，指导病人用软毛牙刷刷牙，避免用力排便。②告知用药前、中、后检查血常规、出凝血时间以及凝血功能的目的和意义，并行心电监护，观察血压、心率、呼吸、血氧饱和度的变化，定期复查动脉血气及心电图，注意胸痛有无减轻，如胸痛轻，能够耐受，可不处理；但对胸痛较重、影响呼吸的病人，应给予止痛处理，以免剧烈胸痛影响病人的呼吸运动，持续氧气吸入 2~4L/min，观察呼吸困难有无缓解。③溶栓、抗凝治疗的病人应避免反复穿刺抽血，既增加病人痛苦又增加局部出血的并发症，可皮下留置管针，以便给药及反复采血检测，这样可避免病人痛苦和出血，腹部皮下注射低分子肝素钙注射液，注意应在吸气时注射，可减轻阻力，防止皮下出血，注射后压迫 5~10 分钟，并尽量避免肌内注射。

（5）溶栓治疗后的指导　①心理护理：溶栓后病人临床上自觉症状减轻，均有不同程度的想下床活动的愿望，这时病人应了解溶栓后仍需卧床休息，以免栓子脱落，造成再栓塞。②有效制动：急性肺栓塞溶栓后，下肢深静脉血栓松动，极易脱落，要绝对卧床 2 周，不能做双下肢用力的动作及做双下肢按摩。另外，要避免腹压增加的因素，如上呼吸道感染，要积极治疗，以免咳嗽时腹压增大，造成血栓脱落；吸烟者劝其戒烟；卧床期间所有的外出检查均要平车接送。③做好皮肤护理：急性肺栓塞溶栓后，卧床时间较长，要注意病人皮肤保护，如床垫的软硬度要适中。保持皮肤干燥、床单平整。在护士的协助下，每 2~3 小时翻身 1 次。避免局部皮肤长期受压、破损。④预防感染：保持室内空气新鲜、流通、消毒液擦地，每天 2 次，严格执行无菌操作，特别是进行静脉穿刺时，避免发生静脉炎。

（6）出院指导　病人出院后要做到：①定期随诊，按时服药，特别是抗凝剂的服用，一定要保证按医嘱服用。②自我观察出血现象及注意早期出血症状，注意饮食，不可服用影响治疗的药物，如非甾体抗炎药、激素、强心剂等，按照医嘱定期复查抗凝指标，了解并学会看抗凝指标化验单。③平时生活中注意下肢的活动，有下肢静脉曲张者可穿弹力袜等，避免下肢深静脉血液滞留，血栓复发。④病情有变化及时就医。⑤改变不良生活方式，如戒烟、禁酒，保持乐观情绪。⑥积极治疗诱发疾病：慢性心肺疾病（如风湿性心脏病、心肌病、冠状动脉粥样硬化性心脏病、肺源性心脏病）、下肢静脉病变（炎症、静脉曲张）、骨折等诱发病因。

自发性气胸

一、疾病概述

【概念与特点】

气胸系肺组织及脏层胸膜破裂，或胸壁及壁层胸膜被穿透，空气进入胸膜腔，形成胸膜腔积气和肺脏萎缩。可分成自发性、外伤性和医源性 3 类。在没有创伤或人为因素的情况下，肺组织及脏层胸膜自发性破裂，空气进入胸膜腔，称为自发性气胸。自发性气胸又可分为原发性气胸和继发性气胸两型，前者又称特发性气胸，多见于瘦高体型的男性青壮年，常规 X 线检查肺部无明显病变，但是有胸膜下肺大疱，多在肺尖部，其形成机制可能和吸烟、身高及小气道炎症有关，也可能与非特异性炎症瘢痕或者弹性纤维先天性发育不良有关；后者多见于基础肺部病变者（如肺结核、慢性阻塞性肺疾病、肺癌、肺脓肿等），由于病变引起细支气管不完全阻塞，形成气肿性肺大疱，破裂可致气胸。月经性气胸仅在月经来潮后的 24~72 小时之内发生，可能与激素变化和胸廓顺应性改变有关。发生气胸后，胸膜腔内负压可变成正压，致使静脉血流受阻，产生不同程度的心肺功能障碍。

【临床特点】

（1）症状　①胸痛：多在剧咳、用力、剧烈体力活动时，偶在休息时突感一侧胸痛，如刀割样、针刺样，多伴有胸闷、气促。②呼吸困难：大量气胸，尤其是张力性气胸时，病人表现出烦躁不安、发绀、冷汗、脉速、心律失常，甚至休克，发生意识不清、呼吸衰竭。血气胸时，如失血量过多，可使血压下降，甚至发生失血性休克。③咳嗽：可有轻到中度刺激性咳嗽。

（2）体征　呼吸增快，发绀、气管向健侧移位；患侧胸部膨隆，肋间隙增宽，呼吸运动和语颤减弱；叩诊呈过清音或鼓音；右侧气胸可使肝浊音界下降。并发纵隔气肿时可听到与心脏搏动相一致的嘎吱音或噼啪声。有液气胸时，可闻及胸内振水声。

【治疗原则】

（1）一般治疗和对症处理　卧床休息，吸氧，去除诱因，酌情给予镇静、镇痛药物；支气管痉挛者使用氨茶碱等支气管扩张药；剧烈咳嗽者可给予可待因。

（2）排气治疗　是否需排气治疗及采用何种排气方法，主要取决于气胸的类型和积气多少。闭合性气胸积气量少于该侧胸腔容积的20%时，不需排气，但应动态观察积气量的变化。气量较多、肺压缩＞20%、症状明显者，或张力性气胸时，需进行排气治疗。

（3）手术治疗　主要修补裂口或做肺大疱切除，胸膜粘连术。适用于多次复发性气胸、长期排气治疗的肺不张、大量血气胸或双侧自发性气胸等。

（4）原发病及并发症的处理　积极治疗原发病及诱因；预防和处理继发细菌感染、血气胸、皮下气肿及纵隔气肿。

二、主要护理问题

（1）低效性呼吸形态　与疾病致通气障碍和呼吸节律异常有关。

（2）疼痛——胸痛　与胸膜腔压力变化、胸腔闭式引流管置入有关。

（3）活动无耐力　与肺萎缩、疼痛有关。

（4）睡眠形态紊乱　与疼痛、焦虑、胸腔闭式引流管置入有关。

（5）舒适的改变　与胸痛、胸腔闭式引流管置入有关。

（6）焦虑　与呼吸困难、胸痛或气胸复发有关。

（7）躯体移动障碍　与伤口疼痛、留置引流管路有关。

三、护理措施

1. 常规护理

（1）环境 提供安静、整洁、舒适的休息环境，限制探视，减少交叉感染。保持室温在 20~22℃ 和相对湿度 60%~70%；没有层流装置的病室应注意经常通风换气，每天通风 3 次，避免交叉感染。装有层流装置的病室，应保持层流装置的有效。

（2）体位与休息 急性自发性气胸病人应绝对卧床休息。若肺压缩<20%，且为闭合性，症状较轻，PaO_2 >70mmHg 时，可仅卧床休息，避免用力、屏气、咳嗽等增加胸腔内压的活动。血压平稳者取半坐位，有利于呼吸、咳嗽排痰及胸腔引流。嘱病人保持大便通畅，2 天以上未解大便者，应告知医生应采取有效的措施。

（3）吸氧 及早给予氧气吸入，遵医嘱合理氧疗。采用鼻导管或鼻塞给氧，必要时面罩吸氧。氧流量控制在 2~5L/min。吸氧可加快胸腔内气体的吸收，减少肺活动度，促使胸膜裂口愈合。若有纵隔气肿，可给予高浓度吸氧，有利于气肿消散。

（4）饮食护理 鼓励病人进食富含高蛋白及维生素、低脂肪、易消化的饮食，增加营养，适当进食粗纤维素食物，保证足够热量及水分的摄入。必要时静脉输液。做好口腔护理，以增进食欲。嘱病人戒烟，积极预防上呼吸道感染。

（5）疼痛护理 ①协助病人采取舒适卧位。半卧位时可在胸腔引流管下方垫一毛巾，减轻病人不适。②妥善固定引流管路，防止引流管脱出或受压。③教会病人床上活动的方法，如体位改变时或活动时，用手固定好引流管，避免其移动刺激胸膜，引起疼痛。亦可用枕头或手护住胸部及引流管，以减少深呼吸、咳嗽或活动时胸膜受牵拉，导致胸痛。④教会病人自我放松的技巧，如缓慢深呼吸、全身肌肉放松、听音乐、看书报等，以分散注意力，减轻疼痛。⑤剧烈疼痛时，遵医嘱给予药物止痛，及时评价止痛效果并观察可能出现的不良反应。刺激性咳嗽剧烈时，遵医嘱适当给予镇咳药物，但痰液黏稠多者或慢性呼吸衰竭伴二氧化碳潴留者，禁用可待因等中枢性镇咳药。⑥保持大便通畅，防止排便用力引起的胸痛或伤口疼痛。⑦嘱病人注意保暖，预防受凉而引起上呼吸道感染。

（6）心理护理　做各项检查和操作前向病人做好解释工作，消除病人的恐惧心理，取得其配合。向病人解释疼痛、呼吸困难等不适的原因，消除病人对疾病及治疗的紧张和担心，帮助病人树立信心，配合治疗。必要时，遵医嘱给予镇静药，减轻焦虑，促进有效通气。医务人员的医德和技术是病人获得安全感的基础。给予病人积极的心理暗示，使其放松，感到舒适。

2. 专科护理

（1）抢救配合　根据病情准备胸腔穿刺术、胸腔闭式引流术的物品及药品，并及时配合医生进行相关处理。监测病人生命体征，发现病情变化，及时通知医生，并配合抢救。同时，做好病人家属的护理。

（2）排气疗法的护理　①向病人解释操作的目的、意义、过程和注意事项，取得病人的理解和配合。②协助医生做好胸腔抽气或胸腔闭式引流的准备和配合工作。③保证有效的引流。妥善固定引流管于床旁，防止扭曲、受压或脱出；保持引流管通畅，密切观察引流管内水柱是否随呼吸上下波动及有无气体自液面溢出；为防止胸腔积液或渗出物堵塞引流管，必要时，应根据病情定期挤捏引流管（由胸腔端向引流瓶端方向挤压）；引流瓶应放置低于病人胸部的地方，其液平面应低于引流管胸腔出口平面60cm，妥善固定引流瓶。④注意观察引流液的量、色、性状和水柱波动范围，并准确记录。⑤在插管、引流排气和伤口护理时，严格执行无菌操作。每天更换引流瓶，更换时注意连接管和接头处的消毒。伤口敷料每1~2天更换1次，如敷料渗湿或污染，应及时更换。⑥搬动病人时需用两把血管钳将引流管双重夹闭，防止搬运过程中引流管滑脱、漏气或引流液反流等意外情况发生。更换引流瓶时先将近心端引流管用双钳夹闭，更换完毕检查无误后再放开。若引流管不慎脱出，应嘱病人呼气，同时迅速用凡士林纱布及胶布封闭引流口，立即通知医生进行处理。⑦鼓励病人每2小时进行1次深呼吸和咳嗽练习，或吹气球，以促进肺尽早复张。尽量避免用力咳嗽。⑧引流管内无气体逸出1~2天后，再夹闭管路1天，病人无气急、呼吸困难。透视或摄片显示肺已全部复张时，应做好拔管准备。拔管后应注意观察有无胸闷、呼吸困难、切口处漏气、渗出、皮下气肿等，如发现异常应及时处理。

3. 病情观察　评估病人的呼吸频率、节律和深度，呼吸困难程度，心率、血压及血氧饱和度变化，必要时监测动脉血气。大量气胸，尤其是张力性气胸时，可迅速出现严重呼吸循环衰竭，如病人出现心率增快、血压下降、发绀、冷汗、心律失常，甚至休克，应及时通知医生并配合处理。

4. 健康指导　预防上呼吸道感染积极治疗原发疾病，避免剧烈咳嗽，保持大便通畅，避免用力屏气，平时多食用粗纤维食物；气胸痊愈后1个月内避免抬举重物以防复发，一旦出现胸痛、呼吸困难应立即到医院救治。

重症肺炎

一、疾病概述

【概念与特点】

迄今为止，重症肺炎仍没有一个明确的定义，目前多数学者将其定义为：因病情严重而需要进入重症医学科监护、治疗的肺炎。参考肺炎的分类，重症肺炎也分为重症社区获得性肺炎和重症医院获得性肺炎。

【临床特点】

（1）症状　①休克症状：起病急、病情重1~3天即可发展为休克。休克表现突出血压下降至80/50mmHg以下，脉搏细速、呼吸急促、四肢厥冷、面色苍白，口唇及四肢发绀，出冷汗、少尿。②呼吸道症状：咳嗽、咳痰、胸闷、气促，有时咳血性痰，少数病人有胸痛，也可无呼吸道症状。③突发高热、寒战症状：多为稽留热，但有时体温可不升。④神经系统症状：多数病人有神志淡漠、烦躁不安、嗜睡、谵妄，甚至昏迷。⑤消化道症状：恶心、呕吐、腹痛、腹泻及肠麻痹，甚至有黄疸或肝脾大。⑥心肌损害症状：心动过速、心律不齐、奔马律、心脏扩大及心力衰竭。

（2）体征　以胸部体征为主。肺病变部位语颤增强，叩诊浊音，可闻及支气管呼吸音及湿啰音。少数病人可无胸部体征。

【治疗原则】

（1）积极控制感染　尽早控制感染可预防休克的发生，抗菌治疗采用最初经验性抗菌治疗的"猛击"原则和明确病原学诊断的"降阶梯"治疗策略。重症肺炎控制感染的原则是早期、足量、联合应用抗生素，尽可能静脉用药。

（2）补充血容量　休克的最主要病理生理变化是有效血容量不足，因此补充血容量是治疗的关键。一般选用低分子右旋糖酐、林格液、葡萄糖生理盐水以及胶体液。

（3）全身支持治疗　卧床休息，注意保暖，发热者给予降温治疗，有缺氧症状者给予吸氧，咳嗽剧烈者予镇咳祛痰药。保证充足的热量、营养、蛋白质的摄入及水、电解质的平衡等。

（4）其他治疗措施　①积极控制原发病。②并发症治疗。③对症处理：排痰、吸氧、引流、退热等。④呼吸支持治疗：重症肺炎累及各脏器功能，各个脏器的功能支持治疗十分重要，但核心问题是呼吸功能的支持治疗，目的是纠正缺氧和酸中毒。治疗呼吸衰竭，以达到防止其他脏器的进一步损害。

二、主要护理问题

（1）体温过高　与感染引起的体温调节障碍有关。

（2）气体交换受损　与肺部感染引起的气体交换面积减少有关。

（3）清理呼吸道无效　与肺部感染、痰液黏稠无力咳出有关。

（4）有窒息的危险　与意识障碍分泌物可能导致的呼吸道阻塞有关。

（5）组织灌注量改变　与细菌毒素直接损害微循环功能有关。

（6）焦虑　与病人对疾病的过程及病情变化不了解有关。

（7）活动无耐力　与低氧血症、微循环血流不足有关。

三、护理措施

1. 常规护理

（1）环境　为病人提供安静、舒适、整洁的环境，限制探视，减少交叉感染。保持室温在 20~22℃ 和相对湿度 60%~70%，防止室内空气干燥。

（2）休息与活动　急性期应绝对卧床休息，控制陪护及探视，保证病人充分休息；保持利于呼吸的体位，减少组织氧的消耗，促进机体恢复；病情缓解后再逐渐增加活动量。

（3）饮食护理　能进食者应给予高蛋白、高热量、营养丰富、易消化饮食，少食多餐。不能进食者给予鼻饲，保证足够的水分摄入鼓励饮水2000～3000ml/d，稀释痰液，利于痰液排出。有明显麻痹性肠梗阻或胃扩张者应禁食，遵医嘱静脉补液提供能量、水分。

（4）用药护理　抗感染是肺炎最主要的治疗环节，遵医嘱合理应用有效的抗感染药物，并注意观察其疗效及不良反应。对于烦躁不安、失眠者慎用镇静药，如吗啡等以防呼吸抑制。

（5）呼吸困难的护理　遵医嘱给予吸氧、药物治疗，保持呼吸道通畅。协助病人取利于呼吸的体位，如借助枕头、过床桌取坐位、半坐位身体前驱的体位。去除紧身的衣物和厚重的被服，减少胸部的压迫感。

（6）避免交叉感染　交叉感染是造成病情恶化或死亡的重要原因之一。应注意呼吸道及接触隔离，尤其应强调医务人员的手卫生。

（7）心理护理　给予心理支持，安抚病人，消除、缓解病人烦躁、焦虑、恐惧情绪，避免引起情绪波动的事件。

2. 专科护理

（1）监测病人生命体征，发现病情变化及时抢救，并通知医生。预测病人是否需要面罩、建立人工气道行呼吸机辅助呼吸，迅速准备好抢救用品，及时准确做好各项抢救配合，赢得抢救时机，提高抢救成功率。同时，做好病人家属的护理。

（2）保持呼吸道通畅　①对意识清醒、能自行咳嗽咳痰者，指导其有效咳嗽、咳痰：先进行5～6次深呼吸，在深吸气后保持张口，然后浅咳一下将痰咳至咽部，再迅速将痰咳出。观察痰液的量、颜色、性质，同时指导正确留取痰标本，以确定病原菌，指导合理用药。②对长期卧床或咳痰无力者，应定时协助其翻身、叩背：五指并拢，稍向内合掌，由下向上、由外向内叩击病人背部，边叩击边鼓励病人咳嗽，每次3～5分钟。也可采用振动法促使痰脱落，易于排出。必要时应予病人吸痰。③对痰多黏稠者，可遵医嘱给予雾化吸入，每天2～3次，每次10～20分钟。④对气道部分或完全堵塞者，应及时建立人工气道进行吸痰，解除梗阻。

（3）高热的护理　①口腔护理：高热病人唾液分泌减少，口腔黏膜干燥，口腔食物残渣利于细菌繁殖，同时由于维生素缺乏和机体抵抗力下降，易引起口腔炎和溃疡，应协助病人保持口腔清洁，预防感染同时促进食欲。②皮肤护理：高热降温时大汗者，应及时更换衣物、床单，保持皮肤干燥、清洁。及时补充水分，高热大量出汗时，应补充充足的水分，鼓励病人饮水，每天3000~4000ml，不能进食者给予鼻饲或静脉输液。若心肾功能障碍，应适当控制入量。③及时降温：体温超过38.5℃应给予物理降温，包括全身冷疗（25%~35%酒精擦浴，32~34℃温水擦浴，4℃冰盐水灌肠等）、局部冷敷（冰袋冷敷前额、腋下、腹股沟等处），物理降温无效时遵医嘱采用药物降温。监测体温变化，准确记录出入量，为调整病人补液量提供依据。④注意保暖：发生寒战时注意保暖，注意安全，可遵医嘱给药并观察药物反应。

（4）胸痛的护理　协助病人舒适卧位，取患侧卧位以降低胸部活动度来减轻疼痛。避免诱发、加重疼痛的因素。分散病人注意力，指导使用放松的方法。

（5）中毒性休克的护理　①早期取去枕平卧位，保持脑部血氧供应，休克期将病人头和躯干抬高20°~30°，下肢抬高15°~20°，防止膈肌和腹腔脏器上移而影响心肺功能，并可增加回心血量改善脑血流。②迅速给予高流量吸氧，改善组织缺氧状态。③合理补液，建立2条外周静脉通路并保持其通畅，遵医嘱给予抗感染及扩容支持治疗，必要时留置深静脉导管补液，以保证维持有效血容量、恢复组织灌注。一般先快速输入晶体液后输入胶体液，根据血压和血流动力学监测情况调整输液速度。④密切观察病人的生命体征、意识状态、尿量、皮肤黏膜色泽变化，判断病情转归。

（6）应用呼吸机的护理　熟悉呼吸机性能，呼吸机发生故障或病情变化时采取有效的应急措施排除故障。密切观察病人的自主呼吸频率、节律与呼吸机是否同步，注意有无通气不足、呼吸道阻塞等引起的烦躁不安，及时解决各种引起通气不良的因素，如及时清除痰液、调整通气量等。一般于上机后及调整呼吸机参数后30分钟采集动脉血做血气分析来判断机械通气效果，要正确及时采集标本，协助判断病情变化。

3. 病情观察　评估病人的呼吸频率、节律、形态的改变及伴随症状的严重程度等，准确记录出入量。观察缺氧和二氧化碳潴留的症状和体征，监测动脉血气分析值。评估病人意识状况及神经精神症状，观察有无腹胀、肠鸣音减弱或消失，是否便血，及时发现中毒性肠麻痹；观察有无休克早期症状，如尿量减少、心率加快、烦躁不安、反应迟钝等,立即配合抢救。

4. 健康指导

（1）肺炎的常见原因是急性肺炎治疗不彻底或不注意恢复期护理、调养,反复发生上呼吸道感染及鼻窦炎、支气管炎等因素导致的,要注意预防。

（2）休息 重病肺炎病人应绝对卧床休息,保持病室空气新鲜,避免对流风,温、湿度适宜,避免探视,保持室内外安静,这样可以减少机体内能量消耗,减轻缺氧症状,禁止吸烟,避免各种突发性噪声,病情缓解后恢复期可适当运动。

（3）饮食 根据病人病情给予清淡、易消化、高营养、富含维生素的流质、半流质饮食或普食,如鸡蛋羹、青菜汤、鱼汤等,少食多餐,尽量给病人提供良好的进餐环境并鼓励病人进食,以补充营养,增强抵抗力,改善病人营养状态。有心力衰竭时,应给予低盐饮食。

（4）及时清除痰液、改善肺泡通气功能 对合并多种基础疾病,体弱卧床、痰多而黏的病人,宜每2~3小时帮助翻身1次,同时鼓励病人咳嗽、并在呼气期给予拍背,促进痰液排出,对神志不清者,可进行机械吸痰。

（5）出院后适当地坚持锻炼 进行有氧运动及以腹式呼吸为主的吐纳锻炼,并接种肺炎疫苗进行免疫保护。

第二节 循环系统

急性心力衰竭

一、疾病概述

【概念与特点】

急性心力衰竭系指由于某种原因使心肌收缩力下降或心肌前后负荷突然增加,而引起排出量急剧下降所致组织器官灌注不足和急性淤血的临床综合征。临床上急性左心衰竭较急性右心衰竭多见,前者多表现为急性肺水肿,重者伴心源性休克;后者主要见于急性右室梗死和急性大面积肺栓塞。

急性右心衰竭主要见于大面积右心室梗死、大量快速输液输血、急性大面积肺栓塞。右心衰竭时体循环静脉回流受阻，左心室充盈压不足，使左心室排血量下降，导致低血压或休克。

【临床特点】

呼吸困难、心脏向左扩大、心率增快、奔马律、肺底湿啰音等多为左心衰竭。发绀、颈静脉怒张、肝大、躯体水肿等则多是右心衰竭。全心功能同时具有左、右心力衰竭的临床表现，亦可以某一侧心功能衰竭为主。

【治疗原则】

急性心力衰竭是常见急症，危及生命，在诊治过程中应遵循以下原则：根治病因，消除诱因；改善病人缺氧状态，减少肺循环血量及回心血量，降低周围血管阻力，减轻心脏负荷；增加心排血量，减少肺泡内液体漏出，保证气体交换；纠正水、电解质紊乱及酸碱平衡失调。

二、主要护理问题

(1) 气体交换受损　与肺水肿有关。

(2) 恐惧　与呼吸困难有关。

(3) 清理呼吸道无效　与肺淤血、呼吸道内大量泡沫痰有关。

(4) 潜在并发症　心源性休克、呼吸道感染、下肢静脉血栓形成。

三、护理措施

1. 常规护理

(1) 体位　让病人卧床休息，以减轻心脏负担，取半坐卧位，两腿下垂。

(2) 休息　保持病室安静舒适，避免各种精神刺激，防止过度用力，保持大便通畅，必要时用开塞露通便。休息原则根据心力衰竭程度而定。急性期绝对卧床休息，给予完善的生活护理。

(3) 吸氧，改善气体　交换给予鼻导管或面罩吸氧，先以 $2 \sim 4L/min$ 给予，可逐渐增加至 $4 \sim 6L/min$。氧气经 50% 酒精湿化后吸入。随时清除鼻腔分泌物，保持鼻导管通畅，每班更换 1 次。

（4）镇静　当出现心源性哮喘而又排除支气管哮喘时，可遵医嘱给予吗啡镇静，减轻焦虑。

（5）饮食　病情较轻者可给少盐饮食，饮食中钠盐不超过 1 ~ 5g/d，重者限钠 1g/d 以下或无盐饮食。

2. 专科护理

（1）遵医嘱合理给予血管扩张药或利尿药等药物　改善心脏功能，增加活动耐受力，静脉用药时要严格控制输液速度，密切监测血压变化，避免病情加重。利尿药最好在上午或早上使用，以免夜间尿量过多影响休息。用利尿药时，注意尿量，监测电解质变化，如低钾、低钠等来评估用药后效果。

（2）仔细观察病人应用洋地黄类药物的反应　洋地黄严格按时间、按剂量服用；注意剂量个体化；给药前先测心率，若成人 < 60 次/分、儿童 < 70 次/分、婴儿 < 90 次/分不能给药；密切观察洋地黄治疗效果，注意询问病人不适主诉，观察病人心电图及血洋地黄浓度，发现洋地黄中毒表现及时通知医生，及时处理。

洋地黄不良反应　洋地黄治疗剂量与中毒剂量很接近，容易中毒。此外，当心肌有严重损害、低血钾、严重缺氧时，更容易发生洋地黄中毒，其不良反应如下。①胃肠道反应：有厌食、恶心、呕吐、腹痛和腹泻等，常为中毒先兆。②神经系统反应：可有头痛、头晕、疲倦、失眠、谵妄等，还可见视觉障碍如黄视、绿视、视物模糊等，视觉异常为停药指征之一。③心脏反应：表现为各种心律失常，常见快速心律失常、房室传导阻滞、窦性心动过缓等。快速性心律失常又伴有传导阻滞是洋地黄中毒特征性表现。

3. 病情观察　实施心电监护，做好心率、心律、呼吸、血压、神志、尿量的监测，记录出入液量，抽血查电解质及血气分析，根据实验室结果调整药物。

4. 健康指导　心力衰竭病人应注意治疗，控制原发病，防止心力衰竭反复发作。避免引起心力衰竭的诱发因素，如过度劳累、过度激动、感染，尤其是呼吸道感染，钠盐摄入过多等，应根据心功能情况安排合理工作、活动和休息。

急性心肌梗死

一、疾病概述

【概念与特点】

急性心肌梗死是在冠状动脉硬化的基础上，冠状动脉血供应急剧减少或中断，使相应的心肌发生严重持久的缺血导致心肌坏死。临床表现为持久的胸前区疼痛、发热、血白细胞增高、血清心肌坏死标志物增高和心电图进行性变化，还可发生心律失常、休克或心力衰竭 3 大并发症，亦属于急性冠脉综合征的严重类型。

【临床特点】

（1）先兆表现　约半数以上病人发病数日或数周前有胸闷、心悸、乏力、恶心、大汗、烦躁、血压波动、心律失常、心绞痛等前驱症状，以新发生的心绞痛或原有心绞痛发作频繁且程度加重、持续时间长、服用硝酸甘油效果不好为常见。

（2）症状　①疼痛：为最早、最突出的症状，其性质和部位与心绞痛相似，但程度更剧烈，伴有烦躁、大汗、濒死感。一般无明显的诱因，疼痛可持续数小时或数天，经休息和含服硝酸甘油无效。少数病人症状不典型，疼痛可位于上腹部或颈背部，甚至无疼痛表现。②全身症状：一般在发生疼痛 24~48 小时后出现发热、心动过速，一般体温在 38℃左右，多在 1 周内恢复正常。可有胃肠道症状，如恶心、呕吐、上腹胀痛，重者可有呃逆。③心律失常：75%~95% 的病人发生心律失常，多发生于病后 1~2 天，前 24 小时内发生率最高，以室性心律失常最多见。心室颤动是急性心肌梗死早期病人死亡的主要原因。④心源性休克：疼痛时常见血压下降，如疼痛缓解时，收缩压 <80mmHg，同时伴有烦躁不安、面色苍白或青紫、皮肤湿冷、脉搏细速、尿量减少、反应迟钝，则为休克表现，约 20% 病人常于心肌梗死后数小时至 1 周内发生。⑤心力衰竭：约半数病人在起病最初几天，疼痛或休克好转后，出现呼吸困难、咳嗽、发绀、烦躁等左心衰竭的表现，重者可发生急性肺水肿，随后可出现颈静脉怒张、肝大、水肿等右心衰竭的表现。右心室

心肌梗死病人发病开始即可出现右心衰竭表现，同时伴有血压下降。

【治疗原则】

急性心肌梗死治疗原则是尽快恢复心肌血流灌注，挽救心肌，缩小心肌缺血范围，防止梗死面积扩大，保护和维持心脏功能，及时处理各种并发症。

（1）一般治疗　①休息：急性期卧床休息12小时，若无并发症，24小时内应鼓励病人床上活动肢体，第3天可床边活动，第4天起逐步增加活动，1周内可达到每天3次步行100~150m。②监护：急性期进行心电图、血压、呼吸监护，密切观察生命体征变化和心功能变化。③吸氧：急性期持续吸氧4~6L/min，如发生急性肺水肿，按其处理原则处理。④抗凝治疗：无禁忌证病人嚼服肠溶阿司匹林150~300mg，连服3天，以后改为75~150mg/d，长期服用。

（2）解除疼痛　哌替啶50~100mg肌内注射，或吗啡5~10mg皮下注射，必要时1~2小时可重复使用1次，以后每4~6小时重复使用，用药期间注意防止呼吸抑制。

（3）心肌再灌注　心肌再灌注是一种积极治疗措施，应在发病12小时内，最好在3~6小时进行，使冠状动脉再通，心肌再灌注，使濒临坏死的心肌得以存活，坏死范围缩小，减轻梗死后心肌重塑，改善预后。包括经皮冠状动脉介入治疗及溶栓疗法。

（4）心律失常的处理　室性心律失常常可引起猝死，应立即处理。首选给予利多卡因静脉注射，反复出现可试用胺碘酮治疗，发生心室颤动时立即实施电复律；对房室传导阻滞，可应用阿托品、异丙肾上腺素等药物，严重者需安装人工心脏起搏器。

（5）控制休克　补充血容量，应用升压药物及血管扩张药，纠正酸碱平衡失调。如处理无效时，应选用在主动脉内球囊反搏术的支持下行经皮冠状动脉成形术或支架植入术。

（6）治疗心力衰竭　主要是治疗急性左心衰竭。急性心肌梗死24小时内禁止使用洋地黄制剂。

（7）二级预防　预防动脉粥样硬化、冠心病的措施属于一级预防，对于已经患有冠心病、心肌梗死病人预防再梗，防止发生心血管事件的措施属于二级预防。二级预防措施有：①应用阿司匹林或氯吡格雷等药物，抗血小板集聚。应用硝酸酯类药物，抗心绞痛治疗。②预防心律失常，减轻心脏负荷。③戒烟，控制血脂。④控制饮食，治疗糖尿病。⑤对病人及家属要普及冠心病相关知识教育，鼓励病人有计划、适当的运动。

二、主要护理问题

（1）心排血量减少　与心肌梗死有关。

（2）有猝死的可能　与心肌梗死有关。

（3）意识障碍　与心肺复苏术后脑损伤有关。

（4）疼痛　与心肌缺氧缺血有关。

（5）体温过高　与心肌梗死后吸收热有关。

（6）潜在并发症　心力衰竭、快速型心律失常、心搏骤停、心源性休克、便秘等。

三、护理措施

1. 常规护理

（1）休息　急性期绝对卧床休息，减少心肌耗氧，避免诱因。保持安静，减少探视，避免不良刺激，保证睡眠。陪伴和安慰病人，操作熟练，理解并鼓励病人表达恐惧。

（2）改善活动耐力　帮助病人制定逐渐活动计划。若病人在活动后出现呼吸加快或困难、脉搏过快或停止后 3 分钟未恢复，血压异常、胸痛、眩晕应停止活动，并以此作为限制最大活动量的指标。

（3）给氧　前 3 天给予高流量吸氧 4～6L/min，而后可间断吸氧，如发生急性肺水肿，按其处理原则护理。

（4）止痛的护理　遵医嘱给予哌替啶、吗啡、硝酸甘油等止痛药物，对于烦躁不安的病人可给予地西泮肌内注射。观察疼痛性质及其伴随症状的变化，注意有无呼吸抑制、心率加快等不良反应。

（5）防止便秘的护理　向病人强调预防便秘的重要性，食用富含纤维食物，注意饮水 1500ml/d，遵医嘱长期服用缓泻药，保证大便通畅。必要时应用润肠药、低压灌肠等。

（6）饮食护理 给予低热量、低脂、低胆固醇和富含维生素的饮食，少量多餐，避免刺激性食物。

2. 专科护理

（1）溶栓治疗护理 溶栓前要建立并保持静脉通路畅通。仔细询问病史，除外溶栓禁忌证；溶栓前需检查血常规、出凝血时间、血型和配血备用。溶栓治疗中观察病人有无寒战、皮疹、发热等过敏反应。应用抗凝血药，如阿司匹林、肝素，使用过程中应严密观察有无出血倾向。应用溶栓治疗时应严密监测出凝血时间和纤溶酶原，防止出血，注意观察有无牙龈、皮肤、穿刺点出血和大小便的颜色。如出现大出血时需立即停止溶栓、输鱼精蛋白输血。溶栓治疗后应定时记录心电图，检查心肌酶谱，观察胸痛有无缓解。

（2）经皮冠状动脉介入治疗后护理 防止出血与血栓形成，停用肝素4小时后，复查全血凝固时间，凝血时间在正常范围之内，拔除动脉鞘管，压迫止血，加压包扎，病人继续卧床24小时，术肢制动。同时严密观察生命体征，有无胸痛。观察足背动脉搏动情况、鞘管留置部位有无出血、血肿。

（3）预防并发症 ①预防心律失常及护理：急性期要持续心电监护，如有问题应及时通知医生处理，遵医嘱应用利多卡因等抗心律失常药物，同时要警惕发生心室颤动、猝死。电解质紊乱及酸、碱平衡失调也是引起心律失常的重要因素，要监测电解质和酸碱平衡状态，准备好急救药物和急救设备如除颤器、起搏器等。②预防休克及护理：遵医嘱给予扩容、纠酸、血管活性药物，避免脑出血、保护肾功能，安置病人平卧位或头低足高位。③预防心力衰竭及护理：在起病最初几天甚至在心肌梗死演变期内，急性心肌梗死的病人可以发生心力衰竭，多表现左心衰竭。因此要严密观察病人有无咳嗽、咳痰、呼吸困难、尿少等症状，观察肺部有无湿啰音。避免情绪烦躁、饱餐、用力排便等加重心脏负荷的因素。如发生心力衰竭，即按心力衰竭进行护理。

3. 病情观察 监护5~7天，监测心电图、心率、心律、血压、血流动力学，有并发症应延长监护时间。如心率、心律和血压变化，出现心律失常，特别是室性心律失常和严重的房室传导阻滞、休克的发生，及时报告医生处理。观察尿量、意识改变，以帮助判断休克的情况。

4. 健康指导

（1）急性期绝对卧床休息 3~7 天，由护理人员协助病人完成一切生活护理，经 3~7 天，如无并发症发生，无新的心肌缺血改变，护士应指导病人进行康复活动，如床上坐起、看书洗漱等。坐起动作应缓慢，防止直立性低血压。病人逐渐于床边、室内慢慢步行走动，逐渐增加活动量，以不感到劳累为原则。

（2）根据病人的病情选择合适的运动方式进行体力活动和锻炼。

（3）合理调整饮食　以清淡易消化为宜，多进食新鲜水果、蔬菜和纤维食物，养成良好的饮食习惯，少食用高脂、高胆固醇食物。戒烟、酒、咖啡、浓茶、辛辣等刺激性食物。

（4）养成有规律的起居生活习惯，保持稳定情绪　避免各种诱因，建议病人家属积极参与康复治疗，帮助病人面对疾病，树立战胜疾病的信心。

（5）保持大便通畅　过度用力排便可导致心脏负荷增加，加重心脏缺氧而发生意外，必要时候可给予药物通便。

（6）按时服药，定期检查　随身携带硝酸甘油以备急用。如出现心绞痛发作次数增加，持续时间长，疼痛程度加重，含服硝酸甘油无效时候，应急呼 120 救助及时就诊。

高血压危象

一、疾病概述

【概念与特点】

高血压危象是高血压病程中的一种特殊临床征象。由于某些诱因使周围小动脉发生暂时性强烈痉挛，使血压急剧明显升高（以收缩压升高为主），引起一系列神经－血管加压性危象，严重威胁靶器官功能，这种临床综合征称为高血压危象。其定义为：急性血压升高，舒张压 > 120~130mmHg（16.0~17.3kPa）。

【临床特点】

（1）症状　①神经系统症状：剧烈头痛、多汗、视物模糊、耳鸣、眩晕或头晕、手足震颤、抽搐、昏迷等。②消化道症状：恶心、呕吐、腹痛等。③心脏受损症状：胸闷、心悸、呼吸困难等。④肾脏受损症状：尿频、少尿、无尿、排尿困难或血尿。

（2）体征　①突发性血压急剧升高，收缩压＞200mmHg，舒张压≥120mmHg，以收缩压升高为主。②心率加快（＞110次/分），心电图可表现为左室肥厚或缺血性改变。③眼底视网膜渗出、出血和视盘水肿。

【治疗原则】

（1）卧床休息，保持情绪的稳定，以防血压过高引起意外，并给予吸氧。

（2）快速降压，高血压危象时血压短时间内急剧升高，需快速降压，以静脉给药较为合适。①硝普钠：可直接扩张静脉，硝普钠25mg溶于250ml葡萄糖溶液中，按40～200g/min速度避光静脉滴注，逐渐至血压降至正常。硝普钠降压迅速，治疗期间应密切观察血压的变化。②硝酸甘油：硝酸甘油10mg溶于葡萄糖溶液250ml中，以10～100g/min速度静脉滴注。③硝苯地平（心痛定）：每次10～20mg舌下含化，每4～5小时1次。

二、主要护理问题

（1）舒适的改变　与血压急剧升高、颅内压升高有关。

（2）有受伤的危险　与血压升高头晕、视力模糊、意识障碍有关。

（3）焦虑、恐惧　与血压升高及担心疾病预后有关。

（4）知识缺乏　与不了解相关的检查、药物治疗、饮食及自我保健知识有关。

三、护理措施

1. 常规护理

（1）立即使病人采取半卧位，吸氧，保持安静。保持环境安静，绝对卧床休息。

（2）给氧，昏迷病人应保持呼吸道通畅，及时清除呼吸道分泌物。

（3）建立静脉通路，保证降压药的及时输入。

（4）做好心理护理，消除紧张状态，避免情绪激动，酌情使用有效镇静药。

（5）限制钠盐摄入，每天小于 6g，多食新鲜蔬菜和水果，保证足够的钾、钙、镁摄入；禁食刺激性食物如酒、烟等，昏迷病人予鼻饲。

（6）保持大便通畅，排便时避免过度用力。

2. 专科护理

（1）使用利尿剂时，要注意观察有无电解质紊乱，如低钾、低钠等表现，在用呋塞米时还应注意观察病人有无听力减退、血尿酸增高、腹痛及胃肠道出血情况。

（2）按医嘱正确使用降压药，用药过程中注意观察药物的疗效与不良反应，如心悸、颜面潮红、搏动性头痛等。降压过程中要严防血压下降过快，严格按规定调节用药剂量与速度，收缩压＜90mmHg、舒张压＜60mmHg 时及时通知医生调整药物剂量和给药速度。

3. 病情观察

（1）临床观察　①严密观察血压，严格按规定的测压方法定时测量血压并做好记录，最好进行 24 小时动态血压监测，并进行心电监护，观察心率、心律变化，发现异常及时处理。②注意病人的症状，观察头痛、烦躁。呕吐、视物模糊等症状经治疗后有无好转，精神状态有无由兴奋转为安静。高血压脑病随着血压的下降，神志可以恢复，抽搐可以停止，所以应迅速降压、制止抽搐以减轻脑水肿，按医嘱适当使用脱水剂。③记录 24 小时出入量，昏迷病人予留置导尿管，维持水、电解质和酸碱的平衡。

（2）预见性观察　①心力衰竭：主要为急性左心衰竭，应注意观察病人的心率、心律变化，做好心电监护，及时观察有否心悸、呼吸困难、咳粉红色泡沫样痰等情况出现。②脑出血：表现为嗜睡、昏迷、肢体偏瘫、面瘫，伴有或不伴有感觉障碍，应加以观察，出现情况及时处理。③肾衰竭：观察尿量，定期复查肾功能，使用呋塞米时尤其应注意。

4. 健康指导

（1）让病人熟悉高血压危象的主要因素和常见并发症，了解自身疾病的性质及其发生、发展规律，同时让病人明白自身的责任和义务，发挥主观能动性，采取正确的行为就医，增加病人对医嘱的依从性。教会病人和其家属正确测量血压的方法，并做好详细的记录，作为临床医生调整药量或选择用药的重要依据。

（2）建立良好的饮食和生活习惯 进食低盐低脂清淡易消化的饮食，限制钠盐摄入，每天应低于6g，保证充足的钾、钙摄入，增加粗纤维食物的摄入，多食用蔬菜水果，预防便秘；控制体重，肥胖者需要限制热量、脂类的摄入，戒烟限酒。注意休息，保证充足的睡眠，保持情绪稳定，运动锻炼应做到持之以恒，避免过度劳累。

（3）指导病人正确的服用药物 强调长期用药的重要性，对无症状者应强调让病人了解降压药物的治疗作用，不良反应以及注意事项，尽可能最大限度地简化治疗方案，推荐长效控释片及药性平稳的药物，以提高病人长期治疗的依从性。指导病人必须遵医嘱按时服药，不能擅自减少药物剂量或突然停药，以免引起血压骤升或骤降及其他严重并发症。

心律失常

一、疾病概述

【概念与特点】

正常心律起源于窦房结，频率为每分钟 60~100 次，比较规则。窦房结激动以一定顺序传导到心房与心室。心律失常是指心脏冲动的频率、节律、起源部位、传导速度与激动次序的异常。

【临床特点】

（1）症状 心悸、气短，心电图提示心律不齐。

（2）心理状况 疾病出现的严重症状，使病人感到恐惧，预感有生命危险。病人情绪不稳定，有时精神过度兴奋或抑郁，可诱发或加重心律失常发生。

【治疗原则】

（1）恢复窦性心律，控制心室率。

（2）纠正心律失常引起的血流动力学障碍。

二、主要护理问题

（1）心排血量减少　与心律失常有关。

（2）恐惧　与预感有生命危险有关。

三、护理措施

1. 常规护理

（1）心律失常早期应酌情休息，严重者应绝对卧床休息。

（2）向病人详细讲解监护对心律失常诊断和治疗的指导意义，消除病人的陌生感和恐惧感。

（3）建立静脉通路，以方便用药。

（4）鼻导管吸氧，2～4L/min。

2. 专科护理

（1）测量脉搏时对于各种心律失常病人，时间要1分钟以上。

（2）使用抗心律失常药物过程中，要密切观察用药反应，防止不良反应的发生。

（3）常用抗心律失常药物不良反应的观察　①利多卡因：其不良反应与血浆浓度过高有关，常见的有中枢神经系统不良反应和心血管不良反应。前者如呆滞、嗜睡、恶心、眩晕、视物不清，严重者可有呼吸系统抑制、惊厥；后者有窦性心动过缓、窦性停搏、房室传导阻滞、心肌收缩力下降、低血压等。②普罗帕酮：不良反应较少。心脏的不良反应有诱发或加重充血性心力衰竭或传导阻滞；心外不良反应最常见的是恶心、呕吐及眩晕等表现。③胺碘酮：其不良反应有间质性肺泡炎、角膜微粒沉着、甲状腺功能改变、皮肤反应（如光敏感）；胃肠道反应，如恶心、呕吐、排便习惯改变；神经系统反应如头痛、噩梦、共济失调、震颤等；心脏不良反应，如心率减慢、各类房室传导阻滞和束支阻滞，甚至可发生尖端扭转型室性心动过速。

（4）备好各种抢救药品及器械如除颤器、起搏器等。

3. 病情观察

（1）连续 24 小时心电监护，密切观察心律失常的发生和演变过程。尽早发现严重的心律失常，及时通知医生处理。

（2）观察病人有无电解质紊乱的表现，如嗜睡、反应迟钝、抽搐及心电图改变，一旦发现，应立即采血标本送检，对症处理。

4. 健康指导

（1）饮食　养成良好的饮食习惯，选择低脂、易消化、清淡、高营养饮食。少量多餐，不饮浓茶或咖啡，保持大便通畅。

（2）日常生活　无器质性心脏病者应积极参加体育锻炼，调整自主神经功能，器质性心脏病者可根据心功能情况适当活动，注意劳逸结合。

（3）心理卫生　帮助病人稳定情绪，避免精神过度兴奋或抑郁，以免诱发或加重心律失常发生。

（4）医疗护理措施的配合　认识服药的重要性，按医嘱服用药物，不可自行减量或撤换药物，如有不良反应及时就医。定期随访，复查心电图。

主动脉夹层

一、疾病概述

【概念与特点】

主动脉夹层是指主动脉腔内的血液从主动脉内膜撕裂口进入主动脉中膜，并沿主动脉长轴方向扩展，造成主动脉真假两腔分离的一种病理变化，因通常呈继发瘤样改变，故将其称为主动脉夹层动脉瘤。

【临床特点】

本病分为急性期、亚急性期及慢性期。急性期指发病 3 天之内，症状重、病死率高；亚急性期指发病 3 天到 2 个月；慢性期则为发病后 2 个月以上的病人。本病临床表现多变，病情复杂。

（1）突发剧烈疼痛　高达 96% 的病人以剧烈疼痛为主诉。疼痛的特点：①多为刀割样、撕裂样或针刺样。②剧烈、难以忍受，可出现烦躁、大汗、恶心、呕吐等症状，伴濒死感。③多位于胸骨区，可向肩胛部及后背部扩展，疼痛的部位往往与夹层病变的起源部位密切相关，以前胸痛为主要表现提示夹层病变累及近端升主动脉；而肩胛间区疼痛则提示降主动脉夹层；颈、咽及下颌部疼痛往往提示夹层侵及升主动脉或主动脉弓；而后背、腹部及下肢痛则强烈提示腹主动脉夹层形成。④持续时间长。

（2）晕厥　大约16%的主动脉夹层病人发生晕厥，部分病人可以是以晕厥为首发表现。晕厥通常由一些严重并发症如心脏压塞、急性左心衰竭、脑动脉梗阻等引起。当然，剧痛本身也可诱发晕厥。

（3）休克　部分病人表现为面色苍白、出汗、四肢皮肤湿冷等类似休克的临床表现，但真正发生休克者不多，可见于合并急性左心衰竭恶化、急性心脏压塞、夹层破裂大出血等。

（4）夹层血肿延展、压迫引起的相关系统表现　①心血管系统：Stanford A 型病变可合并严重主动脉瓣关闭不全，导致急性左心衰竭；波及冠状动脉可以引起急性心肌梗死；夹层血肿破入心包引起急性心脏压塞。②神经系统：夹层波及无名动脉及颈总动脉病人，可以有头晕、嗜睡、失语、定向力障碍及对侧偏瘫等表现。③消化系统：反复发作的腹痛、恶心、呕吐及黑便等症状，通常提示夹层病变延展至腹主动脉主干或肠系膜动脉。④泌尿系统：病变累及肾动脉时，则常引起腰痛、血尿、少尿、无尿甚至急性肾衰竭。

【治疗原则】

对于急性主动脉夹层，一经诊断，应立即进行监护治疗，绝对卧床休息。在严密监测下采取有效干预措施如降血压或纠正休克，使生命体征包括血压，心率及心律等稳定，并监测中心静脉压及尿量，根据需要可测量肺毛细血管血压和心排血量。病情一旦稳定，要不失时机做进一步检查，明确病变的类型与范围，为随后的治疗提供必要的信息。

（1）药物治疗　①止痛药物：应给予足够的镇痛药（如吗啡、哌替啶等）缓解疼痛，并解除病人的焦虑情绪。②降压及降低心肌收缩力的药物：血压高可加重夹层血肿的蔓延，因此维持适当的血压非常重要。收缩压控制目标为 110 ~ 120mmHg，心率宜 < 60 次/分。降压治疗首选静脉 β 受体阻滞剂，如美托洛尔 5mg 静脉缓注；艾司洛尔 50 ~ 300μg/（kg·min）；拉贝洛尔 5 ~ 20mg/（kg·mm）。β 受体阻滞剂不仅有降压的作用，而且可以降低心肌收缩力及心率。血管扩张药如硝普钠 0.25 ~ 10μg/（kg·min），也是常用而且降

压效果非常好的药物。硝普钠可以单独使用，也可以联合 β 受体阻滞剂。当病人存在 β 受体阻滞剂禁忌证时，可以静脉滴注非二氢吡啶类钙拮抗剂，如地尔硫䓬 2.5 ~ 15mg/h，作为替代。

（2）外科手术治疗　A 型（Ⅰ 型和 Ⅱ 型）主动脉夹层的病人往往需要手术治疗，手术的目的是预防主动脉破裂、心脏压塞并矫治主动脉瓣关闭不全，以减少病人死亡。常用的术式包括：Bentall 术（适用于 Marfan 综合征合并 A 型主动脉夹层者）、Wheat 术（适用于非 Marfan 综合征合并 A 型主动脉夹层伴主动脉瓣关闭不全者）、升主动脉移植术（适用于主动脉瓣正常的 A 型主动脉夹层病人）和次全主动脉弓移植术（适用于 Ⅰ 型主动脉夹层伴主动脉弓部分支狭窄病人）等。B 型（Ⅲ 型）主动脉夹层的病人通常以内科治疗为主。手术适应证包括：剧烈疼痛不能缓解、急性胸（腹）主动脉扩张以及胸（腹）主动脉旁或纵隔内血肿形成等。常用的术式为胸腹主动脉移植术等。

（3）介入治疗　血管内支架植入术可以有效治疗慢性 B 型（Ⅲ 型）主动脉夹层病变。目前支架植入术也可用于 A 型和 B 型主动脉夹层并发的低灌注综合征的治疗。

二、主要护理问题

（1）疼痛　与夹层分离有关。

（2）有便秘的危险　与长期卧床、高龄有关。

（3）潜在并发症　心包填塞。

（4）恐惧　与剧烈疼痛伴濒死感有关。

三、护理措施

1. 常规护理

（1）急性发作或病情重的病人，应绝对卧床休息，限制活动，禁止用力，避免剧烈咳嗽、情绪激动。

（2）心理护理　由于此病发病急，加之有不同程度的疼痛，病人表现焦虑、烦躁、情绪低落等，应理解病人的心理改变，积极给予心理疏导，缓解焦虑状况。

（3）饮食护理 给予清淡易消化的饮食，避免引起便秘。告知病人不能用力排便，防止胸腔或腹腔压力过大造成瘤体破裂。

（4）为病人提供清洁、舒适、安静的休息环境。

（5）准备好急救设备及物资，确保能应急使用。

2. 专科护理

（1）术前训练病人床上排尿、排便，注意调整饮食结构，预防便秘发生；注意观察病人的情绪变化及心理需求，介绍手术大致过程，消除或减轻焦虑，主动配合手术。术前3天给予软食，术晨禁食、水，术前1天常规药物过敏试验、备皮、输血、测体重。

（2）术后严密监测生命体征的变化，特别是血压、心率、血氧饱和度、尿量等。严密观察切开渗血情况，有无血肿或瘀斑。支架释放后有可能将左锁骨下动脉封堵，导致左上肢缺血。带膜支架可能封堵脊椎动脉，影响脊髓供血导致截瘫。因此，应密切注意监测病人上下肢的血压、动脉搏动（桡动脉、足背动脉）、皮肤颜色及温度，同时注意病人的肢体感觉、运动及排便情况。术后当天床上足背屈曲运动，术后第1天床边适量运动，以后每天逐渐增加活动量和时间，促进肠蠕动，增加食欲，增加自信心，促进体力的恢复。

3. 病情观察

（1）心率的观察 对主动脉夹层的病人要注意心功能的保护，病人使用β受体阻滞剂可达到负性心肌收缩力、负性心率的目的，同时辅以降低血压，但要密切观察使心率减慢维持在60～80次/分较为适宜。

（2）疼痛的观察 疼痛剧烈时应及时给予镇痛药止痛，必要时可采用镇痛泵。充分控制血压时，疼痛仍持续存在，则应考虑到血管破裂，需要紧急手术。

（3）血压的观察 严密监测血压，遵医嘱将血压控制在正常低限，预防夹层继续剥离和动脉瘤破裂。多次有序地监测血压，15～30分钟内将收缩压控制在100～120mmHg，以维持脑循环的最低限度。对高龄病人降压时要确保意识、尿量、心血管和肾等功能的维持，同时在短时间使用大剂量降压药要注意血压的急剧变化。

（4）观察病情变化 观察重要脏器是否由于夹层累及而导致供血障碍。

观察四肢动脉搏动和四肢运动情况，有无腹痛、腹胀，记录尿量。观察病人的精神、意识、瞳孔大小等。

4. 健康指导

（1）加强与病人的沟通、交流，深入了解病人的思想动态，针对性地进行心理疏导并给予精神上的安慰，以增加病人的安全感，同时调动病人家属的积极性，主动配合指导，使得病人获得家庭支持，消除焦虑情绪。对隐性疼痛和病情相对稳定的病人，向其讲解该病的病理机制，发放疾病相关的宣传手册，让其了解本病的严重性和危险性，使其能积极配合治疗和护理，放松心情，在最佳的心理状态下接受治疗，度过危险期。

（2）危险期指导病人绝对卧床休息，一切日常生活由护士及家属协助完成，大小便在床上进行，协助病人定期翻身、按摩，注意动作勿过于剧烈。指导病人合理饮食，控制体质量，戒除烟酒。饮食以粗纤维、低盐、低脂、低胆固醇，易消化、营养丰富的留置、半流质或软食为主，少量多餐，避免暴饮暴食。多食用富含维生素的新鲜蔬菜、水果，多饮水。指导病人避免受凉，预防上呼吸道感染，保持大便通畅。保持病人良好的睡眠。加强日常生活护理，积极预防压疮的发生。加强呼吸道护理，预防肺部感染。

（3）用药指导　嘱病人遵医嘱服药，如有不适及时就诊。

（4）出院指导　出院后注意休息，活动要循序善诱，注意劳逸结合，嘱病人进食低盐低脂饮食，并戒烟、酒，多食用新鲜水果、蔬菜及富含粗纤维的食物，以保持大便通畅。按时服药，不随意更改药量。预防上呼吸道感染。嘱病人自我调节心情，控制不良情绪。

第三节　消化系统

消化道出血

一、疾病概述

【概念与特点】

消化道出血是指从食管到肛门之间的消化道的出血。其中，屈氏韧带以近的消化道出血称上消化道出血；屈氏韧带至回盲部出血为中消化道出血；回盲部以远的消化道出血称下消化道出血。

【临床特点】

（1）呕血与黑便　是上消化道出血的特征性表现。上消化道出血后均有黑便，但不一定有呕血。一般而言，幽门以下出血时常以黑便为主，而幽门以上出血则引起呕血并伴有黑便，幽门以上出血量少者可无呕血。十二指肠出血量多时，部分血液反流至胃内，亦可引起呕血。呕血和黑便的性状、主要决定于出血的部位、出血量及在胃或肠道内停留的时间。若在胃停留的时间长，血液经胃酸作用后变成酸性血红素而呈咖啡色或赤豆色；若出血量大，在胃内停留的时间短，未经胃酸充分混合即呕吐，则为鲜红或暗红色或伴有血块。若在肠道内停留时间长，血中血红蛋白的铁与肠内硫化物结合生成硫化铁而成柏油样黑色；相反，出血量大，速度快而急，刺激肠蠕动加快则呈鲜红色或暗红色血便，易误诊为中或下消化道出血。有时低位小肠或回盲部出血量少，在肠道停留时间较长，粪便亦可呈黑色，但一般不是柏油状，勿误以为是上消化道出血。

（2）血便和暗红色大便　多为中或下消化道出血的临床表现，一般不伴有呕血。

（3）失血性周围循环衰竭　急性大量出血时，有效循环血量下降，出现头晕、心悸、恶心、乏力、口渴、晕厥、四肢湿冷、肤色苍白、烦躁，甚至意识模糊。

（4）发热大量出血后，多数病人在 24 小时内常出现低热，一般不超过 38.5℃，可持续 3～5 天，随后自行恢复正常。

（5）氮质血症　依发生机制可分为以下 3 种：肠源性氮质血症、肾前性氮质血症和肾性氮质血症。

（6）贫血和血常规变化　①大量出血后均有急性失血性贫血，在出血后骨髓有明显代偿性增生，24 小时内网织红细胞即见增高，至出血后 4～7 天可高达 5%～15%，以后逐渐降至正常。②因失血后的应激反应，白细胞可迅速增多，2～5 小时可达 $(10～20)×10^9/L$，血止后 2～3 天恢复正常。

【治疗原则】

急性出血时应行血常规、血型、血生化和出凝血时间等检查，并积极备血。消化道大出血的诊疗流程：强调行急诊胃镜检查，也就是发病24小时内行胃镜检查，不仅可用于诊断，同时可内镜下治疗。若胃镜下未见引起出血的病变，则应考虑下消化道出血可能。但血管畸形包括 Dieulafoy 病变有漏诊可能。

（1）一般急救措施 建立可靠的静脉通路，积极扩容，补充血容量。一般情况下，血红蛋白<60g/L时需要输血。

（2）食管胃底静脉曲张破裂出血的治疗 ①药物治疗：垂体后叶素0.3～0.4U/min持续静脉内滴注，可同时滴注硝酸甘油，协同降低门静脉压力，并减少垂体后叶素造成的心肌缺血及缺血性腹痛。止血后垂体后叶素0.1～0.2U/min维持3～6天。生长抑素包括：注射用生长抑素250μg静脉注射后，以250μg/h的速度静脉泵入，或奥曲肽注射液100μg静脉注射后，25μg/h静脉泵入，维持72小时。经插入咽部的鼻管给予5%孟氏液50～100ml，有一定效果，但可致胃肠痉挛、恶心、呕吐。②在病人生命体征平稳的情况下行急诊内镜下止血（钳夹、硬化剂注射、套扎）。③急诊手术视病人肝功能情况、医师的经验而定，手术时间越早，术后恢复越好，出血后处理不及时，常继发肝功能恶化、腹水等，在这种情况下应尽可能保守治疗，择期手术，降低手术风险。④经颈静脉肝内门体支架分流术，对于食管胃底静脉曲张破裂出血的疗效尚存争议。⑤三腔双囊管压迫短期止血率高，但易复发。⑥治疗并发症：肝性脑病、腹水、感染等。

（3）非食管胃底静脉曲张破裂出血的治疗 ①置入胃管，可吸出积血使胃腔回缩止血，并可观察有无活动性出血。口服或灌注止血药：去甲肾上腺素冰盐水（去甲肾上腺素8mg+生理盐水100ml）；凝血酶6000～10000U+生理盐水30～40ml，但是内镜检查前给予凝血酶会干扰内镜可见度，且部分病人不耐受会产生呕吐。②药物治疗包括抑制胃酸，法莫替丁40mg静脉注射，每12小时1次，或奥美拉唑40mg静脉注射，每12小时1次，或首剂后8mg/h静脉泵入，维持72小时；纠正出凝血机制障碍，输新鲜血，成分输血；氨甲苯酸等效果不明确；老年病人静脉慎用酚磺乙胺、氨基己酸等止血药，有引起脑血栓的风险。③内镜下止血，包括喷洒止血药物、注射、电凝、微波、止血夹等。

二、主要护理问题

（1）体液不足　与呕血、黑便引起体液丢失过多、液体摄入不足有关。

（2）活动无耐力　与血容量减少有关。

（3）排便异常　与上消化道出血有关。

（4）焦虑　与环境陌生、健康受到威胁、担心疾病后果有关。

（5）潜在并发症　窒息。

三、护理措施

1. 常规护理

（1）及时补充血容量　迅速建立 2 条静脉通道，及时补充血容量，抢救治疗开始滴速要快，但也要避免因过多、过快输液、输血引起肺水肿或诱发再出血，从而加重病情。

（2）体位护理　出血期间绝对卧床休息，采取平卧位，头偏向一侧，防止呕血引起窒息。

（3）饮食护理　严重呕血或明显出血时，必须禁食，24 小时后如无继续出血，可给少量温热流质易消化的饮食，病情稳定后，指导病人要定时定量，少食多餐，避免进食粗糙、生冷、辛辣等刺激性食物，同时要禁烟、酒、浓茶和咖啡。

（4）口腔护理　每次呕血后，及时做好口腔护理，减少口腔中的血腥味，以免再次引起恶心、呕吐，同时能增加病人舒适感。

（5）皮肤护理　保持皮肤清洁及床铺清洁、干燥，呕血、便后及时清洁用物。

（6）心理护理　病人对疾病缺乏正确认识的前提下，易产生紧张恐惧的情绪而加重出血，尤其反复出血者因反复住院给家庭带来沉重的经济负担，感到前途暗淡。消极悲观，对治疗失去信心。因此做好有效的心理护理尤为重要。医护人员从容的态度、亲切的语言、认真的答疑、果断的决策及沉着、冷静、熟练的操作，可给病人以安全感，解除病人精神紧张及恐惧心理，有益于良好护患关系的建立和进一步治疗的配合。

2. 专科护理

（1）用药指导 严格遵医嘱用药，熟练掌握所用药物的药理作用、注意事项及不良反应，如滴注垂体后叶素止血时速度不宜过快，以免引起腹痛、心律失常和诱发心肌梗死等，遵医嘱补钾、输血及其他血液制品。

（2）三腔双囊管压迫止血的护理 插管前检查有无漏气，插管过程中必须经常观察病人面色、神志。插管后要保持胃气囊压力为 50～70mmHg，食管气囊压力为 35～45mmHg，密切观察引流液的颜色和量，置管 24 小时后宜放出气囊气体，以免压迫过久可能导致黏膜坏死，鉴于近年药物治疗和内镜治疗的进步，目前已不推荐气囊压迫作为首选止血措施。

（3）对症护理 发绀者应吸氧，休克者注意保暖，精神紧张者给予地西泮，肝病者禁用巴比妥类、吩噻嗪类及吗啡。

3. 病情观察

（1）前驱症状 出血前多数病人有腹痛，伴有头晕、目眩、心悸、胸闷或恶心等症状。

（2）生命体征 ①有无心率加快，心律失常、脉搏细弱、血压降低、脉压变小、呼吸困难、体温不升或发热等。②精神和意识状态：有无烦躁不安、嗜睡、表情淡漠、意识不清甚至昏迷。③观察皮肤和甲床色泽，肢体温度或湿冷，周围静脉特别是颈静脉充盈情况。

（3）观察呕吐、便血性质和量 上消化道出血后均有黑便，出血部位在幽门以上者常伴有呕血。呕血有棕褐色咖啡渣样，如出血量大，未经胃酸充分混合即呕血，可呈鲜红色或有血块。黑便呈柏油样，黏稠而发亮，当出血量大、血液在肠内推进快，可呈暗红色甚至鲜红色。

（4）失血性周围循环衰竭 急性大量失血由于循环血量迅速减少而导致周围循环衰竭。可出现头晕、心悸、乏力、突然起立发生晕厥、肢体冷感、心率加快、血压偏低等。严重者出现休克症状。血压和脉搏是关键指标，如病人由平卧位改为坐位时出现血压下降（＞15～20mmHg、心率加快＞10 次/分），提示血容量不足，是紧急输血的指征。如收缩压＜90mmHg、心率＞120 次/分。伴有面色苍白、四肢湿冷、烦躁不安或意识不清则已进入休克期，属严重大量出血，需积极抢救。对体温的观察：失血者体温多低于正常或不升，一般休克纠正后可有低热或中度热，一般≤38.5℃，持续数日或数周，原因系出血后分解产物吸收，血容量减少，体温调节中枢失调而引起发热，若体温≥38.5℃，应考虑出血后诱发感染，如体温持续不退或退热后不升则应考虑再出血。

（5）观察尿量　尿量可反映全身循环状况及肾血流情况，所以观察尿量很重要，正确记录24小时出入量。

（6）出血量的估计　一般成人每天消化道出血＞5～10ml粪便隐血试验呈阳性；每日出血量50～100ml，可出现黑便。胃内积血达250～300ml，可引起呕血。一次出血量不超过400ml时，一般不引起全身症状。出血量超过400～500ml，可出现全身症状，如头晕、心悸、乏力等。短时间内出血量超过1000ml，可出现周围循环衰竭的临床表现，严重者引起失血性休克。

（7）观察有无再出血迹象　上消化道出血病人病情经常反复，出血控制后仍应继续观察有无再出血，如病人反复呕血、黑便颜色由黯黑变为暗红，甚至呕吐物转为鲜红色，血压、脉搏不稳定、血红蛋白不断下降等皆提示再出血。

4. 健康指导

（1）一般知识　指导帮助病人和家属掌握自我护理的有关知识，减少再度出血的危险。①注意饮食卫生和饮食的规律；进营养丰富、易消化的食物；避免过饥或暴饮暴食；避免粗糙、刺激性食物，或过冷、过热、产气多的食物、饮料；应戒烟、戒酒；禁饮浓茶、咖啡。②生活起居有规律，劳逸结合，保持乐观情绪、乐观精神，保证身心休息；避免长期精神紧张，过度劳累。③在医生指导下用药，以免用药不当诱发出血。

（2）识别出血并及时就诊　教会病人及家属识别早期出血征象及应急措施，如出现头晕、心悸等不适或呕血、黑便时应立即卧床休息，保持安静，减少身体活动；呕血时取侧卧位以免误吸；立即送医院治疗。

肝性脑病

一、疾病概述

【概念与特点】

肝性脑病是由严重肝病引起的以代谢紊乱为基础、中枢神经系统功能失调的综合征。临床表现轻者可仅有轻微的智力减退，严重者出现意识障碍、行为失常和昏迷。

【临床特点】

（1）一期（前驱期）　轻度性格改变和行为失常，例如欣快激动和淡漠少言，衣冠不整或随地便溺，应答尚准确，但吐词不清且较缓慢。可有扑翼样震颤，亦称肝震颤。嘱病人两臂平伸，肘关节固定，手掌向背侧伸展，手指分开时，可见到手向外侧偏斜，掌指关节、腕关节，甚至肘与肩关节的急促而不规则的扑击样抖动。嘱病人手紧握护士手1分钟，护士能感到病人抖动。此期脑电图多正常，历时数日或数周，有时症状不明显，易被忽视。

（2）二期（昏迷前期）　以睡眠障碍、行为失常为主。前一期的症状加重。定向力和理解力均减退，对时间、地点、人物的概念混乱，不能完成简单的计算和智力构图（如搭积木、用火柴杆摆五角星等），言语不清、书写障碍、举止反常也很常见。多有睡眠时间倒错，昼睡夜醒，甚至有幻觉、恐惧、狂躁而被看成一般精神病。此期病人有明显神经体征，如腱反射亢进、肌张力增高、踝阵挛及Babinski征阳性等。此期扑翼样震颤存在，脑电图有特征性异常，病人可出现不随意运动及运动失调。

（3）三期（昏睡期）　以昏睡和精神错乱为主，各种神经体征持续存在或加重，大部分时间病人呈昏睡状态，但可以唤醒，醒时尚能应答问话，但常有神志不清和幻觉。扑翼样震颤仍可引出。肌张力增加，四肢被动运动常有抗力。锥体束征常呈阳性，脑电图有异常波形。

（4）四期（昏迷期）　神志完全丧失，不能唤醒。浅昏迷时，对痛刺激和不适体位尚有反应，腱反射和肌张力仍亢进；由于病人不能合作，扑翼样震颤无法引出。深昏迷时，各种反射消失，肌张力降低，瞳孔常散大，可出现阵发性惊厥、踝阵挛和换气过度。脑电图明显异常。

以上各期的分界不很清楚，前后期临床表现可有重叠。肝功能损害严重的肝性脑病常有明显黄疸、出血倾向和肝臭，易并发各种感染、肝肾综合征和脑水肿等情况，使临床表现更加复杂（表5-1）。

表 5 −1　肝性脑病的临床分期

分期	意识状态	神经系统体征	脑电图
一期（前驱期）	轻度性格改变和行为失常	偶有扑翼样震颤	无明显异常
二期（昏迷前期）	精神错乱	常有扑翼样震颤，Babinski 征阳性	异常慢波（θ波）
三期（昏迷前期）	昏睡但可唤醒	仍可引出扑翼样震颤，锥体束征常阳性	异常慢波（θ波）
四期（昏迷期）	神志完全丧失	引不出扑翼样震颤；深昏迷时反射消失	异常慢波（θ波）

【治疗原则】

（1）消除诱因　某些因素可诱发或加重肝性脑病。肝硬化时，药物在体内半衰期延长，脑病病人大脑的敏感性增加，多数不能耐受麻醉、止痛、安眠、镇静等药物，如使用不当，可出现昏睡甚至昏迷。当病人狂躁不安时，禁用吗啡及其衍生物、副醛、水合氯醛、哌替啶及速效巴比妥类，可减量使用（常量的1/2 或1/3）地西泮、东莨菪碱，并减少给药次数。异丙嗪、氯苯那敏等抗组胺药有时可作安定药代用。必须及时控制感染和上消化道出血，避免快速和大量的排钾利尿和放腹水。注意纠正水、电解质紊乱和酸碱平衡失调。

（2）减少肠内毒物的生成和吸收　肝性脑病一旦发生，数日内应禁食蛋白质。每天供给热量5.0 ~ 6.7kJ 和足量维生素，以碳水化合物为主要食物，昏迷不能进食者可经鼻胃管供食，脂肪可延缓胃的排空，宜少用。鼻饲液最好用25%的蔗糖或葡萄糖溶液，每毫升产热量4.2J，每天可加进3 ~ 6g 必需氨基酸，胃不能排空时应停鼻饲，改用深静脉插管滴注25%葡萄糖溶液维持营养，在大量输注葡萄糖溶液过程中，要警惕低钾血症、心力衰竭和脑水肿。神志清醒后，可逐步增加蛋白质40 ~ 60g/d。纠正病人的负氮平衡，以用植物蛋白为最好。植物蛋白含甲硫氨酸、芳香族氨基酸较少，含支链氨基酸较多，且能增加粪氮排泄。此外，植物蛋白含非吸收性纤维，被肠菌酵解产酸有利于氨的排泄，且有利通便，故适用于肝性脑病病人。

清除肠内积食、积血或其他含氮物质，可用生理盐水或弱酸性溶液（如稀乙酸液）灌肠，或口服或鼻饲25%硫酸镁30 ~ 60ml 导泻。对门体分流性脑病病人用乳果糖500ml 加水500ml 灌肠作为首选治疗特别有用。

口服新霉素或巴龙霉素、卡那霉素、氨苄西林可抑制细菌生长。口服甲硝唑，疗效与新霉素相等，适用于肾功能不良者。乳果糖口服后在结肠中被细菌分解为乳酸和乙酸，使肠腔呈酸性，从而减少氨的形成和吸收。对忌用新霉素或需长期治疗的病人，乳果糖或异山梨醇为首选药物。

（3）促进有毒物质的代谢清除，纠正氨基酸代谢的紊乱中降氨药物包括谷氨酸钾、谷氨酸钠、精氨酸、苯甲酸钠、苯乙酸、鸟氨酸、α-酮戊二酸和门冬氨酸鸟氨酸。支链氨基酸可纠正氨基酸代谢的不平衡，抑制大脑中假神经递质的形成，但对分流术后脑病的疗效有争议。

（4）尚未证实的探索性治疗　左旋多巴能透过血-脑屏障进入脑组织，补充正常神经递质，竞争性地排斥假神经递质。溴隐亭、肾上腺糖皮质激素皆属探索性治疗药物。

（5）其他对症治疗　纠正水、电解质紊乱和酸碱平衡失调。每天入液量以不超过 2500ml 为宜，及时发现并纠正低钾、低钠或酸、碱中毒。用冰帽降低颅内温度，以减少能量消耗，保护脑细胞功能。深昏迷者，应作气管切开排痰给氧。

二、主要护理问题

（1）思维过程改变　与血氨增高、大脑处于抑制有关。

（2）营养失调，低于机体需要量　与代谢紊乱、进食少等有关。

（3）有受伤的危险　与肝性脑病致精神异常、烦躁不安有关。

（4）有皮肤完整性受损的危险　与黄疸致皮肤瘙痒有关。

（5）知识缺乏　缺乏预防肝性脑病发生的知识。

三、护理措施

1. 常规护理

（1）环境与休息　保持病人的病室环境安静整洁，避免一切不良刺激。

（2）饮食护理　禁食或限食者，避免发生低血糖。因低血糖可使大脑能量减少，致脑内去氨活动停滞，氨毒性增加。

（3）减少蛋白质的摄入量　昏迷开始数日内禁食蛋白质，每天供给足够的热量和维生素，以碳水化合物为主。神志清醒后可逐步增加蛋白质的量，每天 20g，以后每 3～5 天增加 10g，但短期内不能超过 40～50g/d，以植物蛋白为主。

2. 专科护理

（1）加强护理　如有烦躁者应加床档，必要时使用约束带，防止发生坠床及撞伤等意外。

（2）保持大便通畅　便秘使氨及其他有毒物质在肠道内停留时间过长，促进毒物吸收，可用生理盐水加食醋保留灌肠。忌用肥皂水灌肠，因其为碱性，可增加氨的吸收。

（3）做好昏迷病人的护理　①保持呼吸道通畅，保证氧气的供给。②做好口腔、眼部的护理，对眼睑闭合不全者可用生理盐水纱布覆盖。③尿潴留者留置导尿管并详细记录尿的量、性状、气味等。④预防压疮：定时翻身，保持床铺干燥、平整。⑤给病人做肢体的被动运动，防止静脉血栓形成及肌肉萎缩。

（4）用药护理　①使用谷氨酸钠或谷氨酸钾时，应注意观察尿量、腹水和水肿状况，尿少时慎用钾剂，明显腹水和水肿时慎用钠盐。应用精氨酸时，滴注速度不宜过快，以免引起流涎、面色潮红与呕吐。②应用苯甲酸钠时注意有无饱胀、腹绞痛、恶心、呕吐等。③根据医嘱及时纠正水、电解质紊乱及酸、碱平衡失调，做好出入量的记录。④保护脑细胞功能，可用冰帽降低颅内温度，以减少耗氧量。遵医嘱快速滴注高渗葡萄糖、甘露醇以防治脑水肿。

3. 病情观察　严密观察病人思维、认知的变化，以判断意识障碍的程度。加强对病人生命体征及瞳孔的监测并记录。

4. 健康指导

（1）严密监测病情密切注意肝性脑病的早期征象，观察病人思维及认识改变，识别意识障碍的程度，观察并记录病人的生命体征瞳孔大小，对光反射等，如有异常应及时报告医生，以便及时处理。

（2）避免各种诱发因素　①禁止给病人应用安眠药和镇静药物，如临床确实需要，遵医嘱可用地西泮、氯苯那敏等，也只用常量的 1/3～1/2 量。

②防止感染：加强基础护理，观察体温变化，保持口腔、会阴部皮肤的清洁，注意预防肺部感染，如有感染症状出现，应及时报告医师并遵医嘱及时，准确地给予抗生素。③防止大量进液或输液：过多液体可引起低血钾，稀释性低血钠，脑水肿等，可加重肝性脑病。④避免快速利尿和大量放腹水，及时纠正频繁的腹泻和呕吐，防止有效循环血容量减少，水、电解质紊乱及酸、碱平衡失调。⑤保持大便通畅：大便通畅有利于清除肠内含氮物质。便秘者，可口服或鼻饲50%硫酸镁30～50ml导泻，也可用生理盐水或弱酸溶液洗肠。弱酸溶液洗肠可使肠内的 pH 值保持于5～6，有利于血中 NH_3 逸出进入肠腔随粪便排出。忌用肥皂水灌肠，因其可使肠腔内呈碱性，使氨离子弥散入肠黏膜进入血液循环至脑组织，使肝昏迷加重。

（3）饮食护理　限制蛋白质摄入，发病开始数日内禁食蛋白质，供给足够的热量和维生素，以糖类为主要食物。昏迷者应忌食蛋白质，可鼻饲或静脉补充葡萄糖供给热量。足量的葡萄糖除提供热量和减少组织蛋白分解产氨外，又有利于促进氨与谷氨酸结合形成谷氨酰胺而降低血氨。清醒后可逐渐增加蛋白饮食，最好给予植物蛋白，如豆制品。植物蛋白质含支链氨基酸，含蛋氨酸，芳香族氨基酸少，适用于肝性脑病。显著腹水病人应限制钠、水量，水入量一般为尿量加 100ml/d。脂肪类物质延缓胃的排空，应尽量少食用。

（4）意识障碍病人的护理　以理解的态度对待病人的某些不正常的行为，避免嘲笑。向其同室病友，家属等作解释工作，使其了解这是疾病的表现，让他们正确对待病人。对于躁动不安者须加床档，必要时宜用保护带，以防坠床。经常帮助病人剪指甲，以防抓伤皮肤。

（5）昏迷病人的护理　保持病人卧姿舒适，头偏向一侧，保证病人呼吸道通畅，必要时给予吸氧。可用冰帽降低颅内温度，使脑细胞代谢降低，以保护脑细胞功能。作好病人的口腔、皮肤护理，保持床单位整洁，协助病人翻身，防止感染、压疮。同时，注意肢体的被动活动，防止血栓形成和肌肉萎缩。

（6）用药护理　遵医嘱迅速给予降氨药物，并注意观察药物的疗效及副作用。静脉滴注精氨酸时速度不宜过快，以免出现流涎、面色潮红与呕吐等不良反应。

急性肝衰竭

一、疾病概述

【概念与特点】

急性肝衰竭是各种病因引起的一种综合征，关于急性肝衰竭的定义和命名，至今未获统一。1970年Trey等最初提出暴发性肝衰竭的定义。1986年Bernuau等把急性肝衰竭定义为快速发展的严重肝细胞功能损害，肝脏合成的凝血因子特别是凝血酶原和因子Ⅴ血浆含量降至50%以下，一旦发生肝性脑病，则诊断为暴发性肝衰竭或亚暴发性肝衰竭。1993年O'Grady等主张将急性肝衰竭分为超急性型、急性型和亚急性型。

【临床特点】

起病临床症状和经过因病因不同而异，本病重要临床表现如下。

（1）全身情况衰退　最明显的症状是软弱、乏力，晨起即感倦怠、登楼无力，也有食欲不振、消瘦，后者是组织蛋白合成障碍的结果。

（2）皮肤变化　①皮肤黝黑：主要见于脸部，也可见于四肢和全身非暴露区。为慢性肝炎、肝硬化所常见，皮肤黑色素含量增加。②蜘蛛痣：是皮肤小动脉伸出细小血管类似蛛足的表现，其直径自针孔大小至0.5cm不等，以玻璃棒压其中央凸起处可立即消失，放松血管又充盈如前，好发部位在上腔静脉引流区，即头面及颈部、上胸、手背，而乳头水平以下少见。见于慢性肝炎及肝硬化。其主要机制是肝脏对雌激素灭活功能减退，雌激素扩张小动脉。③毛细血管扩张：常见于肝硬化，好发部位为鼻尖、两颊，呈丝丝红缕，与遗传性出血性毛细血管扩张症不同。④肝掌：好发于两手掌的大小鱼际和指端，足底也有相似改变，手温暖，患处有鲜红色斑点，压之变苍白。常和蜘蛛痣相伴而生，也可单独发生，两者发生机制相同。

（3）内分泌变化　表现为男子乳房发育、性欲减退、阳痿、女性化。女性的女性化表现为更年轻，青春发育期显得性早熟。多见于慢性肝炎、肝硬化，与肝脏对雌激素的灭活功能减退有关。

（4）黄疸　为肝细胞性黄疸，表现为皮肤巩膜黄染。黄疸是肝细胞胆红素代谢障碍的征象，黄疸的深浅表明肝细胞衰竭的程度。

（5）肝性脑病　最早出现的多为性格的改变，如情绪激动、精神错乱、躁狂、嗜睡等，以后可有扑翼样震颤、阵发性抽搐和踝阵挛等；晚期各种反射迟钝或消失，肌张力降低；如脑干功能受到抑制，可表现为呼吸和血管运动中枢衰竭。

（6）急性肾衰竭　主要表现氮质血症，进行性少尿或无尿、低血钠与低尿钠等。

（7）腹水　腹水是肝细胞衰竭的征象，与低蛋白血症、门静脉阻塞等有关。

（8）凝血障碍所致出血倾向　由于肝脏制造、合成凝血因子减少而致。表现为鼻出血、牙龈出血、阴道出血、皮肤瘀点瘀斑、消化道出血等。

（9）肝臭　是严重肝细胞衰竭的征象，是一种烂苹果味，来自蛋氨酸甲基化后的甲基硫醇类化合物。

【治疗原则】

肝衰竭的治疗原则为主要采取综合疗法，加强支持治疗，抑制肝细胞坏死和促进肝细胞再生，防治各种并发症。

（1）一般支持疗法　病人应绝对卧床休息，密切观察生命体征、神志、瞳孔、尿量、肝功能、血液生化、凝血酶原时间及凝血酶原活动度的变化。给予高热量、低脂、适量蛋白质饮食，补充多种维生素。可给予静脉补充葡萄糖、脂肪乳、白蛋白、新鲜血浆加强营养支持。新鲜血浆可补充凝血因子，有利于防治出血、腹水、脑水肿、感染等。

（2）抗肝细胞坏死、促进肝细胞再生疗法　目前应用广泛的是肝细胞生长因子，它可刺激肝细胞 DNA 合成，促进肝细胞再生，保护肝细胞膜，抗肝纤维化等作用。

（3）人工肝支持系统　应用人工肝支持系统，旨在清除病人血中的毒性物质，争取延长其生存时间，让残存的肝细胞迅速再生，逐渐代偿丧失的肝功能，渡过难关，最终达到恢复。常用的方法有血浆置换、血液灌流、胆红素吸附等。

（4）并发症的处理　肝衰竭常见的并发症有肝性脑病、脑水肿、肾衰竭、出血等。有肝性脑病时应给予低蛋白饮食，口服乳果糖清理肠道。有脑水肿时给予甘露醇脱水。肝肾综合征时纠正低血容量，选用多巴胺扩张肾血管、利尿，避免使用对肾脏有损害的药物。防止出血，根据出血的部位与原因给予相应处理。

二、主要护理问题

(1) 活动无耐力　与长期卧床有关。

(2) 营养缺乏　与吸收障碍有关。

(3) 有感染的危险　与侵入性操作有关。

(4) 潜在并发症　肝性脑病、出血、肾衰竭。

(5) 恐惧　与担心疾病预后有关。

(6) 有皮肤受损的危险　与长期卧床、压疮有关。

三、护理措施

1. 常规护理　病人应绝对卧床休息，给予高糖、低脂、富含维生素、适量蛋白质（25g/d）、易消化饮食。有腹水者限制钠盐的摄入。有肝性脑病者可予鼻饲流质。根据病因采取相应的隔离措施。

2. 专科护理

(1) 预防感染　感染常是促进病情恶化的常见诱因，环境卫生和饮食卫生都应严格要求，所有医源性操作要严格掌握适应证和遵守操作规程。注意观察体温、血常规及各器官感染的表现，常见的感染部位是口腔、肺部、腹腔、肠道等，可出现相应的症状和体征，应注意观察，并做好口腔护理，定时翻身，清除呼吸道分泌物，防止口腔和肺部感染。发生感染后遵医嘱使用抗菌药物。

(2) 重视清洁肠道，保持大便通畅　消化不良、肠蠕动减弱、便秘等都可增加肠腔毒素的吸收，不利于肝病的恢复，特别是革兰阴性杆菌内毒素的经肠吸收可诱发上消化道出血、肝肾综合征和弥散性血管内凝血。一般病例可通过调整饮食，如多食蔬菜、菜汤，暂时减少蛋白质摄入量，口服乳酸杆菌或双歧杆菌等微生态制剂解决。便秘可用温生理盐水加适量醋保留灌肠，也可口服乳果糖。

(3) 做好心理护理和生活护理　安排环境舒适的病房，合理的生活制度。随时了解病人的心理活动，及时与其交谈，讲解有关疾病的知识，起到疏导、抚慰和鼓励的作用。做好皮肤的护理，满足病人生活上的需要，确保其身心得到充分休息。

3. 病情观察

（1）严密观察生命体征　如体温、脉搏、呼吸、血压及神志、瞳孔、尿量的变化，必要时给予心电监护。及时发现和处理肝性脑病、肝肾综合征、脑水肿等。

（2）及时发现和纠正出血倾向　保持口腔、鼻腔和皮肤的清洁，不用手挖鼻，不用牙签剔牙，延长注射部位压迫时间。仔细观察出血部位、性质、程度以及有关症状、体征，并及时准确记录。及时取血、查血型并配血备用。有消化道出血时按消化道出血护理。

（3）观察病人有无性格和行为的改变、定向力和计算力有无下降及神志情况，及时发现肝性脑病先兆，并通知医生，及时去除诱因并给予治疗。

4. 健康指导　由病毒性肝炎所致肝衰竭者，应指导病人及家属做好消毒隔离工作，对家中其他家庭成员采取预防注射。嘱病人遵医嘱应用药物，不滥用药物，特别应禁用损害肝脏的药物。

第四节　内分泌系统

糖尿病酮症酸中毒

一、疾病概述

【概念与特点】

糖尿病酮症酸中毒是由于体内胰岛素缺乏，胰岛素反调节激素增加，引起糖和脂肪代谢紊乱，以高血糖、高酮血症和代谢性酸中毒为主要改变的临床综合征。当血浆酮体浓度超过 2mmol/L 时的状态称为酮血症，当酮酸积聚而发生代谢性酸中毒时称酮症酸中毒。

【临床特点】

根据病情发展可分为糖尿病酮症、糖尿病酮症酸中毒和糖尿病酮症酸中毒昏迷三个阶段。其典型的临床表现如下：糖尿病症状明显加重，口渴、多尿、恶心、呕吐，不思饮食，体力及体重下降，少数病人有腓肠肌痉挛，部分病人有腹痛，可误诊为急腹症。多数病人呼吸中可以有类似烂苹果气味的酮臭味。有不同程度的脱水表现，如尿量减少、皮肤干燥、眼球下陷、心率增快、脉搏细弱、血压及体温下降等。病人的神志改变个体差异比较大，有头痛、头晕、烦躁、嗜睡和昏迷等。

【治疗原则】

（1）首先要坚持"防优先于治"的原则　加强有关酮症酸中毒的教育工作，增强糖尿病病人、家属以及一般人群对酮症酸中毒的认识，以利于及早发现和治疗本病。

（2）严格控制好糖尿病，坚持良好而持久的治疗达标为本及时防治感染等诱因，以预防酮症酸中毒的发生与发展。

（3）按酸中毒程度不同采取相应治疗措施　对于轻度的酮症酸中毒病人应鼓励进食进水，用足胰岛素，以利血糖的下降和酮体的消除；中度或重度酮症酸中毒应用小剂量胰岛素疗法，必要时纠正水、电解质紊乱及酸碱平衡失调。

（4）注意除去诱因，贯穿治疗的始终　不仅有利于糖尿病酮症酸中毒的治疗及缓解，且可防治酮症酸中毒复发。

（5）坚持守护治疗，严密观察　列表记录血及尿化验结果，出入液量，葡萄糖、钾及胰岛素使用量，每天至少小结 2 次，以指导治疗。

二、主要护理问题

（1）低效性呼吸形态（深大呼吸）　与酮症酸中毒有关。

（2）发热　与肺部感染、泌尿系统感染有关。

（3）急性尿潴留　与神经源性膀胱、前列腺增生有关。

（4）自理缺陷　与意识障碍有关。

（5）知识缺乏　与饮食、疾病、用药等知识的缺乏及信息来源受限有关。

三、护理措施

1. 常规护理

（1）绝对卧床休息，注意保暖，必要时吸氧。

（2）做好心理护理，消除紧张情绪。

2. 专科护理

（1）胰岛素用量要准确，注射部位要经常更换，防止局部硬化，局部消毒要严格，防止感染。

（2）治疗过程中应及时监测血糖，防止出现低血糖反应。

3. 病情观察

（1）临床观察　①严密观察体温、脉搏、呼吸、血压，注意呼出气有无酮臭味，低血钾病人应做心电图监测。②及时采集血标本、尿标本，送检尿糖、尿酮、血糖、血酮、血电解质及血气等。③准确记录 24 小时出入量。

（2）预见性观察　①严密观察瞳孔大小和对光反应，注意意识状态，若治疗后酸中毒纠正、血糖下降，但昏迷反而加重或清醒后再度陷入昏迷要警惕脑水肿的发生，应及时报告医生采取措施。②按医嘱及时补液，纠正脱水及电解质紊乱，输液不宜过多、过快，以免发生肺水肿。③做好基础护理，定时清洁口腔及皮肤，预防感染和压疮的发生。

4. 健康指导

（1）教会病人及其家属自测血糖、尿糖及注射胰岛素的方法。讲解胰岛素的使用注意事项及低血糖的救治措施。

（2）出院时，病人及其家属能复述糖尿病的一般知识，按时打针、进食，懂得保持清洁卫生，防止上呼吸道感染，控制饮食的重要性和方法。

（3）了解血糖偏高或偏低时候，应及时就诊，不可随意加减胰岛素剂量，并要定期门诊随访。

（4）随身携带疾病卡，并带糖果，以备低血糖时迅速食入。

低血糖昏迷

一、疾病概述

【概念与特点】

低血糖昏迷指当血浆葡萄糖（血糖）浓度过低时（低于 2.8mmol/L），出现交感神经兴奋和脑细胞缺糖的症状，持续严重的低血糖将导致昏迷，称为低血糖昏迷，是糖尿病治疗过程中最常见、最重要的并发症之一。随着糖尿病病人日趋增多及人口老龄化，老年低血糖昏迷病人逐年增加，部分病人因就诊早而得到及时治疗，部分病人因发现晚就诊不及时而延误治疗，导致不可逆脑损伤，甚至死亡。

【临床特点】

（1）交感神经兴奋症状　此组症状在血糖下降较快、肾上腺素分泌较多时更为明显，是一种低血糖引起的代偿反应，主要表现为大汗、颤抖、心悸、饥饿、焦虑、紧张、软弱无力以及面色苍白、四肢发冷等。

（2）神经性低血糖症状　即脑功能障碍症状，此组症状在血糖下降较慢而持久者更为常见。临床表现多种多样，主要是中枢神经缺氧、缺糖症状群。主要表现为：①大脑皮质受抑制：精神不集中、头晕、迟钝、视物模糊、步态不稳，也可有幻觉、躁动、行为怪异等精神失常表现；②波及皮质下中枢、中脑延髓等：神志不清、躁动不安，可有阵挛性舞蹈性或幼稚性动作，张力性痉挛，锥体束征阳性，乃至昏迷、呼吸浅弱、血压下降、瞳孔缩小。

（3）混合型表现　即指病人既有交感神经兴奋的表现又有中枢神经受抑制的表现，临床上此型更为多见。

【治疗原则】

1. 常规治疗　最重要的治疗原则是防重于治，提高警惕及时发现，有效治疗。有以下临床表现者应怀疑低血糖存在：

（1）有较为明显的低血糖症状。

（2）有惊厥或发作性神经精神症状。

（3）有不明原因的昏迷。

（4）有发生低血糖的危险者，如应用胰岛素或口服降血糖药治疗的糖尿病病人及酗酒者。

（5）禁食、体力劳动或餐后数小时，出现类似的综合性症状。

2. 急症处理

（1）升高血糖　①葡萄糖：最快速有效的药物，是急症处理的首选。轻者可口服葡萄糖水适量，重者需静脉注射 50% 葡萄糖溶液 40~60ml，并继续静脉滴注 5%~10% 的葡萄糖 500~1000ml，特别是酒精和磺脲类药物引起的低血糖可能使昏迷持久，老年人或脑中葡萄糖缺乏时间久者对葡萄糖治疗的反应可能缓慢，应根据病情调整滴速和输液量，直至血糖稳定在正常水平。②使用升糖激素：高血糖素常用剂量为 0.5 ~ 1.0mg，可皮下、肌内或静脉给药。一般 20 分钟内生效，但维持时间较短，一般 1 ~ 1.5 小时，以后需让病人进食或静脉给予葡萄糖，以防低血糖的复发。

（2）糖皮质激素　视病情给予氢化可的松 100mg 加入 500ml 葡萄糖中缓慢滴注，一日总量在 200 ~ 400mg。

（3）防治脑水肿　一般血糖上升并维持在正常水平 10 分钟后，低血糖症状可缓解，如果血糖正常达 30 分钟，但昏迷仍持续存在者应考虑有脑水肿的可能，给予脱水药 20% 甘露醇静脉滴注，同时要注意水、电解质平衡。

二、主要护理问题

（1）水、电解质紊乱及酸碱平衡失调　与恶心、呕吐及大量出汗有关。

（2）有受伤的危险　与视物模糊、软弱无力等有关。

（3）活动无耐力　与交感神经兴奋、肾上腺素分泌较多有关。

（4）有发生脑萎缩的危险　与长期严重的低血糖可发生脑细胞坏死与液化有关。

（5）潜在并发症——癫痫　与脑功能受损有关。

三、护理措施

1. 常规护理

（1）保持呼吸道通畅，病人取平卧位，头偏向一侧，清除口鼻分泌物，防止误吸。准备好吸引器，痰多时应随时吸痰，以免发生窒息，并做好气管插管和使用呼吸机的准备。

（2）氧气吸入。

（3）升高血糖　轻者立即口服糖水适量，重者遵医嘱静脉注射 50% 葡萄糖溶液 40 ~ 60ml。

（4）建立静脉通路　给予葡萄糖输入，依据病情遵医嘱给予糖皮质激素治疗；应用脱水药物控制脑水肿；抽搐病人除补糖外，可酌情应用适量镇静药，并保护病人，防止外伤或自伤。

（5）口腔护理　去除义齿，每天清洁口腔 2 次，口腔溃疡可涂溃疡膏。张口呼吸的病人应将沾有水的纱布盖在口鼻上，吸痰时严格执行无菌操作。

（6）皮肤护理　保持床单位的清洁干燥、平整；尿失禁的病人留置导尿管，尿管定期开放和更换，诱导自主排尿，清醒后及时拔除，保持会阴部清洁、干燥，防止泌尿系统感染；对大便失禁的病人，及时更换尿垫，做好肛门及会阴部清洁，防止感染及压疮的发生。

（7）心理护理　护士要选择适当的语言来安慰病人，耐心解释有关病情变化，以稳定病人情绪，减轻病人痛苦。对于深昏迷的病人。鼓励家属可以适当与病人进行交流，使病人始终保持在其熟悉的语言环境中，以配合治疗，早日清醒。

2. 专科护理

（1）快速测试　末梢血糖发现病人意识障碍或昏迷者，立即使用快速血糖仪检测指尖血糖，第一时间明确低血糖的诊断。

（2）迅速建立静脉通路　护士分工明确，一人负责立即开放静脉通路，静脉推注 50% 的葡萄糖注射液 40～60ml，静脉滴注 10% 的葡萄糖 250ml，另外一人负责吸氧、心电监护，采集各种标本。

（3）密切观察病情　每 30～60 分钟复测快速血糖，对血糖浓度和血钾浓度进行严密监测，保证血钾浓度在 3.5～5.0mmol/L，避免出现高钾血症引起的肌肉、神经症状，观察病人的病情；密切观察生命体征，如果出现异常，立即向医生汇报，及时按医嘱用药，积极治疗合并症；维持水、电解质平衡。

（4）基础护理　在对低血糖昏迷病人进行急救护理时，要使用床档，使病人保持平卧位，头偏向一侧，清除口腔和鼻腔内的分泌物，保持呼吸道通畅；进行吸氧治疗，维持脑部氧流量和血流量；对于抽搐病人适当使用约束具，防止出现关节脱位或骨折、舌咬伤、抓伤等

（5）心理护理　病人在发生低血糖昏迷后可能在面对疾病时会产生恐惧、焦虑等不良心理，影响病人的治疗，因此在病人清醒后，护理人员要加强与病人的沟通，与病人建立良好的护患关系，对病人采用和蔼的态度进行解释工作，从而使病人能够消除不良情绪，以积极乐观的态度面对疾病，并配合治疗，以促进早日康复。

3. 病情观察

（1）密切观察病人生命体征及神志变化，昏迷程度，瞳孔有无变化，肢体有无瘫痪，有无脑膜刺激征及抽搐等。详细记录，随时分析，及时通知医生并处理。

（2）血糖监测，凡怀疑低血糖昏迷的病人，应立即做血糖测定，并在治疗过程中动态观察血糖水平。

（3）准确记录 24 小时出入量，观察尿量情况，应特别记录糖类食物、药物的用量及尿糖的排出量。

（4）观察治疗前后的病情变化，评估治疗效果。病人使用胰岛素（如低精蛋白锌胰岛素或精蛋白锌胰岛素）或氯磺丙脲时，可有低血糖反应，为防止病人清醒后再度出现低血糖反应，需要观察 12 ~ 48 小时。

4. 健康指导

（1）加强对病人饮食的指导，让病人认识到糖尿病饮食的种类，使病人能够定时、定量进行饮食，绝不可为降低血糖而过量减少饮食或不进食。

（2）加强对病人的运动指导，合理安排运动时间和运动量，严禁空腹剧烈运动；外出运动时，应随身携带"低血糖急救卡"；指导病人自身携带一定的高糖食物，在出现低血糖症状时能够进行自救。

（3）向病人讲述血糖监测的意义以及糖尿病治疗的注意事项等，使病人能够按照医嘱进行用药关于老年糖尿病病人，对于血糖控制不宜过于严格，一般空腹血糖在 7 ~ 8mmol/L，餐后血糖在 8 ~ 10mmol/L 即可。

（4）警惕夜间发生低血糖反应，晚餐分配上适当增加主食，发生先兆及时自救并就医。

甲状腺危象

一、疾病概述

【概念与特点】

甲状腺危象也称甲亢危象，是甲状腺毒症急性加重的一个综合征，是甲状腺功能亢进病人最严重的并发症，多发生于较重甲状腺功能亢进未治疗或治疗不充分病人，在感染、手术、创伤或突然停药后，出现以高热、大汗、心动过速、心律失常、严重吐泻、意识障碍等为特征的临床综合征，其病死率在 20% 以上。

【临床特点】

（1）典型的甲状腺危象 临床表现为高热、大汗、心动过速，频繁的呕吐及腹泻、谵妄，甚至昏迷，最后多因休克、呼吸及循环衰竭以及电解质紊乱而死亡。①高热：体温急骤升高，高热常在39℃以上，且病人大汗淋漓、虚弱，疲乏，皮肤潮红；继而可汗闭，肤色苍白和脱水。高热是甲状腺危象的特征表现，是与重症甲状腺功能亢进症的重要鉴别点。②循环系统：病人出现心悸，窦性或异源性心动过速，常达160次/分以上，且脉压明显增大，血压升高；病人易出现各种心律失常，其中以期前收缩和心房颤动最为多见。另外，较常见的也有心脏增大甚至发生心力衰竭。不少老年人仅有心脏异常尤以心律失常为突出表现。若病人出现血压下降，心音减弱及心率慢，说明病人心血管处于严重失代偿状态，预示已发生心源性休克。一般来说，合并有心脏病的甲状腺功能亢进病人，容易发生甲状腺危象，当发生危象以后，促使心功能进一步恶化。③消化系统：食欲极差，恶心，频繁呕吐，腹痛、腹泻明显，恶心和腹痛常是本病早期表现。病后体重锐减，肝可肿大，肝功能不正常，随着病情的进展，肝细胞功能衰竭，出现黄疸，黄疸出现则预示预后不良。④中枢神经系统：病人常出现精神障碍、烦躁焦虑，也可有震颤、极度烦躁不安、谵妄、嗜睡，最后陷入昏迷。⑤呼吸系统：潮气量减少，呼吸困难，甚至呼吸衰竭。⑥电解质紊乱：由于进食差，呕吐、腹泻及大量出汗，最终出现电解质紊乱，约半数病人有低钾血症，1/5的病人血钠减低。

（2）先兆危象 由于危象期病死率很高，常死于休克、心力衰竭，为及时抢救病人，临床提出危象前期或先兆危象的诊断。先兆危象是指：①体温在38～39℃。②心率在120～159次/分，也可有心律失常。③食欲减退，恶心，大便次数增多，多汗。④焦虑、烦躁不安，危象预感。

（3）不典型甲状腺危象 临床上，有少数病人的临床症状和体征很不典型，突出的特点是表情淡漠、木僵、嗜睡、反射降低、低热、明显乏力、心率减慢、脉压小及恶病质，甲状腺常轻度肿大，最后陷入昏迷，甚至死亡。这种类型临床上称为"淡漠型"甲状腺危象，较为罕见。

【治疗原则】

（1）降低血液循环中甲状腺激素浓度 ①使用抗甲状腺药物，如碘制剂、硫脲类药物，用以抑制甲状腺激素的合成和释放。②通过腹膜或血液透析法，或者通过血浆置换术等清除血液循环中过高的甲状腺激素。

（2）降低组织对甲状腺素－儿茶酚胺的反应 使用 β 受体阻断药和利血平、胍乙啶等抗交感神经药物，阻断周围组织对儿茶酚胺的反应，以减轻周围组织对儿茶酚胺过敏的表现，从而达到控制甲状腺危象的目的。①糖皮质激素：尽早补充糖皮质激素，以改善机体反应性，提高应激能力。糖皮质激素还可抑制组织中 T_4 向 T_3 转化作用，与抗甲状腺药物有协同作用，可迅速减轻临床症状。一般选用地塞米松或甲泼尼龙等。②低温及人工冬眠：对甲状腺危象病人应尽快采取降温措施，在应用镇静药基础上行物理降温治疗。也可采用人工冬眠加物理降温，通过冬眠及物理降温，将体温控制在 34～33℃，持续数日或更长，直至病人病情稳定为止。③对症处理：纠正水、电解质紊乱和酸碱平衡失调；及时补充大量维生素和能量；纠正心功能不全、心律失常；如有感染应积极进行抗感染治疗。

二、主要护理问题

（1）活动无耐力 与蛋白质分解增加、甲状腺功能亢进性心脏病、肌无力等有关。

（2）自我形象紊乱 与甲状腺肿大、颈部增粗有关。

（3）营养失调，低于机体需要量 与代谢增高、消化不良性腹泻及吸收差有关。

（4）焦虑 与甲状腺功能亢进所致神经系统兴奋、外观改变及对本病知识缺乏有关。

（5）体温过高 与感染有关。

（6）水、电解质紊乱及酸碱平衡失调 与进食差、频繁呕吐、腹泻及大量出汗有关。

（7）有受伤的危险 与浸润性突眼有关。

（8）有发生昏迷的危险 与脑细胞脱水及缺氧有关。

（9）潜在并发症 心力衰竭、心源性休克、肝衰竭、呼吸衰竭。

（10）知识缺乏 缺乏药物的使用及正确饮食相关知识。

三、护理措施

1. 常规护理

（1）吸氧，保持呼吸道通畅，及时清除呼吸道分泌物，防止吸入性肺炎发生。

（2）建立静脉通道，最好是中心静脉通道，进行 CVP 监测。

（3）留置导尿，记录 24 小时出入量，注意出入液量平衡，及时补液，纠正水、电解质紊乱和酸碱平衡失调。

（4）保持室内环境安静，避免精神刺激，安慰、鼓励病人，使其学会自我心理调节，必要时适当使用镇静药物。

（5）由于机体代谢率增高，应给予高碳水化合物、高蛋白、富含维生素的饮食，提供足够的能量，满足高代谢需要，避免刺激性食物。鼓励病人多饮水，不少于 2000ml/d，昏迷或不能经口进食者予以鼻饲。

（6）绝对卧床休息，保持安静舒适和相对恒温的环境，必要时给予吸氧。

（7）低温及人工冬眠　遵医嘱尽快采取降温措施，在应用镇静药基础上行物理降温治疗。也可采用人工冬眠加物理降温，将体温控制在 33~34℃。

（8）对于狂躁型的病人，可给予镇静药，如地西泮、氯丙嗪等。切实做好病人的安全护理，必要时给予使用床档、约束带等保护措施，防止坠床、自伤等发生。

（9）做好生活护理，给予高热量、高蛋白、富含维生素的饮食。鼓励病人多饮水，每天饮水量不少于 2000ml。切忌过饱饮食，以防发生心功能不全。

（10）心理护理　甲状腺危象病人多有不同程度的恐惧、焦虑等不良心理，护士要以耐心细致的工作帮助病人消除恐惧、焦虑心理，树立战胜疾病的信心。

2. 专科护理

（1）观察药物疗效及不良反应，如药疹、白细胞减少等，定期复查血常规。

（2）使用普萘洛尔后 8~48 小时心率可明显减慢，随后体温、心律失常、循环系统及精神状态可明显改善，应加强观察，宜在心电监护下用药，注意有无胸闷、气急情况出现，有心力衰竭、支气管哮喘、二度以上房室传导阻滞者禁用。

（3）使用胍乙啶、利血平时应注意观察血压变化，避免出现低血压，并观察病人的烦躁、震颤等症状有无改善。

（4）使用大剂量碘剂时，要注意有无胸闷、心悸、皮疹等碘过敏现象的发生。

3. 病情观察

（1）临床观察　①密切观察体温变化，体温过高者应及时物理降温如头部置冰枕、酒精擦浴等。②心电、血压监护，注意血压、心率、心律变化，病情轻重一般与心率有关，若用药后心率仍未减慢，心悸胸闷加重，心律不齐，应及时通知医生。③观察病人神志、精神状态，有无出现嗜睡、抽搐、昏迷现象；恶心、呕吐、腹痛、腹泻症状有无减轻。④定时抽血检查血 T_3、T_4、血常规、血电解质等。

（2）预见性观察　①感染为甲状腺危象常见的诱因，也是常见的并发症，特别是在使用糖皮质激素后，因此应加强观察和预防，做好呼吸道护理，定期肺部听诊，防止吸入性肺炎的发生。②观察 24 小时出入量，并做好记录，观察有无皮肤皱缩、眼眶凹陷、血压降低等脱水表现，及时补充水分，防止由于高热、出汗、呕吐和腹泻所致脱水而导致休克的发生。

4. 健康指导

（1）指导病人摄入适当的饮食，对于妊娠、哺乳、青春期发育者，多摄取含碘高的食物。避免摄入大量抑制甲状腺激素合成的物质。在地方性甲状腺疾病流行地区居住的居民增加碘的摄入可预防和治疗本病。妊娠妇女在妊娠前或妊娠初期补充足够的碘可预防地方性呆小病的发生。

（2）生理性甲状腺肿大属于暂时的生理现象不需要治疗。而使用甲状腺抑制剂治疗病人应坚持长期用药，以免停药后复发，学会观察药物不良反应，一旦出现，及时与医师联系。出现压迫症状、突然疼痛与甲状腺腺体急剧肿大等，应及时就诊。

垂体危象

一、疾病概述

【概念与特点】

垂体危象是在原有垂体功能减退基础上，因腺垂体部分或多种激素分泌不足，在遭遇应激后，或因严重功能减退自发地发生休克、昏迷和代谢紊乱危急征象，又称为"垂体功能减退危象"，如得不到及时救治，常快速危及生命。

【临床特点】

多数垂体危象在原发垂体疾病演进数年后发生，少数病人可在腺垂体受损后数天或数周内发生。需要详细的病史和体格检查来综合分析和评估。

（1）垂体功能减退征象　原发病因可导致腺垂体一种或几种激素分泌功能低下和缺乏，并引起相应靶器官功能减退的临床表现，如面色苍白、怕冷、低体温、消瘦乏力；性器官萎缩、腋毛阴毛脱落、性欲减退和闭经以及低血糖、电解质紊乱等代谢异常。促性腺激素、生长激素、泌乳素缺乏为最早表现，促甲状腺激素缺乏次之，促肾上腺皮质激素缺乏症状一般较后出现。

（2）垂体危象前期　在诱因的促发下，导致垂体功能减退症状进一步加重，表现为极度乏力、精神萎靡、淡漠嗜睡、缄默懒言，体温正常或高热，收缩压偏低，大多数为 80～90mmHg，脉压差缩小或有位置性低血压，严重的厌食、恶心、频繁呕吐，甚至中腹部腹痛，胃肠道症状持续时间长短不一，长者可达 2～4 周。病人消瘦、无力、精神萎靡。服用安眠药诱发昏迷的病人无上述表现，可直接进入危象期。

（3）危象期　由于腺垂体受损范围不同，受影响的激素种类和水平不一，随诱发因素不同而表现出不同的临床类型。①低血糖型：为最多发生的类型。低血糖的发生有快慢两种类型：第一，缓慢发生低血糖：病人明显嗜睡，烦躁呻吟，神志恍惚，呼叫能应，但答非所问，时有阵发的一过性面、手、腿抽动，有进行性意识障碍，逐渐进入昏迷。第二，快速发生低血糖：血糖值降低快，有明显交感神经兴奋症状，心慌气喘、恶心、面色苍白、四肢发凉、脉率快、全身大汗、颤抖、抽搐、口吐白沫，持续时间很短，迅速进入昏迷。②高热型：因病人多种激素缺乏，主要包括促肾上腺皮质激素和氢化可的松，使机体抵抗力低下，易发生感染，出现高热，体温在 39～40℃。③低温型：该类病人在冬季多感到神志模糊、嗜睡，逐渐昏迷，体温很低，直肠温度常在 26～30℃。④循环衰竭型：表现为烦躁不安，表情淡漠，嗜睡，神志恍惚，晕厥，脉细速，心率快，血压明显下降，四肢冰凉、发绀，迅速进入休克。⑤水中毒型：垂体功能减退病人原本存在排水障碍，一旦水分摄入过多，水潴留，细胞外液稀释至低渗，易引起水中毒。因细胞水肿可导致一系列神经系统症状，如疲乏无力、食欲不振、呕吐、精神紊乱、昏迷、抽搐等。此外，出现低血钠及血细胞比容降低。⑥垂体切除后昏迷型：易发生于垂体切除前已有功能低下的部分病人。切除后诱发昏迷的原因可以有功能低下不能耐受手术严重刺激，或局部损伤，或手术前后的电解质紊乱诱发等。病人表现为术后神志不能恢复，可持续数天至数周不等。⑦混合型：多种突出症状与体征均混合出现，表现较为复杂，容易误诊。

【治疗原则】

（1）一经发现有垂体危象或垂体卒中的临床征象，应诊断检查与抢救同时进行，争取时间快速缓解病情。

（2）快速纠正低血糖　迅速建立静脉通路，给予静脉50%葡萄糖40~100ml，多数病人可很快恢复，严重者恢复较慢，然后用5%葡萄糖氯化钠注射液静脉滴注，数小时后可再给1次50%葡萄糖注射液静脉注射；或者以10%葡萄糖500~1000ml维持，以免再次引起昏迷。若为低血糖型危象昏迷，经过补充葡萄糖可以恢复正常，神志可逐渐从昏迷转为躁动、朦胧直至清醒。

（3）激素替代治疗　应综合考虑临床发病的轻重缓急、诱发因素、应激程度确定给药剂量，一般每6小时静脉给氢化可的松100mg。情况危急者，可用50%葡萄糖60ml加氢化可的松琥珀酸钠100mg缓慢静脉注射。继后2~3天，根据病情和机体对激素的反应，减量为200~100mg。1周左右，可视病情稳定情况逐渐减量，视病情缓解可改为口服氢化可的松40mg或泼尼松10mg，分2次给药维持。危象期过后，应予适量靶腺激素长期替代治疗。包括糖皮质激素生理维持剂量，甲状腺激素，应从小剂量开始，递增至需要的维持量，可酌情使用性腺激素等。

（4）维持水、电解质和酸碱的平衡　多数病人存在水、电解质紊乱，尤其是低钠、水中毒者，应给予及时处理。最初24小时应输入5%葡萄糖氯化钠注射液500~1500ml，血钠较低者可适当多补充0.9%氯化钠注射液。液体和电解质的补充应按危象发作前后病人出入量（呕吐、大小便量）及失水体征，结合实验室结果，决定补充量。

（5）诱因治疗　休克者应及时选择血管活性药物治疗；对感染者应病灶清除和积极有效的抗感染治疗；低体温者应予保暖；有精神障碍者必要时给

予抗精神药物或镇静治疗。慎用或禁用可能诱发危象的镇静、镇痛麻醉类药物等。

（6）原发垂体疾病治疗　包括内科药物缓解和外科手术干预治疗，如水肿者给予脱水降颅内压治疗；出血者给予止血药物；遇严重颅内压增高、视力减退、昏迷、病情进行性恶化者，应手术干预减压和原发病的外科手术治疗等。

二、主要护理问题

（1）体温过高　与感染有关。

（2）体温过低　与寒冷季节诱发相关。

（3）有受伤的危险　与低血压、晕厥等有关。

（4）水、电解质紊乱及酸碱平衡失调　与手术或胃肠道功能紊乱引起失钠脱水有关。

（5）潜在并发症——癫痫　与脑功能受损有关。

三、护理措施

1. 常规护理

（1）低温者注意保暖，增加盖被，加用电热床褥、空调等。

（2）迅速配合医生抢救，准确用药。

（3）保持呼吸道通畅，给予氧气吸入。

2. 专科护理

（1）必要时留置尿管，准确记录24小时出入量。

（2）加强昏迷病人的一般护理，如口腔护理、皮肤护理等。

（3）严禁使用吗啡、氯丙嗪、巴比妥等中枢神经抑制药及麻醉药，以免诱导或加剧昏迷。

（4）慎用胰岛素及各种降血糖药，以免加重低血糖。

3. 病情观察　监测生命体征，仔细观察病情，详细记录病人意识状态、瞳孔大小、对光反射、角膜反射、眶上压痛反应以及神经系统体征的变化。

4. 健康指导

（1）指导病人保持情绪稳定，避免劳累，冬天注意保暖，平时需注意皮肤的清洁，预防外伤，少去公共场所以防发生感染。

（2）进食需进高热量、富含维生素、易消化的食物，少量多餐，增强机体抵抗力。告知其使用药物的名称、剂量、用法及注意事项，并且嘱其不得自行增减药物的剂量。告知病人识别其垂体危象的征兆，有恶心、呕吐、发热、腹泻等症状时，应立即就医，以免耽误病情。外出时，许随身携带识别卡，以免意外的发生。

肾上腺危象

一、疾病概述

【概念与特点】

肾上腺危象又称急性肾上腺皮质功能不全，是由于各种原因引起的肾上腺皮质功能急性衰竭，皮质醇和醛固酮绝对缺乏所引起的一种临床综合征。

【临床特点】

（1）发热，体温可达 40℃ 以上，抗生素治疗无效，但有时体温低于正常。

（2）食欲减退、恶心、呕吐、腹泻、便秘、低血糖等。

（3）精神萎靡、神志淡漠、嗜睡、烦躁，甚至昏迷。

（4）心率加快，可达 160 次/分，可伴有心律不齐、血压下降，甚至休克。

（5）少尿或无尿，急性肾功能不全。

【治疗原则】

（1）基础治疗 平时进高钠饮食，替代疗法可以服氢化可的松每天 20 ~ 30mg，或泼尼松 5 ~ 7.5mg，应清晨服总剂量的 2/3，下午服 1/3。如不能纠正乏力、疲倦和低钠血症，则可以加用小剂量盐皮质激素，如 9α - 氟氢可的松每天 0.2mg 或每月肌内注射三甲醋酸去氧皮质酮 125mg。

（2）急性皮质功能危象的治疗 在轻度应激时每天增加氢化可的松 50mg

左右，不能口服者可以静脉滴注给药。重度急性肾上腺危象，多危及生命，必须及时抢救。①补充盐水，在前2天应迅速补充盐水，每天2~3L。②糖皮质激素，立即静脉注射磷酸氢化可的松或琥珀酰氢化可的松100mg，使血浆皮质醇浓度达到正常人在发生严重应激时的水平。以后每6小时静脉滴注100mg，第3天逐渐减量，呕吐停止后，可改为口服氢化可的松50~60mg/d。可以加用9α-氟氢可的松。

（3）病因治疗　如免疫抑制剂、抗结核治疗等。

二、主要护理问题

（1）疼痛　与手术创伤、术后留置引流管有关。

（2）有感染的危险　与手术创伤、留置引流管有关。

（3）有下肢静脉血栓的危险　与术后长期卧床有关。

（4）有坠积性肺炎的危险　与术后长期卧床有关。

（5）组织灌注不足　与手术失血有关。

（6）知识缺乏　与缺乏疾病的相关知识有关。

三、护理措施

1. 常规护理

（1）保持呼吸道通畅，吸氧，及时清除呼吸道分泌物。

（2）建立静脉通道，最好是中心静脉通道，进行中心静脉压（CVP）监测以调整输液滴速。

（3）做好各项基础护理，防止感染。

（4）保持环境安静，限制探视，注意保暖，让病人安静休息，做好心理护理，防止病人再次出现生理或精神上的刺激。

2. 专科护理　观察激素的治疗反应及不良反应，如有异常及时通知医生。例如，使用盐皮质激素时要注意观察病人有无出现水肿、充血性心力衰竭，老年人、肾功能不全的病人要慎用。在使用激素的过程中还要注意有无并发感染的征象。

3. 病情观察

（1）临床观察 ①观察病人的精神状态，是否出现神志不清、嗜睡、昏迷等情况。②观察病人的体温，体温过高者应及时物理降温如头部置冰枕、酒精擦浴等。③观察皮肤弹性、体重、口渴、恶心、腹痛、腹泻情况有无改善，定时测量血糖，观察是否出现低血糖现象。④心电、血压监护，如收缩压在 80mmHg 以下伴休克症状，经补液和激素治疗仍不能纠正时，应及早给予血管活性药。观察心率、心律变化，发现异常及时处理。⑤留置导尿，观察尿量，记录 24 小时出入量，维持水、电解质和酸碱的平衡。

（2）预见性观察 ①由于大量输液和补充激素，因此要观察有无全身水肿和高血压情况的出现。②由于缺钾常可引起肌肉麻痹和心律失常，因此要经常观察肌力及心律变化。大量补充激素可引起精神症状、消化道出血和继发感染，应密切观察精神状态、呕吐物的性质以及有无感染征象。③肾上腺危象还可导致弥散性血管内出血、肾衰竭、低蛋白血症、继发性贫血等的发生，因此应及时观察病人的凝血情况，有无 DIC 的早期表现如抽出的血液迅速凝固（凝血时间缩短）、血小板进行性减少、指（趾）发绀等，观察血红蛋白量及血、尿肾功能的变化。

4. 健康指导

（1）由于肾上腺危象起病急骤，临床主要表现有发热、极度乏力、恶心、呕吐、休克和昏迷等，症状突然，病人及家属心理负担特别大。再者由于病史长，反复发作，病人具有巨大的经济、精神、心理压力。病人长期应用激素，对激素产生依赖性，同时对激素的不良反应有所了解，医护人员需对病人的病情与心理进行积极疏导，增加病人信心，调动其内在因素，使病人主动配合治疗。

（2）在使用升降压药期间，护士应严密观察病人的血压、脉搏、神志、精神、液体输入情况，防止药物渗出血管外，有情况应及时与医生沟通并处理。

（3）出院指导 ①指导家庭血压监测，如有不适，及时就诊。②定期复查。

（4）健康促进 应教育慢性肾上腺皮质功能减退的病人，坚持持续服激素，不得任意间断。当遇应激情况时，必须在医师的指导下增加剂量。如有上呼吸道感染，拔牙等小的应激，将激素量增加一倍，直至该病痊愈，一般4~5天之内即见控制。如有大的应激，如外科手术、心肌梗死、严重外伤和感染等，应给予氢化可的松200~300mg/d。在手术前数小时即应增加激素用量。当病人外出施行时，必须携带足量的激素以备应用。

急性肾衰竭

一、疾病概述

【概念与特点】

急性肾衰竭是一组临床综合征，以肾小球滤过率骤然减少，含氮代谢产物尿素氮和肌酐积聚为特征。目前尚缺乏诊断急性肾衰竭的统一标准，一般认为在基础肾功能正常情况下，内生肌酐清除率下降达正常值50%。

【临床特点】

（1）少尿期　①高氮质血症：当受损肾单位的总和未达到80%以上时，可不出现高氮质血症。根据血清尿素氮递增的速度将肾衰竭分为轻、中、重三度。轻度，每天递增<15mg；中度，每天递增在15~30mg；重度，每天递增>30mg。②高钾血症：血清钾>5.5mmol/L，称高钾血症。③酸中毒肾衰竭时：碳酸氢根经肾脏排出明显减少，滞留在血内增多。④低钠血症。⑤神经系统表现：嗜睡、头痛、烦躁及昏迷，可能与脑水肿有关。⑥消化系统症状：嗳气、恶心、呕吐、厌食等症状，部分病人出现急性胃黏膜损伤而引起消化道出血。⑦血液系统急性肾衰竭中晚期常伴有贫血。

（2）多尿期　每天尿量可达4000ml甚至更多，多尿期早期（3~7天以内），尽管尿量增多但肾小管功能并未迅速恢复，血尿素氮水平可继续上升。

（3）恢复期　尿量正常，尿毒症症候群消失。随意饮食下尿素氮、肌酐值在正常范围。

【治疗原则】

急性肾衰竭治疗原则主要为病因治疗，控制发病缓解，调节水、电解质和酸碱平衡，控制氮质血症，供给足够的营养，血液净化及对症支持治疗。

二、主要护理问题

（1）体液过多　与急性肾衰竭致肾小球滤过功能受损、水分控制不严有关。

（2）营养失调，低于机体需要量　与营养的摄入不足及透析等原因有关。

（3）有感染的危险　与饮食限制蛋白质摄入、机体抵抗力低下及透析有关。

（4）潜在并发症　高钾血症、代谢性酸中毒、高血压脑病、急性左心衰竭、心律失常、弥散性血管内凝血、多器官功能障碍综合征。

三、护理措施

1. 常规护理

（1）饮食护理　能进食者，鼓励经胃肠道进食，给予高热量、高纤维素、高生物效价蛋白质饮食。少尿、严重酸中毒和高钾血症病人避免进食含钾食物。

（2）保持病室清洁　将病人置于清洁、空气流通的病室，减少探视，做好消毒隔离，防止交叉感染。

（3）加强口腔和皮肤护理　保持皮肤完整、清洁，预防压疮和感染，注意皮肤黏膜有无出血。

（4）卧床休息　应严格卧床休息，改善肾脏血流，减轻肾脏损害。

2. 专科护理

（1）透析病人的护理　透析前向病人说明透析的原因和过程，消除紧张情绪，做好透析准备。透析过程中，密切观察病人生命体征；注意病人有无热源反应、失衡综合征和出凝血异常等的发生。血液透析后，应注意透析部位敷料是否干燥；观察有无出血、渗血；透析肢体尽量避免各种穿刺、注射和测量血压等。

（2）水中毒是急性肾衰竭的严重并发症，也是引起死亡的主要原因之一。如发现病人有血压增高、头痛、呕吐、抽搐、昏迷等脑水肿表现，或肺部听诊闻及肺底部啰音伴有呼吸困难、咳血性泡沫样痰等肺水肿表现时，应及时报告医生，并采取急救措施。

（3）高血钾是急性肾衰竭常见的致死原因。应密切监测心电变化，一旦出现嗜睡、肌张力低下、心律失常、恶心、呕吐等高血钾症状时，应立即建立静脉通路，备好急救药品，并根据医嘱准备透析药品。

3. 病情观察 严密观察和监测病人的生命体征、意识、心电变化、实验室参数，以利于及时发现病情变化，指导治疗。每天测量体重，准确记录出入量，尤其是记录病人的尿量，通常尿量迅速增加到 2500ml/d 提示预后较好。根据出入量和体重调整输液量和输液速度，防止肺水肿发生。少尿期病人应限制每天液体入量，可制定每天定时入液量表。

4. 健康指导 做好疾病和用药知识的宣教，如避免使用对肾脏有毒性的药物；如有肾脏疾病、全身性感染等，均应及时就医；指导病人了解药物的作用，不同类型的药物可能引起不同的不良反应，如有出现，应及时报告医护人员。

第五节　神经系统

急性脑衰竭

一、疾病概述

【概念与特点】

急性脑衰竭又称脑血管疾病。国内近年的流行病学调查显示，我国城乡脑血管发病率为 1.2%~1.8%，发病与年龄及性别有关。脑出血占所有脑卒中病人的 10%~20%。脑出血可以发生在脑的任何部位，基底节区最多见，其次是大脑皮质下、脑桥及小脑。脑出血的病情比较危重，病死率高达 50% 左右，是造成长期残疾的首要原因。

【临床特点】

（1）症状 脑出血的症状和体征取决于血肿形成的部位，可以没有任何先驱症状而发病，大多数于活动中突然发病，多有头痛、恶心、呕吐。意识障碍和血肿的大小有关，血肿在 2cm 以下一般不发生昏迷，大于 2cm 则多有意识障碍。主要有以下几方面的症状：①全脑症状：头痛、呕吐、各种意识障碍，是由于脑水肿和颅内压增高所致。②局灶症状：瘫痪、失语、脑神经麻痹，是由于脑出血造成脑实质破坏所造成的神经功能障碍。③可以出现急性胃黏膜病变的症状，如呕吐咖啡样物、黑便。④其他：抽搐、口角歪斜、饮水呛咳、复视等。

（2）体征 ①中枢性偏瘫：肌力明显下降，巴氏征（＋），中枢性面瘫、意识障碍、昏迷、失语。②脑膜刺激征。③眼部改变：瞳孔异常，出现散大、缩小，对光反射消失、迟钝。

【治疗原则】

急性脑衰竭的治疗是多方面的，主要包括积极治疗原发疾病，降低颅内压，采用高压氧疗法、冬眠疗法，对症治疗，积极处理并发症，同时应用脑保护剂和采用营养支持疗法。急性脑衰竭的预后主要取决于引起脑衰竭的病因及其所致脑损害的严重程度。

二、主要护理问题

（1）潜在并发症——脑疝 与脑血管破裂血液进入脑实质导致颅内压增高有关。

（2）排便形态改变——便秘 与自主神经功能紊乱、长期卧床和饮食形态改变有关。

（3）有失用综合征的危险 与肢体瘫痪不能活动有关。

三、护理措施

1. 常规护理

（1）急性期要求病人绝对卧床。

（2）呕吐时头偏向一侧。

（3）避免腹压增高及剧烈咳嗽，保持大便通畅。

2. 专科护理 20% 甘露醇 250ml，要求在 15~20 分钟内滴完。甘露醇与呋塞米交替使用，严格按医嘱执行，准时用药。脱水、利尿剂使用后易出现电解质紊乱，应定时监测。

3. 病情观察

（1）临床观察 ①严密观察生命体征：病人的意识、瞳孔、脉搏、呼吸、血压、体温变化应密切观察，防止脑疝的发生。早期出现脉搏缓慢而洪大、呼吸深而慢及血压升高，应予警惕。出现头痛加剧伴有频繁呕吐，往往为颅内压急剧增高的表现，要警惕脑疝的出现。观察病人的肢体活动情况，是否有一侧无力或瘫痪，若肢体活动障碍急剧加重，则表示病情恶化。②保持呼吸道通畅：迅速清除病人口腔及上呼吸道的呕吐物、分泌物，有效充分给氧，必要时进行气管插管，用人工呼吸机辅助呼吸。③建立输液通道：迅速在短时间内建立一个维持时间长的有效静脉通道。④控制出血：急性出血期绝对禁止搬运病人，15°~30° 头高卧位，头偏向一侧，变换体位时，移动头部要轻、慢、稳，迅速降低颅内压，控制血压不致过高。⑤其他：做好呼吸、心搏骤停的抢救和各种急救用物及药品的准备。

（2）预见性观察 ①预防压疮的护理：协助病人翻身，每 2 小时 1 次。每天用 50% 酒精按摩骨突处及受压部位，保持床单位平整、清洁、干燥。②预防吸入性肺炎：尽量让病人侧卧或平卧，头偏向一侧，有利于分泌物引流；痰多而不能自行咳出者，应及时吸除。鼻饲病人注入流质前，先确定胃管是否在胃内。③预防泌尿系统感染：在严格无菌技术下行导尿术。

4. 健康指导

（1）心理指导 护理人员采用良好的沟通技巧与病人进行交流，向病人及其家属详细讲解疾病相关知识，使得病人积极配合治疗，加强锻炼，树立战胜疾病的信心。

（2）饮食指导 饮食宜选择清淡、易消化的低盐、低脂肪、高蛋白质、富含维生素的食物。戒烟、酒，禁饮咖啡及浓茶，忌食刺激性食物，鼓励病人多饮水，多食用水果。吞咽困难的病人应选择软质、半流质或糊状黏稠食物，注意少食、多餐，同时还应通过鼻饲保证机体需要，注意对鼻饲饮食者做好口腔护理。

（3）用药指导 遵医嘱按时服药，不可擅自停药或增减药量。

（4）肢体功能锻炼指导 脑血管疾病病人经常伴有不同程度的肢体功能障碍，因此，制订详细的锻炼计划并按时功能锻炼十分重要。通过功能锻炼，可以活跃病人全身各系统的生理功能，增强大脑皮质的活动能力，促进血液循环，防止肌肉萎缩、关节畸形。同时，功能锻炼还能对病人起到精神治疗作用，改变病人的悲观情绪，转移病人的注意力，提高治愈疾病的信心，促进肢体功能恢复。肢体功能康复锻炼的主要方法是刺激和药物治疗，同时还进行健侧的主动运动。鼓励病人完成力所能及的日常活动，并进行各关节的适度屈伸活动，关节从大到小，幅度由小到大，用力适宜，活动范围逐步扩大，循序渐进，不可操之过急。

（5）出院指导 指导病人出院后也要遵循医嘱服药，定期来院复查血压、血糖、血脂等，留取病人的联系方式。每天选择合适的运动方式维持适当的活动，同时注意休息；饮食要有规律，宜进食低盐、低脂、富含维生素的食物，避免摄入过多的高胆固醇食物，指导病人戒烟、酒、浓茶，避免劳累，加强体育锻炼。继续加强肢体功能锻炼，逐渐能达到生活自理。出院后若有不适，应及时来医院就诊处理。

短暂性脑缺血发作

一、疾病概述

【概念与特点】

短暂性脑缺血发作是指由于某种因素造成局灶性脑缺血导致的突发短暂性、可逆性神经功能障碍。症状持续数分钟，通常在 1 小时内完全恢复，可反复发作，不留任何神经功能缺损症状和体征。传统短暂性脑缺血发作定义的时限为 24 小时恢复，但目前认为缺血超过 2 小时即可遗留轻微神经功能缺损表现，或 CT 及 MRI 显示脑组织缺血征象。

【临床特点】

（1）临床特点 ①突发性：常突然起病。②短暂性：多持续数分钟或数十分钟，通常不超过 1 小时，最长不超过 24 小时。③可逆性：可完全恢复，不遗留神经功能缺损体征。④反复性：常反复发作，每次发作的症状相似。

（2）临床分型 ①颈内动脉系统短暂性脑缺血发作：主要表现为一过性对侧单肢无力或不完全性瘫痪；对侧感觉异常或感觉缺失及一过性单眼盲，优势半球缺血时可有失语。②椎－基底动脉系统短暂性脑缺血发作：常表现为阵发性眩晕，一般不伴有耳鸣，也可表现为复视、眼球震颤、构音障碍、吞咽困难、共济失调等。脑干受损时出现交叉性瘫痪。

【治疗原则】

短暂性脑缺血发作的治疗原则为控制病因，防止复发。治疗目的是改善血流动力学，解除脑血管痉挛，使血管再通，防止脑梗死的发生。治疗措施为抗凝、抗血小板聚集、保护脑血管药物及手术等方法，以药物为主。手术治疗用于经血管造影确定颈部大血管狭窄或闭塞者，可采用颈动脉内膜剥离术、颅内－外血管吻合术等。

二、主要护理问题

（1）有受伤的危险 与突发眩晕、平衡失调、一过性瘫痪及失明等有关。

（2）潜在并发症 脑卒中。

（3）知识缺乏 缺乏有关短暂性脑缺血发作的预防保健知识。

三、护理措施

1. 常规护理 发作期间，嘱病人积极配合治疗，充分休息，必要时卧床休息。指导病人了解肥胖、吸烟、酗酒及饮食因素与脑血管疾病的关系。选择低盐、低糖、低脂、充足蛋白质和富含维生素的饮食，如多食谷类、鱼类、新鲜蔬菜、水果、豆类；少食甜食；限制钠盐（<6g/d）和动物脂肪的摄入；忌辛辣、油炸食物，避免暴饮暴食；注意粗细搭配、荤素搭配；戒烟、限酒。

2. 专科护理

（1）安全指导 指导病人采取适当的防护措施，避免因一过性失明或眩晕引起跌倒和受伤。发作时卧床休息，注意枕头不宜过高（以 15°～20° 为宜），以免影响头部的血液供应；仰头或头部转动时，应缓慢、动作轻柔，转动幅度勿过大，防止因颈部活动过度导致发作而跌伤；频繁发作的病人应尽量减少独处时间，如厕、沐浴及外出活动时应有家人陪伴，避免发生意外。

（2）遵医嘱应用抗血小板聚集药　抗血小板聚集药可阻止血小板活化、黏附和聚集，防止血栓形成，减少短暂性脑缺血发作复发。常用药物如下。①阿司匹林：50～100mg，每天 1 次，晚餐后服用。阿司匹林通过抑制环氧化酶而抑制血小板聚集，长期服用可出现恶心、腹痛、腹泻等，严重者可致消化道出血。服药期间注意观察有无皮肤、黏膜或内脏出血。选用肠溶片小剂量服用，可减少不良反应。②噻氯匹定：125～250mg，每天 1～2 次。噻氯匹定抑制腺苷二磷酸诱导的血小板聚集，疗效优于阿司匹林，不良反应主要为可逆性中性粒细胞减少，服药期间应定期检测血常规。③氯吡格雷 75mg 口服，每天 1 次。氯吡格雷结构上与噻氯匹定相似，不良反应少。④双嘧达莫：是环核苷酸磷酸二酯酶抑制剂，联合应用阿司匹林（25mg/d）效果优于单用阿司匹林，且不良反应减少。

（3）遵医嘱应用抗凝血药　对频繁发作的短暂性脑缺血发作，或发作持续时间长，每次发作症状逐渐加重，无明显的抗凝治疗禁忌者（无出血倾向、无溃疡病、无严重高血压、无肝肾疾病等），可及时给予抗凝治疗。应用抗凝血药期间应密切观察有无黏膜、皮下及内脏出血。

3. 病情观察　观察并记录每次发作的持续时间、间隔时间和伴随症状，观察病人肢体无力或麻木是否减轻或加重，有无头晕、头痛、一过性黑矇、对侧偏瘫及感觉障碍等症状；观察生命体征的变化，有无血压下降等，警惕完全性缺血性脑卒中的发生。指导病人及家属学会自我监测，一旦发现有上述先兆表现，及时报告医生。

4. 健康指导

（1）用药指导　指导病人遵医嘱长期坚持药物治疗，正确服用，不能随意更改、终止或自行购药服用。

（2）复诊指导　定期到医院复查。当病人出现头痛、头晕、无力、肢体麻木、共济失调、突然晕倒等，及时就诊。

脑梗死

一、疾病概述

【概念与特点】

脑梗死是指各种原因引起的脑部血液供应障碍，使局部脑组织发生不可逆性损害，导致脑组织缺血、缺氧性坏死。脑梗死包括脑血栓形成和脑栓塞。引起脑梗死的主要机制是供应脑部血液的颅内或颅外动脉发生闭塞性病变而未能得到及时、充分的侧支循环所致。

【临床特点】

（1）临床特点　多数病人起病较缓，常在安静休息时或睡眠中发病。部分病人在发作前有头晕、头痛、肢体无力等前驱症状，约1/3的病人发病前曾有短暂性脑缺血发作史。神经系统局灶性表现多在数小时或1~2天内达到高峰，一般无意识障碍或意识障碍相对较轻、出现较晚。

（2）典型表现　①颈内动脉血栓形成：多累及一侧大脑半球，出现对侧偏瘫、偏身感觉障碍、对侧同向偏盲等，优势半球受累可出现失语。②椎－基底动脉血栓形成：多累及脑干和小脑，眩晕最多见，并伴有恶心、呕吐、眼球震颤、复视、构音障碍、共济失调、吞咽困难等。基底动脉主干闭塞时，可出现延髓性麻痹、交叉性瘫痪、四肢瘫、昏迷等，病情进展迅速，可致死亡。

（3）临床类型　依据症状和体征的演进过程分为：①完全性卒中，病变进展迅速，多于起病6小时内达到高峰，神经功能缺失症状较重且完全。②进展性卒中，神经功能缺失症状在48小时内呈渐进性加重。③可逆性缺血性神经功能缺失，神经功能缺失症状较轻，但持续存在，一般在3周内恢复。

【治疗原则】

脑血栓形成的治疗原则是改善脑血液循环，增进缺血区的血液灌流，挽救缺血半暗带的脑细胞。治疗目的是减少脑组织损伤，消除脑水肿，防止并发症，降低病死率和致残率。治疗措施为急性期溶栓治疗使血管再通，减轻脑水肿，缩小梗死灶，保护脑细胞；恢复期坚持康复锻炼，促进神经功能恢复。

二、主要护理问题

（1）躯体活动障碍　与脑血栓形成导致肢体瘫痪有关。

（2）自理缺陷　与瘫痪有关。

（3）语言沟通障碍　与失语有关。

（4）焦虑　与肢体瘫痪、沟通困难、康复效果欠佳、缺乏支持等有关。

（5）有失用综合征的危险　与肢体瘫痪、长期卧床及未能及时执行肢体康复锻炼等有关。

（6）知识缺乏　缺乏有关脑血栓形成的预防保健知识。

三、护理措施

1. 常规护理

（1）休息与体位　急性期绝对卧床休息，避免搬动；一般取平卧位，头部禁用冷敷，以防止脑血流量减少。

（2）合理饮食　鼓励无吞咽困难的病人自行进食，少量多餐；给予低盐、低糖、低脂、低胆固醇、富含维生素和足量纤维素的无刺激性食物，多食芹菜、豆类、鱼、香蕉、食醋等；有面肌麻痹者，应将食物送至口腔健侧的舌后部；有吞咽困难及呛咳者，加强吞咽功能训练，做好进食护理，防止误吸发生；昏迷病人应鼻饲流质饮食，保证每天的摄入量。

（3）心理护理　关心、尊重病人，向病人耐心解释不能说话或吐字不清的原因，避免挫伤其自尊心；鼓励病人大声说话，对病人取得的进步应及时给予肯定和表扬；鼓励家属、朋友多与病人交流，耐心倾听其每一个问题。

2. 专科护理

（1）遵医嘱应用溶栓药　在发病6小时内采用溶栓治疗，迅速溶解血栓，使缺血区血液再灌注，挽救缺血半暗带，防止脑细胞进一步发生不可逆性损伤。常用溶栓药物有尿激酶、阿替普酶。严格掌握溶栓治疗的适应证、禁忌证、药物剂量、监测出血时间、凝血时间、凝血酶原时间，观察有无继发性皮肤黏膜及内脏出血征象。

（2）遵医嘱应用抗凝血药　目的在于防止血栓扩展和溶栓后再闭塞。常用药物有肝素、低分子肝素及华法林等。

（3）生活照顾　根据病人自理能力缺陷的程度，向病人提供生活照顾和帮助，指导、协助病人做好生活护理。如洗漱、进食、如厕、坐轮椅等；保持床单整洁、干燥；协助卧床病人定时翻身、拍背、按摩关节和骨隆突部位，预防压疮；指导病人保持口腔清洁，早晚间用温水全身擦洗，促进患肢血液循环；指导病人学会使用便器，保持大小便通畅和会阴部清洁；将日常用品和呼叫器置于病人伸手可及处，便于病人使用。

3. 病情观察　定时监测并记录生命体征、意识状态、瞳孔变化，观察有无头痛、呕吐等，及时发现脑缺血加重、颅内压增高的征象，一旦发现异常及时报告医生，并积极配合处理。

4. 健康指导　指导病人和家属了解脑血栓形成的基本病因、主要危险因素和危害，告知本病的早期症状和就诊时机，教会病人本病的康复知识与自我护理方法；应鼓励病人树立信心，在肢体和语言康复过程中循序渐进、持之以恒，克服急于求成的心理。

脑栓塞

一、疾病概述

【概念与特点】

脑栓塞是指各种栓子随血流进入脑动脉，使管腔急性闭塞，当侧支循环不能代偿时，引起该动脉供血区脑组织缺血性坏死，出现局灶性神经功能缺损。

【临床特点】

安静与活动均可发病，以活动时发病多见。起病急骤是本病的主要特征。局灶性神经体征在数秒钟至数分钟发展至高峰，多属完全性卒中。颈内动脉或大脑中动脉主干栓塞导致大面积脑梗死，可发生严重脑水肿、颅内压增高，甚至脑疝和昏迷；椎－基底动脉主干栓塞常发生突然昏迷。若病情一度好转后又出现恶化，提示栓塞再发或继发出血。

【治疗原则】

脑栓塞的治疗与脑血栓形成相同，严重病变应积极降低颅内压处理，必要时可行开颅去骨片减压术。原发病的治疗重在消除栓子的来源，防止脑栓塞复发。

二、主要护理问题

（1）躯体活动障碍　与脑血栓形成导致肢体瘫痪有关。

（2）自理缺陷　与瘫痪有关。

（3）语言沟通障碍　与失语有关。

（4）焦虑　与肢体瘫痪、沟通困难、康复效果欠佳、缺乏支持等有关。

（5）有失用综合征的危险　与肢体瘫痪、长期卧床及未能及时执行肢体康复锻炼等有关。

（6）知识缺乏　缺乏有关脑血栓形成的预防保健知识。

三、护理措施

1. 常规护理

（1）绝对卧床休息，氧气吸入，保暖。

（2）监测生命体征。

（3）给予导尿、解除尿潴留。

（4）注意观察病人的神志、面色及尿量。

（5）给予心理护理，缓解焦虑、忧郁的心情。

2. 病情观察

（1）意识改变　意识改变往往能提示病情的轻重。首先了解病人刚发病时的意识状态（清醒、嗜睡、朦胧，还是昏迷），然后再定时呼唤病人，观察意识障碍的程度是由深转浅，还是由浅转深，注意昏迷时间的长短，及其间隔有无清醒期。一般脑梗死病人出现意识障碍较少，且程度较轻，但大面积脑梗死出现意识障碍者并不少见，有的甚至因颅内压增高，出现脑疝而死亡。

（2）眼球位置和瞳孔变化　眼球的位置可因神经病变而出现异常情况，如内、外直肌麻痹可引起内、外斜视，脑干病变可引起眼球分离，凝视中枢受损可引起凝视麻痹。双侧瞳孔不等大，说明有颅内压增高的可能；双侧瞳孔缩小呈针尖样，则是脑桥出血的特征。脑缺氧时瞳孔可扩大，若持续扩大，提示预后不良。

（3）生命体征变化　体温低、四肢厥冷说明有休克的可能。如高热应考虑两方面的可能，即感染性或中枢性高热。脉缓时提示颅内压增高的趋势，脉强时有血压升高的可能，脉细弱时有循环衰竭的可能。颅内压升高时，呼吸变慢，脑疝可导致呼吸突然停止。呼吸不规则或出现叹息样呼吸、潮氏呼吸，说明脑干受损害病情严重，应及时报告医师处理。脑梗死后病人时有一过性的血压增高或降低，急性颅内血压升高的特点是收缩压显著升高，而舒张压则不升高或升高不明显。血压过低，会引起供血不足，可能加重脑部病变。

（4）观察有无抽搐情况　抽搐首先出现的部位，持续时间、次数及间隔时间；发作时瞳孔对光反射是否在；有无大、小便失禁、舌咬破等；有无去大脑强直样抽搐。

（5）观察肢体瘫痪情况　应详细观察瘫痪的时间、部位与瘫痪的情况是复发性还是进展性。

（6）其他症状的观察　①头痛：脑梗死病人头痛多为隐痛，且较轻微，如出现剧烈头痛多为颅内压增高的现象。②呕吐：脑梗死病人发生呕吐症状的较少，但大面积梗死合并颅内压增高，可出现呕吐。同时应观察呕吐物的颜色，注意有无消化道出血现象。

3. 健康指导

（1）告知本病的康复治疗知识与自我护理方法，鼓励病人做力所能及的家务，日常生活活动不要依赖家人，多参与朋友聚会和一些有益的社会活动，生活起居有规律，改变不良嗜好，合理饮食。

（2）多食用芹菜、山楂、香蕉、海带、鱼、芝麻、大枣等。病人坐起或低头系鞋带等体位变换时动作要慢，转头不宜过猛，洗澡时间不宜过长。平时外出时多加小心，防止跌倒，气候变化时注意保暖，防止上呼吸道感染。积极治疗高血压、糖尿病、高脂血症、心脏病。定期检查身体，监测血压、血糖、血脂和心脏功能。

脑出血

一、疾病概述

【概念与特点】

脑出血指原发性非外伤性脑实质内出血，占全部脑卒中的 20% ~ 30%。年发病率为（60 ~ 80）/10 万人口，急性期病死率约为 30% ~ 40%。基底核区的血液供应来自豆纹动脉，该动脉自大脑中动脉垂直分支而出，故基底核区为脑出血的好发部位。在脑出血中大脑半球出血占 80%，脑干和小脑出血占 20%。

【临床特点】

（1）基底核区出血　包括壳核出血，丘脑出血和尾状核头出血。壳核、丘脑出血均可累及内囊，典型表现为"三偏征"，即病灶对侧偏瘫、偏身感觉障碍和同向性偏盲，可有意识障碍，累及优势半球时可有失语。其中壳核出血常引起较严重的运动障碍、持续的同向性偏盲；丘脑出血则产生较明显的感觉障碍、短暂的同向性偏盲，可伴有偏身自发性疼痛和感觉过度；尾状核头出血较少见，表现为头痛及轻度脑膜刺激征，两眼向病灶侧凝视麻痹。

（2）脑叶出血　以顶叶出血最多见。脑叶出血部位不同，临床表现也不同，如顶叶出血，出现偏身感觉障碍和空间构象障碍；额叶出现偏瘫、Broca 失语等；颞叶出现 Wernicke 失语、精神症状；枕叶出现对侧偏盲等。

（3）脑桥出血　出血量大时病人多迅速陷入昏迷，双侧瞳孔缩小呈针尖样固定于正中位，出现四肢瘫痪，呕吐咖啡样胃内容物。中枢性高热、中枢性呼吸障碍等，多在 48 小时内死亡。小量出血表现交叉性瘫痪或共济失调性轻偏瘫。

（4）小脑出血　起病突然，数分钟内出现枕部头痛、眩晕、呕吐、病侧肢体共济失调等，无肢体瘫痪。病初多无意识障碍，但大量出血时则很快陷入昏迷，出现呼吸不规则，因枕骨大孔疝而死亡。

（5）原发性脑室出血　由脑室内脉络丛动脉或室管膜下动脉破裂出血所

致。小量脑室出血表现酷似蛛网膜下隙出血，可完全恢复，预后良好。大量脑室出血时，病人迅速出现深昏迷，四肢弛缓性偏瘫、去大脑强直状态、频繁呕吐、针尖样瞳孔等，多迅速死亡。

【治疗原则】

脑出血急性期的治疗原则是防止再出血，控制脑水肿，维持生命功能和防治并发症。治疗目的是挽救病人生命，减少神经功能残疾程度和降低复发率。治疗措施是减轻脑水肿，降低颅内压，调整血压，必要时行手术治疗，促进神经功能恢复。恢复期加强肢体、语言及生活自理能力等的功能锻炼。

二、主要护理问题

（1）急性意识障碍　与脑出血所致脑水肿、颅内压增高有关。

（2）躯体活动障碍　与肢体瘫痪有关。

（3）自理缺陷　与肢体瘫痪、意识障碍有关。

（4）语言沟通障碍　与脑出血累及舌咽、迷走神经及大脑优势半球语言中枢有关。

（5）有皮肤完整性受损的危险　与意识障碍、肢体瘫痪、长期卧床皮肤受压、营养不良及皮肤感觉减退有关。

（6）有感染的危险　与昏迷、机体抵抗力下降、呼吸道分泌物排出不畅、尿潴留、留置导尿管等有关。

（7）有失用综合征的危险　与昏迷、肢体瘫痪而不能活动有关。

（8）潜在并发症　脑疝、上消化道出血。

（9）知识缺乏　缺乏有关脑出血的预防保健知识。

三、护理措施

1. 常规护理

（1）休息　急性期安静休息，一般应卧床2~4周，避免搬动，尤其是在发病24~48小时；必须搬动时，保持病人身体长轴在一条直线上，以免牵动头部；病人取侧卧位，头部抬高 15°~30°，以利颅内静脉血回流，减轻脑水肿。病室保持安静，光线柔和，限制亲友探视。各项护理操作轻柔，集中进行，防止病人受刺激而加重出血。嘱病人排便时避免屏气用力，以免颅内压增高或诱发再次出血，便秘者可遵医嘱应用缓泻剂，禁止灌肠。

（2）皮肤护理及功能锻炼 协助病人每 2~3 小时翻身 1 次，最长不超过 4 小时。翻身时避免拖、拉、推等动作；将病人安置妥当后，可在身体空隙处垫软枕或海绵垫，必要时使用防压疮气垫。发病后保持瘫痪肢体于功能位；病后 10~14 天病情稳定后，即可对瘫痪肢体关节进行按摩和被动运动，进行康复治疗。

（3）饮食护理 给予高蛋白、富含维生素、清淡的饮食，根据病情及时添加富含纤维素的蔬菜、水果；伴意识障碍、消化道出血的病人禁食 24~48 小时，昏迷或有吞咽困难者在发病第 2~3 天应鼻饲。清醒病人摄食时，以坐位或头高侧卧位为宜，进食要慢；面颊肌麻痹时，应将食物送至口腔健侧近舌根处，容易吞咽。

（4）预防感染 向病人及家属解释发生坠积性肺炎、尿路感染的危险因素及预防措施。保持病室清洁和空气流通，定时消毒，限制探视，以防交叉感染；定时吸痰、翻身拍背，做好口腔护理，随时清除呼吸道分泌物；对意识清醒的病人，鼓励其深呼吸及咳嗽，有效排痰；留置导尿过程中严格无菌操作，每天消毒尿道口 1~2 次；观察病人体温、呼吸的变化，若有发热、咳嗽、咳黄脓痰应考虑感染，及时处理。

2. 专科护理

（1）降低颅内压药物 颅内压增高主要是因为早期血肿的占位效应和血肿周围脑组织的水肿。脑出血后 3~5 天，脑水肿达到高峰。药物治疗可以减轻脑水肿，降低颅内压，防止脑疝形成。常用药物有 20% 甘露醇、呋塞米和白蛋白等。

（2）降压药 经降颅内压治疗后，收缩压 ≥200mmHg 或舒张压 ≥110mmHg 时，应给予降血压治疗，可适当给予作用温和的降压药物如硫酸镁等，避免使用利血平等强降压药物。应用降压药时密切观察血压变化，防止血压降低得过快、过低，根据血压变化及时调整用药的速度和剂量。急性期后，血压仍持续过高时可系统地应用降压药。

3. 病情观察　密切观察并记录生命体征、意识状况、有无剧烈头痛、呕吐、烦躁不安、意识障碍突然加重、瞳孔等变化，早期每半小时测 1 次，平稳后 2～4 小时测 1 次，发现异常情况，及时与医生联系并配合做好相应处理。

（1）体温　发病后迅速出现持续高热，提示脑出血累及下丘脑体温调节中枢，应给予物理降温；体温逐渐升高，多系合并感染；体温下降或不升，提示病情严重。

（2）呼吸　快而不规则呼吸或潮式呼吸，提示呼吸中枢严重受损；呼吸突然停止，提示痰液阻塞或脑疝。

（3）血压和脉搏　血压，脉搏出现大幅度波动或血压急剧下降，提示延髓血管舒缩中枢受累，是危重征象。

（4）意识状态　意识障碍进行性加重，提示有进行性出血。

4. 健康指导　向病人及家属介绍有关疾病的基本知识，告知积极治疗原发病对防止再次出血的重要性；避免精神紧张、情绪激动、用力排便及过度劳累等诱发因素；应教会高血压病人的家属测量血压的方法，每天定时监测血压，发现血压异常波动及时就诊。

癫痫持续状态

一、疾病概述

【概念与特点】

癫痫持续状态或称癫痫状态，传统定义认为癫痫持续状态指"癫痫连续发作之间意识尚未完全恢复又频繁再发，或癫痫发作持续 30 分钟以上未自行停止。"目前观点认为，如果病人出现全面强直阵挛性发作持续 5 分钟以上即有可能发生神经细胞损伤，对于全面强直阵挛发作的病人若发作持续时间超过 5 分钟就该考虑癫痫持续状态的诊断，须用抗癫痫药物紧急处理。癫痫状态是内科常见急症，若不及时治疗可因高热、循环衰竭、电解质紊乱或神经细胞兴奋毒性损伤导致永久性脑损害，致残率和病死率均很高。任何类型的癫痫均可出现癫痫状态，其中全面强直阵挛发作最常见，危害性也最大。

【临床特点】

（1）全面性发作持续状态 ①全面性强直阵挛发作持续状态：是最常见、最严重的持续状态类型。是以反复发生强直－阵挛性抽搐为特征，2次发作间歇病人意识不恢复，处于昏迷状态。病人同时伴有心动过速，呼吸加快，血压改变，发热，酸中毒，腺体分泌增多等全身改变。②强直性发作持续状态：主要见于Lennox-Gastaut综合征患儿，表现为不同程度意识障碍（昏迷较少），间有强直性发作或其他类型发作，如肌阵挛、非典型失神、失张力发作等。脑电图出现持续性较慢的棘慢或尖慢波放电。③阵挛性发作持续状态：阵挛性发作持续状态时间较长时可出现意识模糊甚至昏迷。④肌阵挛发作持续状态：特发性肌阵挛发作病人很少出现癫痫持续状态，严重器质性脑病晚期如亚急性硬化性全脑炎、家族性进行性肌阵挛癫痫较常见。⑤失神发作持续状态：主要表现为意识水平降低，甚至只表现反应性低下，学习成绩下降。脑电图可见持续性棘慢波放电，频率较慢（<3Hz）。

（2）部分性发作持续状态 ①单纯部分性发作持续状态：临床表现以反复的局部颜面或躯体持续抽搐为特征，或持续的躯体局部感觉异常为特点，发作时意识清醒，脑电图上有相应脑区局限性放电。②边缘叶性癫痫持续状态：常表现为意识障碍和精神症状，又称精神运动性癫痫状态，常见于颞叶癫痫。③偏侧抽搐状态伴偏侧轻瘫：多发生于幼儿，表现为一侧抽搐，伴发作后一过性或永久性同侧肢体瘫痪。

【治疗原则】

癫痫持续状态的治疗目的为：保持稳定的生命体征和进行心肺功能支持；终止呈持续状态的癫痫发作，减少癫痫发作对脑部神经元的损害，寻找并尽可能根除病因及诱因；处理并发症。

（1）控制发作是治疗的关键，否则危及生命。①首选地西泮，静脉注射。适用于成人或儿童各型持续状态。地西泮偶尔可抑制呼吸，则停止注射，必要时使用呼吸兴奋药对症处理。②异戊巴比妥钠：静脉注射至控制发作为止。③10%水合氯醛：根据成人及儿童用量加等量植物油，保留灌肠。④苯妥英钠：溶于生理盐水静脉注射，速度适宜。

（2）其他治疗 ①保持呼吸道通畅，给予鼻导管或面罩吸氧，必要时行气管切开；进行心电、血压、呼吸、血氧饱和度监护，定时做血气、血生化分析。②治疗诱发因素。③牙关紧闭者放置牙垫，防止舌咬伤。④给予20%甘露醇快速静脉滴注，也可用地塞米松10～20mg静脉注射，防治脑水肿。⑤控制感染或预防性应用抗生素，防治并发症。⑥高热者给予物理降温，纠正代谢紊乱，维持水、电解质的平衡，给予营养支持。

（3）药物选择　理想的抗癫痫持续状态的药物应有以下特点：①能静脉给药；②可快速进入脑内，阻止癫痫发作；③无难以接受的不良反应，在脑内存在足够长的时间以防止再次发作。控制癫痫持续状态的药物都应静脉给药。难以静脉给药的病人，如新生儿和儿童，可以直肠内给药。因此，药物的选择应基于特定的癫痫持续状态类型及它们的药代动力学特点和易使用性。常用药物有地西泮、苯妥英钠、10%水合氯醛。

二、主要护理问题

（1）有窒息的危险　与癫痫发作时意识障碍、喉头痉挛及气道分泌物增多有关。

（2）有受伤的危险　与癫痫发作时肌肉抽搐和意识障碍有关。

（3）长期性低自尊　与抽搐、跌伤、尿失禁等行为有碍自身形象有关。

（4）潜在并发症　脑水肿、酸中毒，水、电解质紊乱。

三、护理措施

1. 常规护理

（1）休息与活动　保证充足睡眠、避免过度劳累。视病情情况，适当参加体力和脑力活动，劳逸结合，做力所能及的事，保持愉悦心情。若有发作先兆应立即卧床休息。

（2）环境　保持环境安静，温湿度适宜，避免强光、惊吓等刺激，居住环境光线柔和。

（3）饮食护理　给予清淡、富营养、易消化饮食。避免暴饮暴食、辛辣刺激性食物，戒烟酒。保持良好饮食习惯。

2. 专科护理

（1）防止受伤 出现发作先兆时，立即平卧，或发作时陪伴者迅速抱住病人缓慢就地平放，避免摔伤；取下眼镜和义齿，将手边的柔软物垫在病人头下；将牙垫或厚纱布垫在上下臼齿之间。以防咬伤舌、口唇及颊部，但不可强行塞入。抽搐发作时，适度扶住病人手脚，以防自伤及指（趾）伤，切不可用力按压肢体，以免造成骨折、肌肉撕裂及关节脱位。大、小便失禁时，及时处理。少数病人抽搐停止、意识恢复过程中有兴奋躁动，应专人守护，放置保护性床档，必要时使用约束带。

（2）保持呼吸道通畅 使病人取平卧、头偏向一侧或侧卧位，使呼吸道分泌物由口角流出；解开衣领、衣扣和裤带，以免过紧影响呼吸；防止舌后坠阻塞呼吸道，必要时使用舌钳；吸氧，预防缺氧所致脑水肿，尤其是癫痫持续状态者；准备吸引器、气管切开包等，及时清除口鼻腔分泌物；不可强行喂食，防止窒息。

（3）心理护理 帮助病人正确对待疾病，理解病人，耐心倾听，鼓励病人说出自己的内心感受，指导病人做好自我调节，维持良好的心理状态；鼓励病人积极参与各种社交活动，承担力所能及的社会工作；鼓励家属关爱、理解和帮助病人，减轻病人的精神负担，给予病人全身心照顾。

3. 病情观察 严密观察生命体征、神志及瞳孔变化；观察发作类型，发作过程中有无心率加快、血压升高、呼吸减慢或暂停、瞳孔散大、牙关紧闭及大小便失禁等表现；观察并记录发作频繁、持续时间及意识恢复时间，在意识恢复过程中，有无自动症、头痛、疲乏及行为异常等表现。

4. 健康指导

（1）向病人及家属宣传有关预防癫痫诱发因素方面的基本知识。需注意避免引起突然发作的因素：如突发精神刺激、强音、强光刺激、受凉、上呼吸道感染、淋雨、过度换气、过量饮水、过度劳累、饥饿或过饱等。

（2）家庭成员要关心、爱护病人并与病人进行心灵上的沟通，增强病人克服困难、战胜疾病的动力和信心，鼓励病人坚持治疗，在医师指导下坚持长期服药，勿自行停药或换药。并应告诉病人癫痫病的相关知识，自己要有信心，出院后较快适应新的生活和工作。家庭的情感支持会鼓励病人执行更多的自理行为或改变应激的应对方式；信息支持可帮助病人重新认识和评价现状从而适应社会。

（3）嘱病人勿从事高空作业及潜水、驾驶或有危险的机械操作工作等，保持乐观情绪、生活，工作应有规律；如发现病情变化，应随时复诊。

（4）嘱病人随身携带疾病卡（注明姓名、诊断、地址、联系电话等）以便疾病发作时取得联系，便于抢救。

（5）癫痫病人夏季不宜大量饮冷开水及冷饮料，以防止血液中的药物浓度下降，降低治疗效果，诱发癫痫发作。

（6）做好心理健康指导，告知病人癫痫是神经科的一种常见病、多发病。

重症肌无力

一、疾病概述

【概念与特点】

重症肌无力是一种神经－肌肉传递障碍的获得性自身免疫性疾病，主要表现为受累骨骼肌极易疲劳，经休息和服用抗胆碱酯酶药物后部分恢复为特征。

【临床特点】

全身骨骼肌均可受累，但以脑神经支配的肌肉及脊神经支配的肌肉受累更为多见。不管何组年龄和任何群骨骼肌受累，共同的临床特点为：①受伤骨骼肌极易疲劳，经休息或服用抗胆碱酯酶药物后肌无力症状减轻或暂时好转；②肌无力症状易波动，常朝轻夕重，妊娠、上呼吸道感染、精神刺激等均可使症状加重；③受累骨骼肌无力的范围不能按神经分布解释。除肌无力外，一般不伴神经系统受累的症状和体征。

本病起病隐袭，最常见的首发症状为眼外肌不同程度的无力，包括上睑下垂，眼球活动受限而出现复视，但瞳孔括约肌不受累。眼外肌力弱由单眼开始，以后累及双眼，或双眼同时发病，但两侧受累程度常不对称。除眼肌外，其他骨骼肌也可受累。延髓肌无力，常伴有表情肌和咀嚼肌无力症状，表现为兔眼、表情淡漠、苦笑面容、鼓腮和吹气不能等。延髓肌无力者表现为口齿不清、语言不利、重鼻音、伸舌不灵，以致进食困难、饮水呛咳等。早期病者仅为进食时间延长、讲话时间久后极易疲劳，后期病者则有伸舌、上提不能，乃至咽反射消失等。此时，若不及时诊治必将危及生命。少数急性起病，同时累及眼外肌、延髓肌、四肢甚至呼吸肌无力者，称为进展型重症肌无力。

【治疗原则】

（1）药物治疗　①抗胆碱酯酶药物：通过抑制胆碱酯酶的活性，使释放至突触间隙的乙酰胆碱存活时间延长而发挥效应。常用药物有溴吡斯的明、安贝氯铵，同时可辅用氯化钾、麻黄碱，有加强抗胆碱酯酶药物疗效的作用。②糖皮质激素：通过抑制乙酰胆碱受体抗体的生成发挥作用。③免疫抑制药：首选硫唑嘌呤。

（2）血浆置换法　应用正常人血浆或血浆代用品置换重症肌无力病人的血浆，以去除病人血液中的乙酰胆碱受体抗体，其效果仅维持1周左右，需重复进行。

（3）淋巴细胞置换法　定期应用正常人血淋巴细胞替代病人血中产生AChR抗体的淋巴细胞，疗效短暂。

（4）手术和放射治疗　对年轻女性、病程短、进展快的病人可行胸腺摘除术，对年龄较大、不宜手术者可行胸腺放射治疗。

（5）重症肌无力危象的处理　应尽快改善呼吸功能，有呼吸困难者应及时行人工呼吸；勤吸痰，保持呼吸道通畅，预防肺不张和肺部感染。根据肌无力危象、胆碱能危象等不同类型进行对症处理。

二、主要护理问题

（1）有误吸的危险　与面部、咽部、喉部肌肉及呼吸肌无力有关。

（2）气体交换受损　与继发肌无力或胆碱能危象的呼吸衰竭有关。

（3）语言沟通障碍　与肌肉无力或气管插管有关。

（4）营养失调，低于机体需要量　与肌无力、无法吞咽及药物所致食欲欠佳有关。

（5）知识缺乏　不熟悉疾病过程及治疗。

（6）感知改变　与眼外肌无力引起睑垂、斜视、复视有关。

（7）吞咽困难　与肌无力有关。

（8）自理缺陷　与肌无力、运动障碍有关。

（9）潜在并发症　呼吸衰竭。

三、护理措施

1. 常规护理

（1）满足病人的心理需要　病人常因眼睑下垂、表情呆板或语言低沉、鼻音重等而疏于与外界交流，护士应主动关心体贴病人，多与其交谈，帮助其适应周围环境及住院生活，消除其自卑心理，鼓励其进行正常的人际交往。帮助病人保持乐观情绪，使其积极配合治疗。因本病呈进行性加重趋势，需长期治疗，如果症状加重可能长期卧床不起，要尽力宽慰病人，使其保持情绪稳定，树立战胜疾病的信心。

（2）满足病人的生理需要　病人应在安静、舒适的环境中休息，避免剧烈运动。保证足够的睡眠，养成定时作息的良好习惯。注意劳逸结合，尤其注意午后休息和妇女月经期休息。症状明显或使用大剂量激素冲击治疗期间，应限制在室内活动，发生危象时则应卧床休息。在饮食方面，应进食低盐、高蛋白、富含钾、钙的饮食，以补充营养，减少糖皮质激素治疗的不良反应。咀嚼无力或吞咽困难者，以软食、半流质食物、糊状物或流质食物如肉汤、牛奶等为宜。并在药物生效后小口缓慢进食，反呛明显不缓解时给予鼻饲流质饮食，以免发生窒息和误吸。

（3）做好口腔护理　病人咀嚼、吞咽困难，伸舌不能，咽反射消失，口腔内常留有食物残渣，加之口腔分泌物过多，易引起口腔感染，必须保持口腔清洁，口腔护理，每天 2 次。

（4）做好皮肤护理　因病人长期卧床，易形成压疮，应做好皮肤护理，每天用 50% 红花酒精按摩皮肤受压部位，严防压疮的发生。

2. 专科护理

（1）抗胆碱酯酶药物是本病最主要的有效药物　①新斯的明：片剂，每片 15mg，常用剂量为 15～30mg，每天 2～4 次。针剂为每支 0.5mg，每次 0.5～1.0mg，每天注射数次，或遵医嘱。该药作用时间快，肌内注射后 30 分钟即见作用，1 小时左右最好，半衰期为 1～2 小时。适用于临床症状较轻或疾病早期。②溴吡斯的明：最常用，片剂，每片 60mg，每次 60～120mg，每天 3～6 次。该药具有作用时间长、不良反应轻的特点，适用于治疗眼肌型、延髓肌和全身肌无力型病人。严重或伴发感染病人对药物吸收和敏感性均降低。③安贝氯铵：片剂，每片5mg、10mg。抗胆碱酯酶作用强，约为新斯的明的2～4倍，持续时间长，可维持6～8小时，但不良反应大，安全系数小。常用剂量为5～10mg，每天2～4次。所有抗胆碱酯酶药物的应用均应按个体差异决定，从最小剂量开始，以保持最佳效果和维持进食能力等标准为度。所有抗胆碱酯酶药物的不良反应包括腹痛、腹泻、出汗、肌肉跳动、瞳孔缩小等。严格掌握用药的时间及剂量，如用药不足或突然停药易导致肌无力危象。一旦给药过量，可发生胆碱能危象，造成病情恶化甚至生命危险。护理人员应严密观察病人的用药反应，发现异常，及时报告医师处理。

（2）免疫抑制剂 ①糖皮质激素指征为：成年人特别是40岁后起病的全身肌无力、延髓肌无力而病程在1年之内、抗胆碱酯酶药物疗效不满意者；胸腺肿瘤或胸腺增生已做胸腺切除而临床症状不能改善者；胸腺手术无指征，作胸腺放射治疗前，机体免疫功能活跃者；儿童重症肌无力，病程在2年以上且无任何恢复征象，或儿童肌无力累及全身骨骼肌且对抗胆碱酯酶药物无效者。给药方法为每天50～100mg或隔日口服，或地塞米松10～20mg静脉滴注，每天1次，至症状改善后改为口服。症状改善后仍需维持大剂量皮质激素8～12周，此后，较快减量至隔日60mg，逐步减量至隔日15～30mg口服，并继续维持数年。此种药物的缺点是反应大，用药初期有症状加重。因此，在大剂量冲击期间有可能出现呼吸肌瘫痪，应作好气管切开、人工呼吸器的准备。长期应用者应注意骨质疏松、股骨头坏死等并发症。②环磷酰胺：每次100mg，每天3次口服，或每天200～400mg，每周2次。适用于泼尼松治疗不满意的联合应用。长期应用将引起白细胞计数降低，但能较快地使血清抗体水平降低。③硫唑嘌呤：每天50～200mg，分次口服。连续使用将抑制T淋巴细胞功能，继之使血清抗体水平降低。常与泼尼松或其他免疫抑制药联合使用。

（3）禁用和慎用的药物 奎宁、三氯甲烷、吗啡、链霉素、黏菌素、多黏菌素A、多黏菌素B、紫霉素及巴龙霉素等均有加重神经－肌肉接头传递障碍或抑制呼吸肌作用，应当禁用。地西泮、苯巴比妥等镇静药对部分精神紧张、情绪不稳定的病例常有改善症状的效果，但呼吸衰竭、严重缺氧者必须慎用。

（4）肌无力危象的处理 肌无力危象是一种危急状态，病死率为

15.4%～50%。不管何种肌无力危象，基本的处理原则完全相同。①保持呼吸道通畅：当自主呼吸不能维持正常通气量时应尽早行气管切开和人工辅助呼吸。②积极控制感染：选用有效而足量的抗生素，可用林可霉素、哌拉西林、红霉素、头孢菌素等静脉滴注。感染控制的好坏与预后直接相关。反之，神经功能是否恢复又是影响感染能否积极控制的重要条件。③皮质激素：大剂量开始，逐渐减量，可以大大降低病死率，缩短危象期。在足量的抗生素应用条件下，即使合并肺部感染，仍应给予激素治疗。④不用或少用抗胆碱酯酶药物。⑤严格做好气管切开和鼻饲护理：保持呼吸道通畅、湿化，严防窒息和呼吸机故障。

（5）预防肺部感染　出现肌无力危象后，因呼吸肌麻痹，咳嗽反射减弱或消失，呼吸道分泌增多又不能自行排出，故肺部感染很难控制。为了防止肺部感染，病人出现吞咽困难时应及时尽早给予鼻饲，以防止误吸。在发生严重肺部感染时，应早期做气管切开，以利于排痰。另外根据痰培养的致病菌种，选择应用大剂量抗生素。勤翻身、拍背、吸痰，定期气管内滴抗生素、生理盐水及糜蛋白酶，利于痰的湿化。

3. 病情观察　本症病人常出现呼吸困难，应细心观察注意有无口唇、指甲发绀及鼻翼扇动，如有呼吸困难应及时吸氧或做人工呼吸。对口腔、呼吸道分泌物过多，黏稠不易咳出者，严重影响通气量时，应及时进行气管切开，并严密观察呼吸频率、深浅，缺氧情况，及时调节潮气量。经常检查病人的氧分压、氧饱和度和血液 pH 值等，以助了解呼吸功能有无改善。

4. 健康指导　向病人家属介绍有关重症肌无力的一般知识，多与家属交流，鼓励他们多安慰病人，关心病人。理解家属的心情，多做解释工作，减轻其焦虑心理。告诉病人及家属除药物治疗外，还可以采用以下治疗方法。①胸腺摘除：对胸腺增生者效果好。年轻女性病人，病程短，进展快的病例效果更佳。②放射治疗：如因年龄较大或其他原因不适于作胸腺摘除者可行深部钴60放射治疗。③血浆交换：按体重的5%计算血容量，每次交换病人血浆1000～2000ml，连续5～6次为1个疗程。血浆交换治疗可使多数严重病人症状缓解，缓解时间为数周至数月。缺点是医疗费用太高，不能推广。血浆交换合并泼尼松及硫唑嘌呤治疗可延长缓解期。

脑膜炎

一、疾病概述

【概念与特点】

脑膜炎是脑膜或脑脊膜（头骨与大脑之间的一层膜）被感染引起的疾病。通常伴有细菌或病毒感染身体任何一部分的并发症，比如耳部、鼻窦或上呼吸道感染。

【临床特点】

（1）结核性脑膜炎　早期表现为患儿精神状态改变，如烦躁好哭；精神呆滞：不喜欢游戏；还可有低热、食欲减退、呕吐、睡眠不安、消瘦等表现，年长儿可自诉头痛。如果病情严重，头痛呈持续性并加重，呕吐加重并可变为喷射性，逐渐出现嗜睡，还可出现抽搐，病情进一步加重则出现昏迷，频繁抽搐，四肢肌肉松弛、瘫痪。还可出现呼吸不规则，部分患儿死亡。

（2）化脓性脑膜炎　是小儿常见的、由各种化脓性细菌引起的脑膜炎症。以发热、头痛、呕吐、烦躁等症状为主要表现。神经系统检查和脑脊液检查异常。由于小儿抵抗力较弱，血－脑屏障发育未完善，细菌易进入大脑神经系统。一般为身体其他部位感染引起败血症，细菌进入大脑所致。部分由于中耳炎、头部外伤后感染，细菌直接进入脑膜所致。儿童时期起病急，高热可达39℃以上，小儿常诉剧烈头痛，精神差、乏力、食欲减退、呕吐频繁。起病时小儿神志清醒，病情进展可发生嗜睡、神志模糊、言语杂乱、不能正确辨别方向、高热惊厥、昏迷。病情严重者在发病后24小时内就出现高热惊厥及昏迷。如果未及时治疗，病情进展，小儿颈部僵硬，头向后仰，背部僵硬，小儿整个身体向背后弯曲似"弓"样，医学上称角弓反张。小儿还可出现呼吸不规则，甚至出现呼吸衰竭，部分小儿皮肤有出血点。较小的患儿由于囟门还没有闭合，骨缝可以裂开，所以症状出现晚，先有发热和呼吸道感染或腹泻症状，以后出现嗜睡、烦躁、易受惊吓、尖声哭叫、眼球固定，有时用手打头、摇头，往往到出现惊厥时才引起家长注意。由于病变可引起脑膜粘连和脑实质的损害，因此可以出现脑神经麻痹、失明、听力障碍、肢体瘫痪、癫痫及智力减退等后遗症。

【治疗原则】

脑膜炎是有生命危险的疾病，症状一旦出现应立即就诊。化脓性脑膜炎的治疗主要是根据脑脊液涂片和培养找到细菌，根据药物敏感试验选择有效的抗生素，及时治疗，争取减少后遗症的发生。还要对症处理高热，控制高热惊厥，减低颅内压，减轻脑水肿，还要使用激素减少颅内炎症。抗生素对病毒性脑膜炎不起作用，应该加用抗病毒的药物。预防结核性脑膜炎最基本方法是防止小儿受到结核菌感染，对小儿要做好预防接种，出生后即接种卡介苗，每隔 3～4 年复种，并避免接触有结核病病人。当小儿出现反复低热、咳嗽不易治愈时，应到医院拍 X 线胸片，如确定为肺结核应彻底治疗，以防向脑部扩散。如果小儿出现长期低热，精神状态发生改变，持续头痛、呕吐应到医院检查脑脊液，如果确诊为结核性脑膜炎，要彻底、正规地进行治疗，减少后遗症的发生。

二、主要护理问题

（1）体温过高　与感染有关。

（2）舒适的改变　头痛与颅内压增高有关。

（3）有皮肤完整性受损的危险　与疾病导致的瘀点、瘀斑易破损有关。

（4）组织灌注量不足　与疾病所致休克有关。

（5）生活自理缺陷　与疾病所致意识障碍有关。

（6）低效性呼吸形态　与疾病导致呼吸衰竭有关。

（7）营养失调，低于机体需要量　与摄入不足、消耗过多有关。

（8）知识缺乏　缺乏知识来源。

三、护理措施

1. 常规护理

（1）高热的护理　保持病室安静、空气新鲜。绝对卧床休息，每 4 小时测体温 1 次，并观察热型及伴随症状。鼓励病人多饮水。必要时静脉补液。出汗后及时更衣，注意保暖。体温超过 38.5℃时，及时给予物理降温或药物降温，以减少大脑氧的消耗，并记录降温效果。

（2）饮食护理　保证足够热量摄入，按病人热量需要制定饮食计划，给予高热量、清淡、易消化的流质或半流质饮食。少量多餐，以减轻胃胀，预防呕吐的发生。注意食物的调配，增加病人食欲。频繁呕吐不能进食者，应注意观察呕吐情况并静脉输液，维持水、电解质平衡。监测病人每天热量摄入量，及时给予适当调整。

（3）日常生活护理　协助病人洗漱、进食、大小便及个人卫生等生活护理。做好口腔护理，呕吐后帮助病人漱口，保持口腔清洁，及时清除呕吐物，减少不良刺激。做好皮肤护理，及时清除大小便，保持臀部干燥，预防压疮的发生。注意病人安全，躁动不安或惊厥时防坠床及舌咬伤。

（4）心理护理　对病人及家属给予安慰、关心和爱护，使其接受疾病的事实，鼓励战胜疾病的信心。根据病人及家属的接受程度，介绍病情、治疗护理的目的与方法，使其主动配合。及时解除病人不适，取得病人及家属的信任。

2. 专科护理

（1）做好抢救药品及器械的准备　如氧气、吸引器、人工呼吸机、脱水剂、呼吸兴奋药、硬脑膜下穿刺包及侧脑室引流包等。

（2）药物治疗的护理　了解各种用药的使用要求及不良反应。如静脉用药的配伍禁忌；青霉素稀释后应在 1 小时内输完，防止破坏，影响疗效；高浓度的青霉素须避免渗出血管外，防组织坏死；注意观察氯霉素的骨髓抑制作用，定期做血常规检查；静脉输液速度不宜太快，以免加重脑水肿；保护好血管，保证静脉输液通畅；记录 24 小时的液体入量。

3. 病情观察

（1）监测生命体征　若病人出现意识障碍、瞳孔改变、躁动不安、频繁呕吐、四肢肌张力增高等先兆，提示有脑水肿、颅内压增高的可能。若呼吸节律不规则、瞳孔忽大忽小或两侧不等大、对光反射迟钝、血压升高，应注意脑疝及呼吸衰竭的存在。应经常巡视、密切观察、详细记录，以便及早发现，给予急救处理。

（2）做好并发症的观察　如病人在治疗中发热不退或退而复升，呕吐不止、频繁抽搐，应考虑有并发症的存在。可作颅骨透照法、头颅 CT 扫描检查等，以期早确诊，及时处理。

4. 健康指导　恢复期病人的言语、智力及肢体的功能锻炼，鼓励病人及其家属，树立信心，坚持康复治疗，减少后遗症，从病人熟悉的人、事物、简单的发音或词汇、喜爱的歌曲开始锻炼其听力、记忆力及言语能力，根据肢体强直的情况，给予肢体按摩和被动活动，配合理疗、针灸循序渐进，鼓励病人主动活动，使其恢复正常功能。

第六章
妇科急症

第一节　异位妊娠

一、疾病概述

【概念与特点】

异位妊娠是指受精卵在宫腔以外的器官着床发育，又称宫外孕，按其发生的部位不同，可分为输卵管妊娠、卵巢妊娠、腹腔妊娠、子宫颈妊娠及残角子宫妊娠。其中输卵管妊娠最为常见，占异位妊娠的95%左右，故本节主要阐述输卵管妊娠。

【临床特点】

（1）多有停经史，一般为6~8周，间质部妊娠可达3~5个月。

（2）病人常有突然一侧下腹剧痛，呈持续性或间歇性，伴肛门坠胀感，内出血多时，全腹疼痛。

（3）不规则阴道出血。

（4）可有晕厥及脉快而弱、血压下降、面色苍白、四肢冰冷等休克现象。

【治疗原则】

异位妊娠的治疗原则以手术治疗为主，其次是非手术治疗。

二、主要护理问题

（1）体液不足　与异位妊娠腹腔出血有关。

（2）潜在并发症　休克。

（3）恐惧　与疾病突发对生命构成威胁及担心手术治疗对今后生育有影响有关。

（4）有感染的危险　与失血导致机体抵抗力下降、手术创面及留置尿管有关。

（5）自理能力缺血　与疼痛有关。

（6）知识缺乏　缺乏疾病相关知识。

三、护理措施

1. 常规护理　病人应卧床休息，取平卧位，勿搬动、按压腹部，避免再次破裂加重休克；吸氧；记录 24 小时出入量。休克病人按休克护理常规进行护理。对急症手术者，积极做好禁食、备皮、备血等术前准备。

2. 术后护理

（1）根据麻醉方式选择术后的卧位。鼓励病人尽早下床活动，避免肠粘连。

（2）做好心理护理和生活护理　安抚病人，与病人建立良好的护患关系，增加病人的信任感及安全感，治疗、护理前加以解释，告诉病人医疗护理计划，以减轻紧张和恐惧的情绪。保持床单位干净、整洁，确保病人身心得到充分休息。

（3）注意病人的饮食　指导病人摄取足够的营养物质，尤其是富含铁蛋白的食物，如动物肝脏、鱼肉、豆类、绿叶蔬菜等，以促进血红蛋白的增加，增强病人的抵抗力。

（4）输血、输液的护理　对急性大出血的病人，应迅速建立静脉输液通道，积极补充血容量。加强巡视，保持输液管道的通畅。

3. 病情观察

（1）出血量的观察　腹腔内出血量与阴道出血量不成正比。病人出现烦躁不安、面色苍白、皮肤湿冷及少尿等，说明腹腔急性内出血，应积极准备手术。

（2）生命体征的观察　应严密监测并记录病人的血压、脉搏、体位、呼吸、尿量及腹痛的变化情况。严重病人应进行心电监护。

4. 健康指导

（1）热情、周到、细心地安慰和鼓励病人，并积极地投入术前准备及抢救，使病人有安全感并增加战胜疾病的信心。

（2）护士要耐心、认真地向病人解释受孕机制和避孕原理。如带环妊娠可能与节育器移位、放置时间、节育器的大小有关，输卵管结扎后，异位妊娠可能是输卵管再次复通，复通处管腔有瘢痕、变窄造成异位妊娠。

（3）做好出院指导　根据病人的不同情况，指导她们采取安全有效、适合自己的节育措施；指导她们善于发现机体的不适和危险信号，如月经未按时来潮、不规则阴道出血、持续的下腹痛等应及时到医院就诊，及时治疗。

（4）指导有性行为的育龄期妇女，一旦发现自己怀孕，一定要到正规医院做检查，做妇科 B 超，不盲目地进行人工流产或药物流产，以免延误最佳治疗时机。如不计划怀孕，应采取相应的避孕措施，降低受孕概率，注意性生活及月经卫生，避免造成感染。指导采取宫内上节育器避孕的育龄妇女，定期检查节育器的情况，如有异常要及时处理。

第二节　前置胎盘

一、疾病概述

【概念与特点】

前置胎盘是最常见的产前出血疾病。胎盘在正常情况下附着于子宫体部的后壁、前壁或侧壁。前置胎盘即胎盘种植于子宫下段或覆盖于子宫颈内口上，位于胎先露之前。前置胎盘的表现是在妊娠中期至妊娠晚期可以出现轻微直至严重的阴道出血，是妊娠期的严重并发症，处理不当可危及母儿生命安全，它是引起孕产妇死亡和围生儿死亡的重要原因之一。

【临床特点】

（1）症状　①妊娠晚期出现无痛性阴道出血，出血量及出血时间与前置胎盘类型有关。②中央性前置胎盘出血时间早，孕 28 周即可开始，出血量多。③边缘性前置胎盘出血时间较晚，孕 37～40 周或临产开始出血，出血量少。④部分性前置胎盘的出血时间与出血量介于两者之间。

（2）体征　①贫血貌与出血量相符合。②阴道出血多时，可有血压下降、脉搏细弱、面色苍白等休克体征。③子宫大小与妊娠月份符合，临产时可有阵缩，间歇时子宫松弛。④可伴有胎位异常，如横位、臀位或胎先露高浮。⑤在耻骨联合上方或侧方可闻及与孕妇脉搏一致的吹风样的胎盘血管杂音。⑥处于休克状态时，可伴有胎心变化。

【治疗原则】

前置胎盘的处理原则为止血，补血。根据阴道流血量、有无休克、妊娠周数、产次、胎位、胎儿是否存活、是否临产等做出决定。

二、主要护理问题

（1）自理能力缺陷　与绝对卧床休息有关。

（2）有大出血的危险　与妊娠晚期胎盘与子宫壁分离有关。

（3）有胎儿受损的危险　与孕妇贫血导致胎儿缺氧、出血严重时发生胎儿窘迫甚至死胎有关。

（4）焦虑、恐惧　与大出血给产妇带来恐惧及产妇担心新生儿受损有关。

（5）有感染的危险　与前置胎盘剥离面靠近子宫口，细菌易经阴道上行引起感染有关。

（6）体液不足　与大出血有关。

（7）组织灌注改变　与阴道反复出血或大量出血有关。

三、护理措施

1. 常规护理

（1）病人应绝对卧床休息　左侧卧位，保证睡眠每天 8～9 小时，精神放松，减少紧张。低流量吸氧，每天 2 次，每次 30 分钟，不随意做阴道检查。

（2）做好心理护理和生活护理　安抚病人，耐心向病人解释病情，消除紧张和顾虑。保持床单位整洁、干燥、平整。保证外阴清洁，垫消毒卫生巾，勤换内衣裤，防止感染。

2. 专科护理

（1）对需急诊手术病人，应积极做好备皮、皮肤敏感试验、备血、插导尿管等术前准备。准备产妇、新生儿抢救物品。

（2）常发生产后出血，应密切观察并记录。

3. 病情观察

（1）阴道出血的观察　密切观察并记录阴道出血的次数和量，及早发现出血性休克。

（2）生命体征的观察　严密监测并记录血压、脉搏、呼吸、神志、尿量的变化。重症病人进行心电监护。

（3）输液、输血的观察　根据病情调节输液、输血的速度。急性大出血者，积极建立有效的静脉输液通道。

4. 健康指导　积极采取预防措施，可控制前置胎盘的发生。增强病人产前检查与宣教，保障围产期保健工作。在妊娠晚期病人若存在出血现象，应及早住院进行治疗，做到早诊断、早治疗，提高孕产妇安全程度。

第三节　胎盘早剥

一、疾病概述

【概念与特点】

妊娠 20 周以后或分娩期胎儿娩出前，正常位置的胎盘部分或全部从子宫壁剥离，称胎盘早剥。

【临床特点】

（1）妊娠晚期（28 周以后）突发下腹部持续疼痛，阴道出血，很快发生休克，有血压、脉搏变化。

（2）腹部检查示子宫呈高张性，有弥漫性或局限性压痛。若胎盘剥离面 >1/3 时，可有胎心率变化或消失。

（3）人工破膜后常见血性羊水。

【治疗原则】

（1）纠正休克　病人处于休克状态时，应积极输液、输血、补充血容量，纠正休克。

（2）及时终止妊娠　一旦确诊，必须及时终止妊娠，绝大多数以剖宫产终止妊娠。经产妇一般情况好，出血以显性为主，宫口已开大，估计短时间内能迅速分娩者，可经阴道分娩。

（3）预防产后出血　胎盘早剥的病人容易发生产后出血，故在分娩后应用子宫收缩剂，并按摩子宫，若经各种措施仍不能控制出血，子宫收缩不佳时，须及时做子宫切除术。

（4）及时防治弥散性血管内凝血。

（5）预防肾衰竭。

二、主要护理问题

（1）组织灌注量不足　与失血量过多有关。

（2）潜在并发症　出血性休克、弥散性血管内凝血、急性肾衰竭、产后出血。

三、护理措施

1. 常规护理　让病人绝对静卧，注意保暖，吸氧。

2. 专科护理

（1）纠正休克　对处于休克状态的危重病人，积极开放静脉通道，补充血容量。及时输入新鲜血，若发生弥散性血管内凝血，应测中心静脉压指导补液量。

（2）终止妊娠　终止妊娠的方式可根据病人的具体情况选择。①经阴道分娩：适用于经产妇宫口已开大、估计短时间内能结束分娩者，应先行人工破膜，然后用腹带扎紧腹部以利于止血。如宫缩乏力可静脉滴注缩宫素引产，同时密切观察血压、脉搏、胎心变化及阴道出血情况。②剖宫产适用于：重型胎盘早剥短时间不能经阴道分娩者；轻型早剥胎儿存活但有胎儿宫内窘迫者。破膜后产程进展缓慢，病人情况恶化，无论胎儿存活与否均应剖宫产抢救孕妇。

（3）并发症的处理　①子宫胎盘卒中：子宫表面颜色青紫甚至发黑，但不是子宫切除的绝对指征。而应在胎儿和胎盘娩出后视子宫收缩情况而定，如宫缩欠佳用宫缩剂无效，则应行子宫切除术。②预防产后出血：胎盘早剥病人易发生产后出血，故分娩后应及时使用缩宫素或麦角新碱。如各种措施仍未控制出血，需及时行子宫切除；如大量出血、无凝血块，应按凝血障碍进行处理。③凝血功能障碍：观察产程，同时应注意阴道出血有无凝血块。应根据病人的情况输新鲜血及纤维蛋白原，必要时加用肝素及抗纤溶治疗。④防治急性肾衰竭：诊治过程中随时注意尿量，如少于30ml/h应及时补充血容量；如尿量少于17ml/h或无尿，应考虑急性肾衰竭，应静脉滴注呋塞米40～80mg，必要时重复，通常1～2天可以恢复。若短期内尿量不增且血中尿素氮、肌酐、血钾明显增高，二氧化碳结合力下降，提示肾衰竭，出现尿毒症时应行血液透析。

3. 病情观察

（1）严密观察腹痛并正确评估阴道出血情况　对未临产而出现腹痛或阴道流血的妊娠期高血压疾病的病人，应考虑有胎盘早剥的可能。注意观察腹痛性质、程度及子宫高度、范围，严防子宫胎盘卒中发生，子宫卒中越严重子宫收缩越差，产后出血量越多，如经各种止血、促宫缩处理后无效，最终会导致子宫切除，甚至会威胁母婴生命，故应特别警惕。对阴道出血病人应正确评估其阴道出血量及腹腔内出血情况，并做好记录。但阴道出血量不能反映剥离程度、真正失血量和凝血障碍的情况，一旦孕产妇出现腹部胀感、子宫张力变大或阴道少量流血，要马上进行B超检查，因B超是诊断胎盘早剥最重要的辅助检查手段。一旦确诊，应迅速终止妊娠，这是挽救母婴的最佳方法。

（2）严密观察羊水性质　胎盘后血肿穿破胎膜溢入羊水中成为血性羊水，是胎盘早剥的一个重要体征。行人工破膜时应在宫缩间歇期行高位穿刺，使羊水缓慢流出，发现血性羊水或胎心音改变时应引起高度重视，并立即配合作好阴道分娩或即刻手术的准备及抢救新生儿窒息的准备。

4. 健康指导

（1）绝对卧床休息　产前嘱孕妇绝对卧床休息，取左侧卧位，一切护理操作和检查均应轻柔，避免突然更换体位，做好床边护理。

（2）心理护理　胎盘早剥产妇因为疼痛和出血较多，往往会有恐惧、焦虑心理，护理人员应给予病人心理上的支持，进行针对性的心理指导，尽量使病人镇静，从而消除病人的恐惧、紧张心理。同时，还要做好家属的解释工作，协助产妇建立战胜疾病的信心，从而配合治疗和护理。

第四节　急　产

一、疾病概述

【概念与特点】

急产是指在产道无阻力的情况下，宫口迅速开全，分娩在短时间内结束，总产程小于 3 小时结束分娩，以经产妇为多见，产程不超过 3 小时，占正常分娩的 3% 。

【临床特点】

引起急产的一个主要原因是宫缩过强、过频。由于宫缩过强、过频使病人疼痛难忍，出现痛苦面容，呻吟、大喊大叫、辗转不安。

【治疗原则】

（1）如宫缩急、有下坠感，宫口全开或已露胎头，多已来不及送产房分娩，可在急诊科准备接生。

（2）常规消毒外阴，准备皮肤。

（3）开始接生，注意保护会阴和处理脐带。

（4）产后检查胎盘、胎膜是否完整。

（5）检查会阴部，如有裂伤及时缝合。

（6）观察婴儿性别及一般情况，向产妇交代。

（7）填写分娩记录及产程时间和所用药物。

（8）测量产妇血压、脉搏，观察宫缩和阴道出血情况，产后观察 1 小时左右，如无异常将产妇送到病房，详细交代病情。

二、主要护理问题

（1）疼痛 与急产可能引起产道撕裂有关。

（2）焦虑、恐惧 与担心自身及胎儿受损有关。

（3）组织损伤 与急产致子宫、阴道撕裂有关。

（4）有新生儿窒息的危险 与急产后未及时清理呼吸道有关。

（5）有感染的危险 与急产后未及时处理有关。

（6）潜在并发症 产后出血。

三、护理措施

1. 急救护理

（1）减轻疼痛的支持性措施 指导孕妇宫缩时做深呼吸，双手轻揉下腹部或腰骶部，以减轻疼痛；与孕妇交谈，帮助孕妇做腹部按摩，以分散其注意力，减轻疼痛。

（2）减轻焦虑、恐惧 热情接待孕妇，提供温馨舒适的待产环境，让亲属陪伴在其身边。多与孕妇交谈，鼓励其说出焦虑、恐惧的心理感受，听取孕妇的诉说并给予同情、安慰和鼓励。用温馨的语言、和蔼的态度、娴熟的操作技术，赢得孕妇的信任，增加其安全感。密切观察孕妇的产程进展和胎心音变化情况，及时给予指导与帮助。

（3）接诊过程中提供协助 对经产妇或有过急产史的孕妇，因出现规律宫缩而到急诊科就诊时，急诊护士应立即通知产科医生。当医生尚未到达现场而产程已进入第二产程阶段，应采取如下措施：①第二产程开始的征象：阴道检查触不到宫颈边，胎头降至骨盆出口压迫骨盆底组织，孕妇出现排便感，并不自主地向下屏气。随着产程进展，会阴逐渐膨隆和变薄，肛门松弛。②协助孕妇取左侧卧位或屈膝仰卧位，并指导其每次宫缩时张口哈气且不要向下用力，可使生产速度减缓。同时迅速做好接生准备。③鼓励孕妇放松并陪她同步呼吸，有助于孕妇调整呼吸频率。④绝不可夹紧孕妇的双腿或用力将胎头往内推回以企图减缓生产，因为这样可造成新生儿头颈部的受损。

2. 病情观察

（1）新生儿处理 胎儿娩出后，迅速清理新生儿口鼻内分泌物，在严格无菌操作下处理脐带，擦干新生儿身体表面的羊水和血迹，立即保暖，尤其注意转运暖箱的正确使用：不但要预热还应根据新生儿不同体重设置不同温度做好安全护理。

（2）急救中接产护理 对宫缩强烈、剧痛的产妇，除心理安慰外，还要严密观察其生命体征、宫缩强度、频率，监测胎心，了解宫口扩张程度速度及阴道出血量等，必要时应用宫缩抑制剂延缓产程；对胎膜早破者，嘱产妇取左侧卧位，抬高臀部，防止脐带脱出，严禁产妇起床活动；对脐带脱出者，立即还纳脐带；宫口开全者，做好接产准备，尽快结束分娩。

（3）待产 孕妇入院时，应认真复习产前检查情况，有急产史者嘱其勿离开病房外出，并向孕妇说明急产的危害取得合作。加强巡视，重点交班，一旦发生分娩先兆，应尽早进产房做好接生准备。实行"一对一"全程陪伴分娩，助产士不得随意离开孕妇，随时观察孕妇的产程进展，及时解决孕妇的各种生活需要。

（4）严密观察产程进展及胎儿情况 监测宫缩、胎心及产妇的生命体征的变化，发现异常及时通知医生，迅速、准确执行医嘱。子宫收缩过强者，静脉推注硫酸镁抑制子宫收缩时，推注时间应不少于 5 分钟，并严格掌握剂量，处理的重点在于对急产的处理，产程中产妇应取左侧卧位，氧气吸入，防止宫缩过强引起胎儿缺氧，提早做好接生及抢救新生儿的准备工作。

（5）产后观察子宫收缩、宫体恢复情况及阴道出血的性质和出血量，注意产妇的生命体征变化。新生儿有异常时，应及时处理，但应避开产妇，以免加重产妇的心理负担。要掌握沟通技巧，尽可能解除产妇及家属的哀伤。指导产妇注意产褥期卫生，做好健康宣教及出院指导。

3. 健康指导

（1）与引起急产的诸多因素相对应，要加强孕产期保健，减少早产及低体重儿的出生。

（2）加强卫生教育，减少人工流产次数，并合理使用催产素，严密观察和控制产程。

（3）加强计划生育宣传，防止多胎多产，在初次分娩中有软产道损伤者要及时修补，产后加强盆底组织锻炼促进其弹性与力度的恢复等。

（4）救治操作严格遵守规程，积极处理隐藏的危险性问题，提早避免并发症发生的诱发因素，从各个方面预防急产及急产并发症的发生。

第五节 流 产

一、疾病概述

【概念与特点】

妊娠不足 28 周，胎儿体重不足 1000g 而终止妊娠者为流产。发生在妊娠 12 周前为早期流产，妊娠 12 周后至不足 28 周者为晚期流产。流产临床类型分先兆流产、难免流产、不完全流产、完全流产、过期流产、习惯性流产等。

【临床特点】

（1）先兆流产 ①阴道少量出血，色鲜红或褐色，伴轻度下腹痛或腰酸下坠感。②妇科检查宫颈口未开，子宫大小与停经月份相符。③羊膜囊未破。④尿妊娠试验阳性。

（2）难免流产 ①阴道出血量增多，阵发性腹痛加剧。②妇科检查宫颈口已开大，可伴有羊水流出，有时可见胚胎组织或胎盘堵于宫口。③子宫大小与停经周数相符或略小。

（3）不全流产 ①子宫收缩差，阴道出血多且持续不止，阵发性腹痛。②妇科检查见宫颈口已开，有时可见部分胎盘组织堵于宫颈口，子宫小于停经月份。

（4）完全流产 ①阴道出血逐渐减少，腹痛明显减轻。②妇科检查宫颈口逐渐关闭，子宫稍大或接近正常大小。

（5）习惯性流产 连续发生 3 次或以上自然流产者，每次流产常发生于同样妊娠月份，其流产过程与前述一般流产相同。

【治疗原则】

（1）先兆流产 在未明了胚胎是否停止发育的情况下，以保胎、镇静、密切观察为主，如胚胎存活，遵医嘱予以黄体酮，每日 20mg，肌内注射，并口服维生素 E 100mg，每天 3 次；如胚胎发育不好或停止发育，需考虑终止妊娠。

（2）难免流产、不全流产及完全流产　因胚胎及胎盘组织即将排出或已部分排出，孕妇多感腹痛加剧，阴道流血增多，大出血可引起休克，病人常急诊入院。给予抗生素的同时立即行清宫手术。

（3）稽留流产　胎死宫内一定时间后，由于胎盘组织有时可能机化，与子宫壁紧密粘连，不易完全剥离，又因雌激素不足，子宫收缩差，故流产时往往伴有大量流血。偶因死胎长期稽留宫腔，胎盘自溶，产生凝血活酶进入母体血液循环，可引起母体凝血机制障碍，在行清宫手术前需检查有无凝血机制异常。为了有利于死胎排出，术前可口服己烯雌酚 5mg，每天 3 次，连用 5 天。术前配好新鲜血，做好子宫穿孔抢救准备，包括切除子宫的准备。

二、主要护理问题

（1）焦虑、恐惧　与疾病突发对生命构成威胁及担心手术治疗对今后生育有影响有关。

（2）有组织灌注改变的危险　与阴道流血过多有关。

（3）有感染的危险　与侵入性操作有关。

（4）预感性悲哀　与失去胎儿精神压力大有关。

三、护理措施

1. 急救护理

（1）先兆流产、习惯性流产　①帮助病人认识疾病，消除疾病的顾虑，树立信心，积极配合治疗。②卧床休息，严禁性生活。避免劳累及情绪紧张。为病人营造一个有利于心情稳定，解除紧张气氛的环境，耐心倾听病人的诉说，了解病人的顾虑。曾有过流产史者，应给予更多的精神支持。

（2）难免流产、不全流产及完全流产　①向病人及家属解释流产时阴道大出血的治疗护理计划以解除恐惧情绪。②协助医生止血并维持正常血容量，迅速进行输液、配血、输血等抢救，做好清理宫腔手术等各项准备。注意无菌操作，配合医生完成清理宫腔的手术并将刮出组织及时送病理检查。术后病人嘱其卧床休息，可取半卧位，以利于宫腔内容物引流。③注意外阴清洁，可用 0.25% 络合碘液抹、洗外阴，每天 2 次。术后无论有无感染，均应按医嘱给予抗生素。

2. 病情观察

（1）观察并记录阴道出血及腹痛情况，如有异常及时与医生联系。

（2）严密观察与感染有关的体征，如体温、脉搏、血常规检查等。

（3）密切观察病人面色、一般情况、血压、脉搏及体温变化。

3. 健康指导

（1）注意外阴卫生，每天清洗外阴。先兆流产及习惯性流产者孕期避免性生活。完全流产及清宫术后应禁性生活 1 个月。

（2）加强营养，多食用营养丰富的食物，少食刺激辛辣的食物。

（3）孕初 3 个月注意卧床休息，避免劳累及情绪紧张，保持轻松愉快的情绪。

（4）习惯性流产的病人在非妊娠期应做以下检查：染色体有无异常；有无子宫病变，如先天性子宫发育异常、宫腔粘连、子宫颈关闭不全等；有无黄体功能不全等。

（5）完全流产及清宫术后，阴道出血时间过长，一般超过 10 天应随诊。

第六节　妊娠期高血压疾病

一、疾病概述

【概念与特点】

妊娠期高血压疾病（妊娠高血压综合征）是妊娠期特有的疾病，指在妊娠 20 周以后，病人出现高血压、蛋白尿、水肿，严重时出现抽搐、昏迷，心、肺、肝、肾衰竭，甚至发生母婴死亡。精神紧张、贫血、营养不良、多胎妊娠或羊水过多、严寒季节气候突变、遗传等为其诱发因素。全身小动脉痉挛是妊娠期高血压疾病的基本病理生理变化。

【临床特点】

（1）按妊娠期高血压疾病的三大特征（即高血压、蛋白尿、水肿）的程度不同，分为轻、中、重3度。①轻度妊娠期高血压疾病：血压≥140/90 mmHg，<150/100mmHg或较基础血压升高30/15mmHg，可伴有轻微蛋白尿（<0.5g/24h）和（或）水肿。②中度妊娠期高血压疾病：血压≥150/100mmHg，<160/110 mmHg，蛋白尿（+）（≥0.5g/24h）和（或）水肿，无自觉症状或有轻度头晕等。③重度妊娠期高血压疾病：血压≥160/110mmHg，蛋白尿（++）～（++++）（≥5g/24h）和（或）水肿，有头痛、眼花、胸闷等自觉症状，称为先兆子痫，有以上表现并发生全身抽搐及昏迷者为子痫。急诊护士发现先兆子痫或子痫应马上安排病人进入抢救室，立即通知医生处理。

（2）胎儿情况的判断　妊娠期高血压疾病病人，由于子宫血管痉挛，引起胎盘供血不足，胎盘功能减退而使胎儿宫内窘迫。因此，急诊护士应评估胎心音、胎动，必要时行胎儿心电监护，确定胎儿情况。

【治疗原则】

轻度妊娠期高血压疾病病人应酌情增加产前检查的次数，密切注意病情变化，防止发展成为中、重度，防止子痫发生。中、重度妊娠期高血压疾病病人的治疗原则为解痉、降压、镇静，合理扩容及必要时利尿，适时终止妊娠。

二、主要护理问题

（1）组织灌流量改变　与全身小血管痉挛有关。

（2）体液过多　与各种原因引起的水、钠潴留有关。

（3）有受伤的危险（母亲）　与子痫抽搐或硫酸镁治疗有关。

（4）有受伤的危险（胎儿）　与胎盘血流量减少致胎儿宫内缺氧有关。

（5）焦虑　与担心病变对母儿的影响有关。

（6）潜在并发症　肾衰竭、胎盘早剥。

三、护理措施

1. 常规护理 病人要注意劳逸结合，保证充分睡眠，尽量卧床休息，休息及睡眠时取左侧卧位，以增加回心血量，维持正常的子宫胎盘血液循环。昏迷病人按昏迷护理常规护理。

2. 专科护理

（1）做好心理护理和生活护理 安慰病人，让孕妇了解妊娠、分娩的一般常识，减少生活压力及不良刺激，解除对分娩的恐惧心理。保持床单干净、整洁，环境安静舒适，确保病人身心得到充分休息。

（2）输液的护理 根据病情调节输液速度。子痫病人应尽快建立有效的静脉输液通道，采取双路或三路输液，尽快控制抽搐。使用硫酸镁治疗时，注意滴速。

（3）临产的护理 病人出现有规律的子宫收缩，腹部阵痛，阴道出血，多为临产，应按临产护理常规护理。

（4）子痫的护理 ①子痫病人应绝对卧床休息，减少声、光、触动等刺激，保持室内绝对安静和空气流通。室内关大灯开小灯，帘幔遮光。治疗及护理操作尽量轻柔，相对集中，减少干扰。②取下义齿，并放置缠以纱布的压舌板，以防咬伤唇舌。③保持呼吸道通畅，头偏向一侧，防止误吸和窒息。

3. 病情观察

（1）生命体征的观察 应严密监测并记录病人血压、脉搏、呼吸、神志的变化，如血压居高不降或持续上升，应防止子痫的发生。如发现面色苍白，心慌气促，咳粉红色泡沫痰，应警惕发生心力衰竭。

（2）自觉症状的观察 随时询问病人有无头痛、头晕、眼花、呕吐、恶心等症状，如出现上述自觉症状，说明病情在发展。血压可能在上升，应防止发展为先兆子痫或子痫。

（3）水肿的观察 坐位或卧位时抬高下肢，勿穿过紧的裤、袜，衣着宽松，避免盘腿而坐，以利于增加静脉回流，减轻水肿。每天空腹测体重1次，及时发现隐性水肿，记录24小时出入量，及时检查尿蛋白。

（4）药物疗效及不良反应的观察 使用解痉降压药物后，应观察疗效，如血压是否有下降，是否平稳；使用利尿药后，尿量是否增加，水肿是否好转；使用硫酸镁过量会使呼吸及心肌收缩功能受到抑制，危及生命，故对使用硫酸镁的病人应定时检查膝反射、呼吸、尿量，如出现膝反射消失，呼吸<16 次/分，尿量 <600ml/24h（<25ml/h）等中毒现象，应立即停药，并静脉推注 10% 葡萄糖酸钙 10ml 解救。

4. 健康指导

（1）饮食　病人应进高蛋白饮食，补充从尿中丢失的蛋白质，如瘦肉、鱼、动物内脏等。勿食过咸、腌制的食物以及方便食品和速冻食品。多食富含维生素、铁、钙的食物。水肿严重者，进低盐饮食。盐的摄入量不超过 6g/d，减轻水、钠潴留。

（2）胎儿监护　教会病人自测胎动每天 3 次，每次 1 小时。发现胎动过多或过少及时报告。吸氧每天 2 次，每次 30 分钟。观察有无阴道出血、腹痛、早产、胎盘早剥等，防止胎儿缺氧和新生儿窒息。

（3）定时产前检查　妊娠 28 周后，每月检查 1 次。32 周后，每半个月检查 1 次。36 周后，每周检查 1 次。定期行 B 超检查，监测胎盘功能及胎儿宫内发育情况。定期检测蛋白尿、血压、水肿的变化。

（4）每周测量 1 次血压和进行 1 次肾功能检查，以了解身体康复的情况。剖宫产术后严格避孕 1～2 年。

第七节　子　痫

一、疾病概述

【概念与特点】

子痫系妊娠期特有的疾病，为妊娠期高血压疾病最严重的阶段，临床表现除高血压、蛋白尿、水肿外，在先兆子痫的基础上突然出现胸闷、剧烈头痛、视物模糊、抽搐或昏迷等，同时易并发心、肾衰竭。在子痫发作前大都有先兆子痫的症状和体征，但也有无任何警告征象而突然发病的病例。子痫可发生在产前、产中和产后 7 天内。很多病例产前、产时在医生的严密监视下认为已度过危险期，但产后遇到冲动或兴奋状态时突发抽搐、昏迷。另外，子痫抽搐可重复发作，重复次数愈多，预后愈差，是孕产妇和围生儿死亡的主要原因之一。

【临床特点】

（1）在重度妊娠期高血压疾病的基础上（少数也可能是轻度妊娠期高血

压疾病）突然发生抽搐，抽搐前有剧烈头痛或上腹疼痛、眼花等症状。

（2）典型的子痫发作分为四期 ①侵入期：开始两眼球固定，口角及面部肌肉颤动，头扭向一侧，持续数秒钟。②强直期：全身及四肢肌强直，双手紧握，双臂屈曲，两腿内旋，牙关紧闭，迅速发生强烈抽动。③阵挛性搐搦期：上、下颚猛烈地一开一闭，眼睛及其他肌肉也轮流痉挛，如不加保护舌可被咬伤出血，甚至身体翻动跌落在地。呼吸暂停，面色青紫，口吐泡沫，持续约1分钟。④静止期：抽搐停止，全身肌肉松弛，呼吸渐恢复，深而有鼾声，面色恢复，进入昏迷状态，可伴有大、小便失禁。昏迷时间不定，轻者可能立即清醒，重者一次昏迷尚未醒又接着下一次抽搐，甚至可连续发作数十次。发作前后血压测量可上升达200/160mmHg，呼吸加快，体温也可上升，尿少或出现血尿。

【治疗原则】

（1）协助医生控制抽搐。

（2）专人护理，防止受伤。

（3）减少刺激，以免诱发抽搐。

（4）密切监护。

（5）为终止妊娠做好准备。

二、主要护理问题

（1）焦虑、恐惧 与担心自身及胎儿受损有关。

（2）舒适的改变 与抽搐、疼痛有关。

（3）有母儿受损的危险 与重度妊娠期高血压疾病的程度有关。

（4）潜在并发症 心力衰竭、肾衰竭、胎盘早剥、弥散性血管内凝血。

（5）知识缺乏 缺乏子痫相关预防保健知识。

（6）有药物中毒的危险 与静脉使用硫酸镁有关。

（7）疼痛 与剖腹手术切口及宫缩痛有关。

（8）母乳喂养中断 与新生儿被送入监护室有关。

三、护理措施

1. 急救护理 护士应掌握解痉、降压、利尿、扩容等药物的作用、剂量、用法、不良反应等。在执行医嘱的过程中,除做到准时、准量投药外,还应熟知不良反应的表现及抢救措施。

(1)应用硫酸镁时注意 ①尿量每天需多于 600ml(每小时不少于 25ml);②膝反射存在;③呼吸不少于 16 次/分;④无心律不齐。具备以上条件时,可继续用药。观察硫酸镁中毒症状:恶心、呕吐、头胀、全身发热感、疲乏、嗜睡、说话含糊不清,出现以上症状时应减慢滴速或停止使用。应备葡萄糖酸钙,一旦出现呼吸抑制即按医嘱用 10% 葡萄糖酸钙 10ml 静脉缓注,以缓解镁离子中毒。

(2)应用静脉滴注降压药时注意血压变化,最好用血压监护仪,每10~15 分钟测血压 1 次,使血压保持在 130~140/90~100mmHg。如血压≤130/90mmHg 时,应停用静脉降压药,避免血压骤降至过低。

(3)应用催眠药物时必须卧床休息,专人护理,防止直立性低血压,突然摔倒发生意外。

(4)应用利尿剂时注意病人有无倦怠、腹胀、心音低钝等低血钾表现,并注意观察有无脉搏增快等血液浓缩、血容量不足的临床表现。

2. 病情观察

(1)临床观察 子痫病人在抽搐发作尚未控制或病情未稳定之前,一般不宜搬运。①生命体征的观察:注意每次抽搐持续的时间、次数及昏迷时间。每15~30 分钟测血压、脉搏、呼吸 1 次,每 4 小时测量体温 1 次。测量体温不宜用口表,宜腋下试温,以防发生意外。如发现病人高热、尿少、动脉收缩压降至 100mmHg 以下、脉搏持续增快至 120 次/分以上、发绀或呼吸困难及长时间昏迷和出血倾向者,都是病情恶化的表现。②观察尿量:如发现尿少或无尿时,首先应检查尿管是否通畅,位置是否适当。如确诊为尿少或无尿(每小时尿量少于 20ml),提示肾衰竭或入量不够;相反,应用利尿剂(如呋塞米注射液)后,尿量过多(1 小时内尿量超过 1000ml 以上),应警惕水、电解质紊乱,尤其是低血钾的发生。③观察产前先兆及胎心音:产前子痫病人在抽搐时,子宫因缺血而使宫缩开始,此时病人常处于昏睡或昏迷状态,加上镇静剂的应用,病人对疼痛的敏感性不强,宫缩仅出现规律性躁动,可用手直接触摸腹部,观察宫缩,按时查肛诊,注意胎心变化,必要时用胎儿监护仪监护。子痫病人产程进展快，应及早做好分娩准备。④并发症的观察：子痫抽搐时易引起心、脑、肾等重要器官的损害。应严密观察病情变化，早期发现，及时治疗。⑤皮肤的观察：病人有皮肤水肿，皮肤紧张、菲薄，血液循环不良，抵抗力下降，加上长期卧床受压，尤应加强护理。经常给病人变换体位，保持皮肤清洁干燥，防止压疮的发生；肌内注射时应严格消毒且常变换注射部位，对已多次注射的部位应观察有无漏液、感染等。

（2）预见性观察 ①左心衰竭、急性肺水肿：注意病人出现咳嗽、气急不能平卧等早期心力衰竭症状，出现血性泡沫样痰提示伴发左心衰竭。②弥散性血管内凝血：抽取标本过程中如发现针头易堵塞、血液易凝固，要警惕血液有高凝现象。若肌内注射或静脉穿刺部位有瘀斑，则已有出血倾向，更应注意病人的尿色，如呈现茶色或咖啡色，有可能发生 DIC。③视网膜剥离：病人诉视物模糊时应警惕有无视网膜剥离的发生，应立即通知医生做眼底检查。④肾衰竭：留置导尿管者应每小时记录尿量 1 次，尿量少于 30ml/h 或无尿时，应报告医生。⑤要重视病人的主诉，自觉症状常常为病人突发子痫的前驱症状，应尽最大努力避免子痫的发生。子痫虽是产科最严重的急症之一，但也是一种有可能预防的病症。预防措施是做好产前检查，早期发现预兆，并予以恰当的处理。

3. 健康指导

（1）对病人及家属进行疾病知识讲解，使他们了解病情，积极配合医生。

（2）子痫病人的饮食也很重要，向病人及家属详细介绍进食时的注意事项。

（3）向病人及家属介绍抢救用药时的注意事项及药物的不良反应等，产后乳房的护理及新生儿的护理、母乳喂养的优点及正确哺乳的方法。

第八节 产后出血

一、疾病概述

【概念与特点】

胎儿娩出后 24 小时内阴道出血量超过 500ml 者称为产后出血。产后出血是分娩期的严重并发症，是产妇死亡的重要原因之一，在我国居产妇死亡的首位，其发生率占分娩总数的 2%~3%。产后出血的预后随失血量、失血速度及产妇体质不同而异。若短时内大量失血可迅速发生失血性休克，严重者危及产妇生命，休克时间过长可引起脑垂体缺血坏死，继发严重的脑垂体功能减退即席恩综合征。因此应特别重视护理以加强防治工作。

【临床特点】

1. 症状

（1）胎儿娩出或胎盘娩出后阴道出血，出血有时急、有时缓。

（2）有头晕、恶心、出冷汗、口渴、打呵欠等早期休克症状。

（3）阴道血肿形成时会阴部胀痛，有便意。

2. 体征

（1）子宫大而软、轮廓不清、收缩无力，或有膀胱充盈致子宫底升高达脐上。

（2）胎盘未娩出　①胎盘嵌顿于子宫内口处。②胎盘已剥离，尚未排出宫腔。③胎盘部分剥离，部分粘连于宫壁上。④胎盘部分或全部与子宫壁紧密相连。

（3）胎盘娩出后，有胎盘小叶或副胎盘缺损或胎膜不全。

（4）软产道损伤　①子宫下段有裂伤。②宫颈裂伤：3点、9点处超过1cm的裂伤或有活动性出血；或其他部位裂伤或并有活动性出血。③阴道及会阴裂伤：Ⅰ度是阴道黏膜及会阴皮肤裂伤；Ⅱ度是黏膜、皮肤及会阴部肌肉损伤；Ⅲ度是肛门外括约肌断裂，并有阴道直肠隔及直肠前壁黏膜裂伤。④产道血肿。

（5）阴道出血，血液不凝固，无血块形成。

（6）出血多时面色苍白、四肢冰冷、脉搏细数、血压下降、尿量减少。

【治疗原则】

针对原因迅速止血，补充血容量以纠正休克及防治感染。

二、主要护理问题

（1）组织灌注量改变　与大失血有关。

（2）有感染的危险　与失血后抵抗力降低有关。

（3）恐惧　与大出血危及产妇生命有关。

（4）活动无耐力　与产妇失血后贫血、产后体质虚弱有关。

三、护理措施

1. 常规护理 提供产妇及家属的心理支持，宣传并指导产褥期康复的技巧。产妇发生大失血后虽然得救，但因垂体缺血可能出现席恩综合征，面临体力差，生活自理有困难等问题。面对上述情况，尽量给产妇及家属提供解释的机会，鼓励产妇说出内心的感受并参与出院计划的讨论。针对产妇的具体情况，指导其如何加强营养，有效地纠正贫血，逐步增加活动量，以促进身体的康复。出院后，指导产妇及家属注意继续观察子宫复旧及恶露情况，发现异常情况及时就诊。护士要使产妇及家属明确产后检查的时间、目的、意义，使产妇能按时接受检查，以核实产妇心身康复情况，解决哺乳中的问题，调整产后指导计划，部分产妇分娩24小时后，于产褥期内发生子宫大出血，称为晚期产后出血，多于产后 1~2 周内发生，也可迟至 6~8 周甚至于 10 周发病，应予以高度警惕，以免导致严重后果。

2. 专科护理

（1）**重视预防** ①妊娠期：加强孕期保健，定期接受产前检查，及时识别并治疗高危妊娠，如妊娠期高血压疾病、肝炎、贫血、巨大儿、羊水过多等，有产后出血史的孕妇应提前入院。②分娩期：临产后，护士继续为孕妇提供精神心理护理，维持孕妇的正常营养及水、电解质的平衡，防止产程延长，避免孕妇衰竭状态，必要时给予镇静剂以保证孕妇的休息。第二产程注意科学接生，严格执行无菌技术，指导孕妇正确运用腹压，适时适度作会阴侧切，胎儿娩出要缓慢，胎盘娩出后立即肌内注射或静脉滴注缩宫素，以加强子宫收缩，防止产后出血，必要时注射麦角新碱 0.2mg，进一步促进子宫收缩。准确测量出血量，仔细检查胎盘、胎膜是否完整，软产道有无裂伤。如有裂伤应逐层缝合。③产后期：产后 2 小时内，产妇仍留在产房接受监护，因 80% 的产后出血发生在这一阶段。严密观察产妇的生命体征，子宫收缩，阴道出血及会阴伤口情况。若产后出血较多应及时查找原因以便及时处理，督促产妇及时排空膀胱以免影响子宫收缩致产后出血。对可能发生产后出血的高危孕妇，分娩时注意保持静脉通道充分做好输血和急救的准备。

（2）**协助医生执行止血措施** 遇到发生产后大出血情况，医护人员必须密切配合，统一指挥。在确定原因的同时，争分夺秒进行抢救。①子宫乏力性出血：应立即按摩子宫，同时注射宫缩剂以加强子宫收缩，腹部持续按摩子宫，清除宫腔积血。如果按摩止血效果不理想时，及时配合医生做好子宫次全切除术的术前准备。②软产道裂伤：止血的有效措施是及时准确地修补缝合。若为阴道血肿，补充血容量的同时，切开血肿，清除血块，缝合止血。③胎盘因素：根据不同情况作出处理，如胎盘剥离不全、粘连、滞留均可徒手剥离取出；胎盘部分残留，徒手不能取净时，则用大号刮匙刮取残留组织；胎盘已经剥离而嵌顿，若是膀胱充盈所致，应行导尿术后按摩子宫轻压宫底，促使胎盘娩出；若是胎盘植入，则需做好剖腹切开子宫探查的术前准备。④凝血功能障碍：若观察发现出血不凝，会阴伤口出血不止等，立即通知医生，同时抽血做凝血酶原、纤维蛋白原、3P 试验等，急配血备用。⑤做好失血性休克的防治措施：失血多甚至休克者，注意为其提供安静的环境，保持平卧吸氧，保暖，严密观察并详细记录病人的意识状态、皮肤颜色、血压、脉搏、呼吸及尿量。大量失血后观察产妇伤口情况及严格会阴护理。观察子宫收缩情况，按医嘱给予抗生素预防感染。

3. 病情观察　产后出血的主要临床表现是阴道流血过多。对于产后出血量在 500ml 以上的产妇，及时查明出血原因。产后子宫高浮松软，收缩乏力可致大出血，如胎盘残留、胎盘胎膜剥离不全、胎盘部分植入等；软产道、宫颈裂伤出血色鲜红、凶猛，按摩子宫、使用缩宫素无效；凝血功能障碍者孕前或妊娠期已有出血倾向，出凝血时间、凝血酶原及纤维蛋白测定改变，可表现为全身不同部位弥漫性出血。

4. 健康指导

（1）多食绿色蔬菜及富含高蛋白和维生素、高热量的饮食。

（2）提倡母乳喂养，让婴儿多吸吮乳头，以促进子宫收缩。

（3）注意阴道出血情况，如有应随时就诊。

（4）加强个人卫生，注意会阴部的卫生，防止感染。

第九节　晚期产后出血

一、疾病概述

【概念与特点】

产妇在分娩 24 小时后到 6 周内所发生的子宫大量出血，为晚期产后出血。大部分晚期产后出血出现在产后第 6 ~ 10 天，又称延迟的产后出血或继发性产后出血。

【临床特点】

其症状大致与原发性产后出血相似，但一般不如原发性出血凶猛，包括：

（1）子宫收缩疲乏，按摩后症状仍无改变。

（2）突然大量的鲜红色阴道出血。

（3）子宫复旧不全的征象，如持续性血性恶露、白带，不正常的血块，骨盆或直肠不适感及背痛。

（4）子宫内膜炎的征象，如体温升高、子宫压痛感。

【治疗原则】

晚期产后出血应加强支持疗法，并给予足量广谱抗生素、子宫收缩剂及中药治疗；纠正贫血、补充血容量及抗感染的同时，给予子宫收缩剂；行手术治疗。

二、主要护理问题

（1）有组织灌注异常的危险 与失血有关。
（2）有感染的危险 与失血后抵抗力降低有关。
（3）恐惧 与突然大量出血、濒死感有关。

三、护理措施

1. 常规护理

（1）做好心理护理。

（2）饮食应易消化，富含营养。

2. 专科护理

（1）建立良好的静脉通路，做好输血准备工作，遵医嘱给予止血药或宫缩药。

（2）协助医生采取止血措施，遵医嘱应用抗生素预防感染。

（3）病情平稳后，鼓励下床活动，活动量应逐渐增加。

3. 病情观察

（1）嘱产妇卧床休息，密切观察生命体征、神志变化，观察皮肤黏膜、嘴唇、指甲颜色、四肢温度及尿量，及早发现休克的早期征兆。

（2）密切观察阴道出血情况，有阴道排出物应保留并送病理检查。

4. 健康指导

（1）血红蛋白恢复正常后，鼓励下床活动，逐渐增加活动量以加速身体恢复。

（2）进行产褥期康复技巧宣教，指导产妇进行子宫按摩，检查子宫收缩的状况及会阴伤口的自我护理，告知发生产后出血立即就医。

（3）产褥期禁止盆浴、性生活，并注意个人卫生。

第七章
儿科急症

第一节　腹　泻

一、疾病概述

【概念与特点】

腹泻病是由于多病原、多因素引起的以腹泻、呕吐造成水、电解质紊乱及酸碱平衡失调的临床综合征。6 个月至 2 岁婴幼儿的发病率较高，是造成小儿营养不良、生长发育障碍及死亡的重要原因之一。腹泻病可分为感染性及非感染性两大类。

【临床特点】

（1）轻型腹泻　表现为食欲不振、恶心、呕吐。大便次数增多及性状改变，大便次数可达每天 10 次左右，每次大便量少，呈黄色黏液或黄绿色，有酸味，粪质不多，常见白色或黄白色奶瓣和泡沫，可混有少量黏液。排便前病人有腹痛、哭闹不安。一般无脱水及全身中毒症状。

（2）重型腹泻　多为肠道内感染所致。起病常比较急，除有较重的胃肠道症状外，还有明显的脱水、电解质紊乱及全身中毒症状，如发热、烦躁、精神萎靡、嗜睡甚至昏迷、休克。

【治疗原则】

腹泻的治疗原则为调整饮食，合理用药、控制感染，纠正水、电解质紊乱和酸碱平衡失调，预防并发症的发生。

二、主要护理问题

(1) 体液不足　与腹泻大量脱水有关。

(2) 体温过高　与炎症有关。

(3) 营养失调，低于机体需要量　与吸收障碍有关。

(4) 潜在并发症　休克。

(5) 知识缺乏　缺乏腹泻相关预防治疗知识。

三、护理措施

1. 常规护理　腹泻患儿存在消化功能紊乱，根据患儿病情，合理安排饮食，达到减轻胃肠道负担，恢复消化功能目的。轮状病毒感染使小肠双糖酶尤其是乳糖酶活性降低，导致乳糖不耐受，所以首先应从饮食中除去乳糖，采用去乳糖奶粉、豆奶粉、发酵酸奶、豆浆、米汤。有些患儿是由于对牛奶中蛋白质过敏而腹泻，可选用豆类婴儿配方乳粉。开始出现腹泻后，应给消化道以适当的休息，轻型腹泻患儿，停止喂养不易消化的脂肪类食物并减食至平时半量左右 4～6 小时，重型腹泻患儿 6～13 小时。呕吐、腹泻严重时暂禁食，以利肠道休息。一般在补充累积损失阶段可暂禁食 4～6 小时，母乳喂养者可适当限制哺乳次数或缩短每次哺乳时间。腹泻次数减少后，给予清淡少渣、少纤维素、易消化、低脂肪流质或半流质饮食，如粥、面条、脱脂牛奶、米汤等。禁食生、冷、硬、粗纤维含量高的饮食，可食大蒜、葱，鼓励喝乳酸杆菌多的饮料。少量多餐，随着病情稳定和好转，逐渐增加食量，如能适应，不必过分限制饮食，对食欲差的病人应鼓励进食，逐步过渡到正常饮食。

2. 专科护理

（1）根据病情补充液体　①口服补液：用于轻、中度脱水及无呕吐或呕吐不剧烈且能口服的患儿，鼓励患儿少量多次口服 ORS 补液盐。②静脉补液：建立静脉通路，保证液体按计划输入，特别是重度脱水者，必须尽快（30 分钟内）补充血容量。新生儿合并肺炎、重度营养不良、先天性心脏病的脱水患儿，应严格掌握输液速度，及时调整滴速，以防输液过快导致心力衰竭或肺水肿等并发症。每日补钾：总量静脉滴注时间不应短于 6~8 小时，补钾浓度应小于 0.3%，严禁直接静脉推注；每小时巡回记录输液量，必须根据病情调整输液速度，了解补液后第 1 次排尿时间，以估计疗效；观察有无发冷、发热等输液反应，并及时给予处理；应严格实行无菌技术操作；输液部位定时更换，不能过久，以免静脉炎发生。③正确记录 24 小时出入量。

（2）严格消毒隔离，防止感染　按肠道传染病隔离，无分室条件时应做好床边隔离，对患儿餐具、奶具及时消毒，护理患儿前后要认真洗手，防止交叉感染。

（3）臀部护理　选用柔软布类尿布，勤更换，每次便后用温水清洗臀部及会阴部（女孩应自前向后冲洗），然后用柔软毛巾吸干水分，不宜擦拭，防止皮肤擦伤。局部皮肤发红，涂植物油、消毒鱼肝油、5% 鞣酸软膏或 40% 氧化锌油并按摩片刻，促进局部血液循环。出现臀红用烤灯照射每天 2 次，每次 15~20 分钟，烤灯距照射部位 25cm，防止烫伤。肛门处皮肤潮红、水肿或溃疡，在积极治疗腹泻同时配合用蜂蜡治疗肛门溃烂。若已发生糜烂，可先用 3% 温硼酸水或 1∶5000 高锰酸钾溶液轻轻擦洗，然后用消毒软纱布吸干，涂氧化锌鱼肝油或氧化锌糊剂，以减少大便对局部的刺激，利于愈合。避免使用不透气塑料布或橡皮布，防止尿布皮炎发生。保持床单位、尿布清洁，防止上行性泌尿系统感染及臀部感染。感染性腹泻应注意消毒隔离。

3. 病情观察

（1）监测体温变化　体温过高应给予患儿多饮水、擦干汗液、减少衣服、头枕冰袋等物理措施，控制患儿体温在 37.5℃ 以下，以减少消耗。腹泻患儿往往易脱水，加之饮食控制，易畏寒，若出现四肢厥冷，体温不升，可用热水袋保暖，但使用时注意不要烫伤。做好口腔及皮肤护理。

（2）监测代谢性酸中毒表现　当患儿出现呼吸深快、精神萎靡、口唇樱红，血 pH 值及二氧化碳结合力下降时，应及时报告医生及使用碱性药物纠正。

（3）观察低血钾表现　低血钾常发生于输液后脱水纠正时，当发现患儿全身乏力、不哭或哭声低下、吃奶无力、肌张力低下、反应迟钝、恶心呕吐、腹胀，听诊发现肠鸣音减弱或消失，心音低钝；心电图显示 T 波平坦或倒置、

U 波明显、ST 段下移和（或）心律失常，提示有低血钾存在，应及时补充钾盐。

（4）判断脱水程度 通过观察患儿的神志、精神、皮肤弹性、前囟，眼眶有无凹陷，末梢循环情况，机体温度及尿量等临床表现，估计患儿脱水的程度，同时要动态观察经过补充液体后脱水症状是否得到改善。

（5）注意大便的变化 观察记录大便次数、颜色、性状、量，做好动态比较，若发现大便黏胨、腥臭、脓样或含血丝时，应立即留取标本送检。

（6）观察患儿呕吐和排尿情况 若呕吐频繁、呕吐物为棕黄色黏液且伴有腹胀，可能为麻痹性肠梗阻，与毒血症或低血钾有关；若尿量减少，甚至无尿且面色苍白或发绀、四肢发凉、血压下降，提示为休克，须立即给予抗休克处理。

4. 健康指导

（1）应该给患儿家长讲述小儿保健及喂养方面的知识，告知家长尽量采用母乳喂养，不要在夏季断乳，如果必须人工喂养，应该给患儿家属讲述注意事项。

（2）添加辅食要适时、适量，不宜过饱或进食不容易消化的食物，培养小儿的良好卫生习惯也是十分重要的，应勤给小儿洗手、剪指甲等，注意饮食卫生。

（3）不要长期给孩子滥用抗生素，避免菌群失调导致肠炎。天气变化时，要及时给小儿增加衣物，按时进行疫苗接种。

第二节 小儿惊厥

一、疾病概述

【概念与特点】

惊厥是小儿时期常见的急症之一，表现为突然发生的意识丧失，两眼上翻，面肌或四肢肌肉的强直性、阵挛性或强直性-阵挛性抽搐，可表现为全身性或局限性抽搐，发作时间由数秒至数分钟。部分患儿于惊厥后出现疲乏、嗜睡。

【临床特点】

意识突然丧失，同时急骤发生全身性或局部性、强直性或阵挛性面部、四肢肌肉抽搐，多伴有双眼上翻、凝视或斜视。由于喉痉挛、气管不畅，可有屏气甚至青紫。部分小儿大小便失禁。发作时间可由数秒至数分钟，严重者反复多次发作，甚至呈持续状态，惊厥停止后多入睡。新生儿可表现为轻微的局部性抽搐，如凝视、眼球偏斜、眼睑颤动、面肌抽搐、呼吸不规则等，由于幅度轻微，易被忽视。

【治疗原则】

（1）及时有效控制惊厥，防止窒息和惊厥性脑损伤。

（2）病因治疗　尽快找出原发病因及时治疗。

（3）对症处理　如氧气吸入、药物治疗、降温、降颅内压等。

（4）促进脑细胞的修复治疗。

二、主要护理问题

（1）有窒息的危险　与喉痉挛有关。

（2）有受伤的危险　与发作时摔倒有关。

（3）潜在并发症　脑水肿、酸中毒。

（4）知识缺乏　缺乏疾病相关知识。

三、护理措施

1. 常规护理

（1）将患儿平放于床上，取头侧位。保持安静，治疗操作应尽量集中进行，动作轻柔敏捷，禁止一切不必要的刺激。

（2）保持呼吸道通畅　头侧向一边，及时清除呼吸道分泌物。有发绀者供给氧气，窒息时施行人工呼吸。

（3）控制高热　物理降温可用温水或冷水毛巾湿敷额头，每 5～10 分钟更换 1 次，必要时用冰袋放在额部或枕部。

（4）注意安全，预防损伤，清理好周围物品，防止坠床和碰伤。

（5）协助做好各项检查，及时明确病因。根据病情需要，于惊厥停止后，配合医生行血糖、血钙检查或腰椎穿刺、血气分析及血电解质等针对性检查。

（6）加强皮肤护理　保持皮肤清洁干燥，衣、被、床单清洁、干燥、平整，以防皮肤感染及压疮的发生。

（7）心理护理　关心体贴患儿，处置操作熟练、准确，以取得患儿信任，消除其恐惧心理。说服患儿及家长主动配合各项检查及治疗，使诊疗工作顺利进行。

2. 专科护理

（1）用药护理　①观察止惊药物的疗效。②使用地西泮、苯巴比妥钠等止惊药物时，注意观察患儿呼吸及血压的变化。

（2）预见性观察　若惊厥持续时间长、频繁发作，应警惕有无脑水肿、颅内压增高的表现，如收缩压升高、脉率减慢、呼吸节律慢而不规则，则提示颅内压增高。如未及时处理，可进一步发生脑疝，表现为瞳孔不等大、对光反射消失、昏迷加重、呼吸节律不整甚至骤停。

3. 病情观察

（1）惊厥发作时，观察惊厥患儿抽搐的时间和部位，有无其他伴随症状。

（2）观察病情变化　尤其随时观察呼吸、面色、脉搏、血压、心音、心率、瞳孔大小、对光反射等重要的生命体征，发现异常及时通报医生，以便采取紧急抢救措施。

（3）观察体温变化　如有高热，及时做好物理降温及药物降温，如体温正常，应注意保暖。

4. 健康指导　向家长详细交代患儿的病情、惊厥的病因和诱因，指导家长掌握预防惊厥的措施。

第三节　体内异物

一、疾病概述

【概念与特点】

体内的异物可以是任何物质，只要其体积大小适当，均可被小儿吞入消化道，吸入呼吸道，塞入耳道、鼻腔、直肠、膀胱或阴道内。按异物的位置、梗阻的程度、异物性质能引起的组织反应而产生各种症状，临床上时常表现为梗阻、穿孔和刺激征。常需急诊取出异物，特别是呼吸道异物，是小儿常见的危重急症。体内异物多见于 5 岁以内小儿，病情程度取决于异物性质和气管阻塞的程度。重者可造成窒息，甚至死亡。

【临床特点】

（1）外耳道异物　可有耳痛、耳鸣或听力障碍。耳镜检查可发现。

（2）鼻腔异物　多有一侧性鼻塞，鼻涕带血含脓，有臭气。做耐心细致的鼻腔检查常可见异物，多嵌顿于下鼻甲与鼻中隔之间。

（3）咽、食管异物　颈部可有肿胀压痛，可有咽痛、吞咽困难、唾液外溢等。存留较大异物时可出现呼吸困难。经详查口咽部，再作间接喉镜或鼻咽部检查或观察 1~2 天可以确诊。

（4）气管异物　可出现刺激性咳嗽、吸气性呼吸困难、声音嘶哑及喉鸣等，可听到"拍击音"，可直接作喉镜或支气管镜检查。

（5）支气管异物　常表现为阵发性痉挛性咳嗽，若植物性异物存留于支气管内，可有高热、咳嗽、咳痰等炎性症状，容易误诊为肺部一般炎症。

（6）胃肠道异物　大多不引起任何症状，能顺利地由肠道经肛门排出。少数带有棱角或尖刺的异物可引起腹痛、肠道出血等。但很少发生胃肠穿孔，因此临床常无腹膜炎症状。

（7）直肠异物　可发生便秘症状，肠壁损伤可引起直肠出血，进行直肠指检可以发现异物，检查者有时可用手指将其挖出。

（8）软组织异物　可有触痛或压迫症状，位置表浅者可扪及。

【治疗原则】

1. 外耳道异物

（1）细小的异物，用生理盐水将其冲洗出来。

（2）圆球形的异物，用小钩从异物后钩出。切勿用镊子夹取，以免将异物推向深部。

（3）昆虫先在黑暗处将电筒放在耳边，使虫子见光爬出。无效时用酒精滴入耳内，使其溺死，再用耳镊取出。

2. 鼻腔异物　用手指压紧无异物的鼻孔，用力擤鼻。无效时可采取如下措施。

（1）平卧头低位。

（2）0.1% 肾上腺素溶液滴入患侧鼻腔。

（3）圆形质硬异物，用一弯钩自前鼻孔伸入，经异物上方伸至异物后面，然后向前钩出。也可将回形针拉开，将小回开口处捏合，手持大回，以小回伸入鼻腔钩取异物。

（4）有黏膜肿胀和溃疡者，取异物后用 0.5% 呋麻滴鼻剂滴鼻腔。

3. 咽异物

（1）咽部喷 2% 利多卡因作表面麻醉。

（2）喉镜下用长弯钳钳取。

（3）钳取尖锐的异物后应用抗生素。

4. 喉、气管、支气管异物突发窒息的紧急处理

（1）叩背、胸部挤压法　适用于 <1 岁的病儿。①病儿背部朝上，头低于肩胛线，注意不应呈倒立位。用右手掌跟部冲击病儿肩胛之间 4~5 次，方向向前、向下。②病儿面部朝上，用右手示指、中指冲击病儿胸骨下段 4~5 次，方向同上。③清除病儿口鼻部的异物或分泌物。④如病儿无呼吸，立即给予复苏（面罩加压吸氧）。上述四步循环 4~5 次。

（2）挤压腹部法　适用于 >1 岁的病儿。①病儿骑坐于医护人员的两腿上，背朝医护人员，用两手的示指和中指放于病儿剑突和脐连线的中点，快速向上向内冲击压迫，手法宜轻柔，重复 6~10 次。②检查病儿口腔，清除其内分泌物或异物。③无自主呼吸者，给予面罩加压呼吸。

（3）准备好气管插管用物，协助气管插管。

（4）若上述处理仍未解除窒息，准备好气管切开包。

（5）紧急情况下，在家长同意下可用大号针头穿刺环甲膜，以争取时间。

（6）如异物为液体凝胶类，应立即电动吸痰。

（7）保持静脉通路通畅，以便应用药物。

5. 气管、支气管异物无窒息时的处理

（1）避免剧烈活动、剧烈哭闹，避免肺部叩击、吸痰。

（2）尽早行胸部透视或摄片。

（3）抽血作凝血酶谱、乙肝系列、艾滋病病毒抗体测定。

（4）纤支镜、气管镜术前禁食、禁水 4~6 小时，术前 0.5 小时肌内注射地西泮 0.1~0.3mg/kg、阿托品 0.01~0.03mg/kg。

6. 食管异物

（1）食管镜直视下将异物取出。

（2）禁止用吞咽食物的方法将异物推下或用手指盲目挖取。

（3）尖锐的异物已发生局部感染者先应用抗生素，再行手术。

7. 胃肠道异物

（1）照常进食，检查排出的粪便有无异物。

（2）对停留在某一部位达 5 天而毫无移动的异物，或并发胃肠穿孔、梗阻或溃疡出血者，手术取出。

8. 直肠异物

（1）直肠内注入植物油使其自行排出。

（2）肛门镜直视下取出异物，嵌塞性异物扩张肛门括约肌后钳取。

二、主要护理问题

（1）有窒息的危险　与异物堵塞呼吸道有关。

（2）知识缺乏　缺乏异物造成危险的知识。

（3）潜在并发症　感染。

（4）焦虑、恐惧　与担心异物伤害身体及能否取出有关。

三、护理措施

1. 外耳道异物

（1）观察有无耳鸣、听力减退、耳痛、昆虫爬行骚动感。

（2）观察外耳道和黏膜有无损伤或炎症。

2. 鼻腔异物

（1）观察有无一侧性鼻塞、鼻涕带血含脓，有无臭气。阻塞严重者有无头晕、头痛等鼻窦炎症状。

（2）观察鼻前庭有无红肿及血脓性分泌物。

（3）观察鼻黏膜有无肿胀及溃疡。

3. 咽异物

（1）观察有无吞咽困难、疼痛及咽部异物感。

（2）鱼刺类异物观察有无刺伤咽部而并发感染症状，如疼痛加剧、发热、颈部肿胀和压痛等现象。

（3）尖锐的异物，观察有无脓肿形成。

4. 喉、气管、支气管异物

（1）观察面色、口唇有无发绀，有无呼吸暂停、吸气性呼吸困难、三凹征、喉鸣、声嘶、吞咽困难及咯血症状。

（2）观察有无阵发性强烈的咳嗽、憋气、呕吐等症状及与身体活动的关系。

（3）观察有无异物刺激和感染引起的炎性反应，如分泌物增多、咳嗽加重或出现高热等。

（4）钳取异物后观察有无喉水肿并发症，一旦出现予镇静、激素、抗生素治疗。

5. 食管异物

（1）观察有无咽下困难、咽下疼痛及异物横于食管感，有无唾液增多现象。

（2）观察体温、颈部有无肿胀。

（3）观察有无食管穿孔的并发症，如疼痛加剧。

6. 胃肠道异物

（1）观察腹痛的部位、性质、腹膜刺激征，有无呕血、便血。

（2）查找每次排出的粪便有无异物，直至找到异物为止。

7. 直肠异物

（1）直肠内注入植物油使其自行排出。

（2）肛门镜直视下取出异物，嵌塞性异物扩张肛门括约肌后钳取。

（3）观察有无便秘及便血。

（4）查找粪便有无异物。

8. 健康指导　做好健康指导工作，对 3 岁以下小儿培养良好的生活习惯，进食时不能说笑，集中注意力，细嚼慢咽，勿在玩耍时口中含物。家长要妥善安放硬花生、玉米、瓜子等物品。并教会家长有关现场救护措施，如拍背、催吐等。并尽快送入耳鼻喉科行异物取出术。

第四节　呼吸骤停

一、疾病概述

【概念与特点】

心跳、呼吸骤停为儿科危重急症，是指心跳、呼吸突然停止，由于血液循环终止，全身器官处于无血流或低血流状态，临床上表现为意识丧失或抽搐、窒息、脉搏消失、血压测不出。心电监护仪示心率极慢或停搏。小儿心跳、呼吸停止与成人不同，突然的、原发的心跳停止在年幼儿童中很少发生。常见的是损伤或者疾病造成的呼吸或循环衰竭，伴有低氧血症和酸中毒，最终发生心跳及呼吸停止。此时患儿面临死亡，如抢救及时、措施得当，往往可起死回生。心肺复苏是指对心跳呼吸停止者采取心肺功能抢救的一系列措施，目的是使患儿恢复自主心率和呼吸。

【临床特点】

（1）神志突然丧失，出现昏迷、抽搐。

（2）颈动脉和股动脉搏动消失，血压测不出。

（3）呼吸、心跳相继停止，何者先停止由原发损害决定，儿科以呼吸停止较常见，其间隔可长可短。

（4）瞳孔散大，对光反射消失，面色苍白或青紫。

【治疗原则】

尽快行国际公认的 ABCDE 方案：A 清理呼吸道；B 建立呼吸；C 恢复循环；D 药物治疗；E 评估和环境（保温）。其中 E 贯穿于整个复苏过程中。

二、主要护理问题

（1）气体交换受损　与肺换气功能障碍有关。

（2）清理呼吸道无效　与呼吸功能受损、呼吸道分泌物黏稠积聚有关。

（3）有感染的危险　与长期使用呼吸机有关。

（4）有皮肤完整性受损的危险　与长期卧床有关。

（5）营养失调，低于机体需要量　与摄入不足有关。

（6）恐惧　与病情危重有关。

三、护理措施

1. 常规护理

（1）整个操作过程中应注意保暖，适当地提高室温，必要时在辐射加温装置下进行复苏，防止低温损害。输库血时，应先在室温中复温后再输注，避免加重体温下降。

（2）反复评估患儿的病情变化，以便采取相应的复苏措施。

（3）胸外心脏按压时，应定位正确、用力均匀，既能保证有效的心搏出量，又要防止骨折和内脏损害。

（4）建立至少1条以上的可靠静脉通路，患儿病情稳定后应及时拔除骨髓腔通路。

（5）做好基础护理，保持五官及皮肤的清洁，复苏过程中的各种穿刺及用药应注意无菌操作，防止继发感染。

（6）做好家长的心理护理，应将患儿病情的危险性和治疗、护理方案及期望治疗结果告诉家长，让家长做到心中有数，并得到他们的配合。

2. 专科护理

（1）氧气　复苏中及复苏后常规氧气吸入，根据病情及血气提供相应的给氧方式，吸入的氧气要加温、湿化并有氧浓度的监测，观察面色及血氧饱和度的变化，及时调整吸入氧浓度。

（2）肾上腺素　酸中毒可降低儿茶酚胺的作用，应用同时给氧、适度通气和恢复全身灌注等方法纠正代谢性酸中毒，提高肾上腺素的作用。因为碳酸氢钠可使儿茶酚胺灭活，故不能将儿茶酚胺与碳酸氢钠在同一条输液管内输注。肾上腺素有引起心动过速和室性异位搏动的可能，应注意观察心率、心律的变化。大剂量肾上腺素有强烈的缩血管作用，可使四肢、内脏的血管收缩，应注意尿量的变化。

（3）碳酸氢钠　应在有效的通气下使用。碳酸氢钠原液是高渗的，在早产儿中这种高渗性与脑室内出血的危险性增高相关，因此在早产儿中应稀释1倍后使用。应用碳酸氢钠时要密切监测动脉血 pH 值的变化。

（4）钙剂　在低钙血症或治疗高血钾时才使用。使用中应防止药物外渗，以防皮肤局部坏死。

（5）多巴胺　不同剂量的多巴胺可有不同的临床作用，使用时应注意剂量正确；多巴胺渗入组织可造成局部组织坏死，必须通过安全可靠的静脉通道输入；应注意观察心率变化，防止心动过速；不能与碳酸氢钠混合使用。

（6）利多卡因　可造成心肌、循环抑制及中枢神经系统症状，如嗜睡、定向障碍、肌肉痉挛、抽搐、心动过缓。心脏骤停时由于药物清除能力减弱，应特别注意药物剂量，防止过量中毒，如出现中毒表现应立即停止用药。

3. 病情观察

（1）临床观察　对于各类急危重症的患儿应进行严密的病情观察，通过各系统的评估及时发现呼吸衰竭和休克的早期症状，通过及时的病因及对症处理，避免患儿发生呼吸、心搏骤停。①呼吸功能的快速评价：呼吸道能否独立维持开放；呼吸频率改变；呼吸力学如三凹征、呻吟、鼻翼扇动、辅助肌的应用；呼吸音及胸廓的扩张度；皮肤黏膜的颜色与温度。②心血管功能的快速评价：意识情况，瞳孔大小，对声音、疼痛的反应性，肌张力；心率、心律、心音强弱；血压变化，尤其是脉压的改变；周围脉搏的强度；毛细血管充盈时间，肢端皮肤的颜色与温度。

（2）复苏后的病情观察及护理　复苏后的患儿仍面临脑缺氧性损害、心律失常、低血压、电解质紊乱以及继发感染等威胁，因此必须进行严密的监护，密切观察病情的变化，防止心跳、呼吸的再次停止以及各种并发症的发生。①监测生命体征，注意体温、心率、心律、呼吸、血压、血氧饱和度、血气及电解质的变化。②注意神志、精神、瞳孔、肌张力及周围循环的变化并记录，对预后做出初步的估计。③监测血糖的变化，维持血糖在正常水平。④仔细检查全身情况，注意有无皮肤破损及骨折，如有发生，应给予相应的处理与固定。⑤加强呼吸道管理，做好胸部物理疗法，保持呼吸道通畅。如继续应用人工呼吸机者，按呼吸机的常规护理。⑥做好皮肤护理，经常翻身，保持患儿的体位舒适，防止压疮和坠积性肺炎。⑦注意观察药物的不良反应，并采取相应的措施。⑧维持有效的循环及水、电解质的平衡，准确记录出入量，保证热量供给。⑨备好一切急救用品，以备急需。

（3）预见性观察　①有下列指征的患儿，随时可能发生心肺骤停，需立即进行心肺功能支持。呼吸急促，大于 60 次/分；呼吸困难和呼吸音降低，有三凹征、呻吟、鼻翼扇动；心率变化：儿童≤5 岁，心率＜80 次/分或＞180 次/分；儿童＞5 岁，心率＜60 或＞160 次/分；意识改变，对家长和疼痛的反应减弱，肌张力改变，易激惹、嗜睡、惊厥；发绀或血氧饱和度降低；创伤、烧伤面积大于10%。②复苏后的患儿如有下列症状和体征，常常提示预后不佳，有脑死亡的可能：没有意识，无自主活动，对所有的刺激均无反应；高热后，体温逐渐下降至体温不升；尿量增多，表现为尿崩；高血糖，可达 30mmol/L 以上；血钠浓度持续增高。

4. 健康指导

（1）继续密切观察病情和监测生命体征，需有专人护理。

（2）用多功能监护仪监护时，注意心率变化和异常波形、血压、呼吸和血氧饱和度。同时注意周围循环、血气、电解质等变化。保持呼吸通畅。

（3）注意神志、精神、瞳孔等变化并记录。

（4）维持正常体温，体温过高时给予药物或物理降温，体温过低时适当保温。

（5）做好口腔、鼻孔、眼及皮肤护理，防止感染。

（6）详细记录出入量，保证热量供应。

（7）整理抢救设备，补充急救药品以应急。

（8）做好患儿家长工作，消除恐惧心理，以便配合急救。

第五节　新生儿窒息

一、疾病概述

【概念与特点】

新生儿窒息是指胎儿娩出后 1 分钟，仅有心跳而无呼吸或未建立规律呼吸的缺氧状态。为新生儿死亡的主要原因之一，是出生后常见的一种紧急情况，必须积极抢救和正确处理，以降低新生儿病死率及预防智能异常等远期后遗症。

【临床特点】

根据窒息的程度，可分为轻度和重度两个阶段，两个阶段可以相互转化。轻重度的评估往往采用 Apgar 的评分，对新生儿五项观察指标，即出生 5 分钟评分，有助于诊断及判断预后。

（1）轻度窒息又称青紫窒息，Apgar 评分为 4~7 分。全身皮肤呈青紫色，呼吸表浅或不规律，心跳规则，强而有力，心率常减慢（80~120 次/分），肌肉有强度，对外界刺激有反应，喉反射存在，若不及时治疗，可转变为重度窒息。

（2）重度窒息又称苍白窒息，Apgar 评分为 0~3 分。肤色苍白、厥冷，指（趾）端及口唇暗紫，无呼吸或仅有喘息样微弱呼吸，心跳不规则，心音弱，心率少于 80 次/分，喉反射消失，肌肉张力松弛，对外界刺激无反应，如不及时抢救可致死亡。

【治疗原则】

尽快行国际公认的 ABCDE 方案：A 清理呼吸道；B 建立呼吸；C 恢复循环；D 药物治疗；E 评估和环境（保温）。其中 E 贯穿于整个复苏过程中。

二、主要护理问题

（1）新生儿　①清理呼吸道无效：与呼吸道中吸入羊水黏液有关。②体液不足：与有效体液量丧失，调节机制无效有关。③有感染的危险：与新生儿抵抗力下降有关。④有受伤的危险。

（2）母亲　①恐惧：与孩子的生命受到威胁有关。②预感性悲哀：与现实的或预感的丧失新生儿及可能留有后遗症有关。

三、护理措施

1. 常规护理

（1）早期预测　估计胎儿娩出后有窒息危险时，应做好充分的准备工作，包括器械设备以及复苏人员的配备。主要器械设备有吸引设备、正压通气气囊和面罩、供氧设备、气管插管设备以及各种抢救药物的准备等。

（2）保暖　应贯穿于整个治疗和护理过程中。新生儿的体温调节中枢发育不完善，常因环境改变而受影响。窒息儿由于本身已缺氧和酸中毒，加上体温降低，更加重了复苏难度。因此，保暖是护理的首要任务。复苏时应放在远红外抢救台上进行，复苏后放入预热好的保暖箱，以维持体温在 36.5℃为宜。

（3）复苏后有呼吸困难、发绀者，应根据肺病变的严重程度、羊水或胎粪吸入情况等采用氧疗、机械通气及加强呼吸管理等措施，有反复呼吸暂停者可给予氨茶碱治疗。

（4）保持安静，各项操作应尽量集中进行。

（5）保证营养　及早喂养，如无并发症者应在 0.5 小时内吸吮母亲乳头，及早开奶；重度窒息儿复苏恢复欠佳者，适当延迟开奶时间，防止呕吐物吸入再次引起窒息。如果喂养不能保证营养者予静脉补液。

（6）预防感染　曾气管插管、疑有感染者用抗生素预防感染；加强新生儿口腔、皮肤、脐部的护理；工作人员应严格执行无菌操作技术，勤洗手；注意加强环境管理。

2. 专科护理

（1）应用肾上腺素时注意心率变化，有效者给药 30 秒后心率 >100 次/分，如心率 <100 次/分应考虑有代谢性酸中毒或有效血容量减少，应及时纠正酸中毒和扩容。使用肾上腺素后注意观察有无心律失常、血压骤升等不良反应。

（2）用扩容剂后如脉搏变强、血压升高、苍白症状改善，说明扩容有效。如持续有低血容量的表现，可反复输注扩容剂并注意代谢性酸中毒。如血压持续低下应加用多巴胺。

（3）应用碳酸氢钠时要连续监护心率，如心率 >100 次/分显示疗效良好，如心率 <100 次/分应考虑加用多巴胺。

（4）应用多巴胺过程中密切监测心率、血压，直至血压稳定。如用药后血压、心率无改善，可加快多巴胺输注速度。如多巴胺输注速度已增加至 $20\mu g/$（kg·min），血压仍不稳定或病情仍无改善显示多巴胺无效，应停用多巴胺，改用肾上腺素或阿托品、山莨菪碱等。多巴胺应用中应使用专一的静脉通路，遵医嘱均匀输入，并严防渗出以免引起局部皮肤坏死。

3. 病情观察

（1）严密监护生命体征，包括呼吸、心率、心律、心音、血压、体温，必要时给予心电监护、经皮氧饱和度监测。

（2）观察患儿的面色、反应、哭声、吃奶情况。

（3）监测血气分析与电解质、血钙、血糖、胆红素等。

（4）预见性观察　①缺氧缺血性脑病或颅内出血：观察有无颅内压增高、惊厥、肌张力改变、兴奋或抑制等神经系统症状与体征。必要时给予止惊、降颅内压等对症处理。②胎粪吸入或皮囊正压通气后，应特别注意观察有无胸廓饱满、呼吸音减低、呼吸困难突然加剧等气胸表现。复苏后患儿呼吸已正常，2 天后又加快者，常提示继发肺炎。③肾衰竭：准确记录 24 小时尿量，监测肾功能。④应激性溃疡：观察有无呕血、便血情况。⑤坏死性小肠结肠炎：观察有无腹胀、腹壁红肿、呕吐、腹泻、便血表现，必要时拍腹部立位片助诊。

4. 健康指导

（1）对于胎位异常、胎盘早剥、前置胎盘、过期妊娠及合并心力衰竭、严重贫血及糖尿病、妊娠中毒症等高危因素孕产妇，需加强围生期保健护理，定期产检，提高产科护理质量，及时识别并纠正此类高危因素。

（2）对胎位异常或头盆不称、骨盆狭窄、巨大胎儿应及时开展剖宫产术。试产时间不宜过长，产程应在 2 小时以内，严格把握产钳术、臀位牵引术等易导致新生儿窒息并发症的适应证。

（3）围产保健　加强围产保健，及时处理高危妊娠。

（4）胎儿监护　加强胎儿监护，避免和及时纠正宫内缺氧。对宫内缺氧胎儿，可通过羊膜镜了解胎粪污染羊水的程度，或在胎头露出宫口时取胎儿头皮血进行血气分析，以估计宫内缺氧程度。PG 和 SP－A 在接近出生前偏低或 L/S、PG、SP－A 均很低，发生呼吸窘迫综合征（RDS）的危险性非常高，须积极采取措施。

（5）密切监测临产孕妇，避免难产。

（6）熟练掌握复苏技术　培训接产人员熟练掌握复苏技术。

（7）配备复苏设备　医院产房内需配备复苏设备，高危妊娠分娩时必须有掌握复苏技术的人员在场。临床复苏时应予注意,气道未清理干净前(尤其是胎粪污染儿),切忌刺激新生儿使其大哭,以免将气道内吸入物进一步吸入肺内。

第六节 颅内压增高

一、疾病概述

【概念与特点】

正常儿童卧位时脑脊液压力为 $0.68 \sim 1.96 kPa$,新生儿为 $0.29 \sim 1.76 kPa$,呼吸时颅内压可有 $0.01 \sim 0.19 kPa$ 波动,超过此值为颅内高压。颅内高压分为急、慢性两类,机体对颅内压增高的代偿有限,急性颅内高压常伴脑水肿、颅内血循环及脑脊液循环障碍,三者相互影响形成恶性循环。当压力极高时可形成脑疝,压迫脑干会立即危及生命。

【临床特点】

(1)头痛 为弥漫性,初为阵发性,后为持续性,早起时重,当咳嗽、大便用力或改变头位时可使头痛加重。婴幼儿有尖声啼哭或拍打头部、激惹、烦躁等,新生儿表现为睁眼不睡和尖叫。

(2)呕吐 常呈喷射性,无恶心,与饮食无关。开始早起时重,以后不定时,呕吐可减轻头痛。

(3)意识障碍 表情淡漠、嗜睡或躁动,进一步发生昏迷。

(4)头部体征 婴儿可见前囟紧张隆起,骨缝分离。

(5)眼部体征 可有复视、落日眼、视物模糊甚至失明等。眼底多有双侧视盘水肿,但婴儿期前囟未闭不一定发生。急性颅内压增高时,眼底检查仅见神经边缘模糊、小动脉痉挛及小静脉淤滞。脑疝形成前有瞳孔大小变化及边缘不整现象。

(6)肌张力增高及抽搐。

(7)生命体征改变 急性颅内压增高时,一般血压(收缩压)先升高,继而心率变慢,呼吸节律改变(周期性、潮式呼吸或过度呼吸现象)。生命体征改变乃因脑干受压所致,若不及时治疗,颅内压将继续上升发生脑疝。

【治疗原则】

（1）病因治疗　就是针对引起颅内压增高的病因进行合理的治疗。

（2）降低颅内压和抗脑水肿。

（3）控制液体入量，防止快速输液。

（4）监护病情变化　严密观察病人的主诉、意识状态、瞳孔大小及生命体征的变化，有条件者可进行持续颅内压监护。

二、主要护理问题

（1）脑组织灌注量改变　与颅内压增高有关。

（2）头痛　与颅内高压有关。

（3）潜在并发症　脑疝。

三、护理措施

1. 常规护理

（1）保持安静与休息，避免躁动、剧烈咳嗽，以减少耗氧量。

（2）将患儿头肩部抬高30°左右，置中线位，勿偏向一侧，以免颈静脉回流受阻。

（3）保持呼吸道通畅。

2. 专科护理

（1）应在15～30分钟内静脉推注或快速滴入20%甘露醇，才能达到高渗利尿的目的，注射过慢将影响脱水效果。

（2）避免药物外漏，因为脱水剂外漏可引起组织坏死，一旦发生药物漏出血管，需尽快用京万红软膏外敷，或用25%～50%硫酸镁局部湿敷和抬高患肢。

（3）甘露醇在室温较低时易产生结晶，冬季使用时需略加温溶解后静脉注射，静脉滴入时最好应用带过滤网的输血器，以防甘露醇结晶进入血管内。

（4）遵医嘱按时给止痉剂，并观察有无呼吸抑制的发生。

（5）采用冬眠疗法者，因氯丙嗪可促进气管分泌物增多，需注意吸痰，以防呼吸道堵塞。

3. 病情观察

（1）临床观察 ①中枢神经系统：密切注意意识、瞳孔大小、对光反射、眼球运动、对刺激的反应、肌张力及头、眼、前庭发射等；记录抽搐状态、发作次数及持续时间；必须做腰穿时先静脉滴注甘露醇 0.25～0.5g/kg，30 分钟后再行腰椎穿刺。②心血管系统：每小时测血压 1 次，必要时监测中心静脉压。③呼吸系统：观察呼吸类型、节律，保持呼吸道通畅；吸氧；每 8 小时测血气 1 次，PaO_2 维持在 90mmHg 以上，$PaCO_2$ 保持在 25～30mmHg。④颅内压监护：可用颅内压监护仪对颅内压进行监护，有利于及时抢救及指导脱水剂的使用。⑤避免导致颅内压增高的因素：改变体位应缓慢，以利于颅内静脉回流；吸痰或胸部物理治疗时动作应轻快；疑为枕骨大孔疝者不可用力屈颈，因为给枕骨大孔疝病人作屈颈试验时可因脑疝压迫加重而使呼吸停止，颈部伸直后呼吸恢复；保持大小便通畅。

（2）预见性观察 密切观察意识、瞳孔大小、对光发射、有无头痛、呕吐、前囟变化、呼吸、心率、血压等，及早发现脑疝。

4. 健康指导 颅内压增高的患儿，大都病情较重，要给家属以心理安慰，适当介绍病情及预后，鼓励他们树立信心，与医务人员配合，讲解保持患儿安静的重要性和避免患儿用力的意义，指导头部抬高及呕吐时的处理，教会家长做好生活护理。

第七节　心功能不全

一、疾病概述

【概念与特点】

小儿心功能不全是由于某些原因心脏不能将静脉回心血液充分排出，致使心搏出量相对和绝对不足，不能满足机体代谢的需要而引起以循环障碍为主的一组临床综合征。小儿多为充血性心力衰竭。

【临床特点】

（1）婴幼儿　呼吸浅促，频率可达50~100次/分，心率增快达150~200次/分，可听到奔马律，肝脏增大达肋下3cm以上，或短期内较前增大1.5~2cm。喂养困难，吸吮停顿，烦躁多汗，哭声低弱，体重不增，喜依肩入睡，面色苍白或发绀。颜面、眼睑水肿。

（2）年长儿　与成人相似，主要表现为乏力、活动后气促，安静状态下心率、呼吸增快，颈静脉怒张，肝脏增大，肝颈静脉反流试验阳性。重者端坐呼吸，肺底听到湿啰音，并有水肿、尿量减少。

（3）心功能级别　①Ⅰ级：无心功能不全症状。②Ⅱ级：活动轻度受限，仅活动量较大时方出现症状。③Ⅲ级：活动明显受限，活动稍多即出现症状。④Ⅳ级：安静休息时也有症状。心功能Ⅱ、Ⅲ、Ⅳ级分别为心功能不全Ⅰ、Ⅱ、Ⅲ度。

【治疗原则】

治疗原则为尽可能消除病因，加强心肌收缩力，减轻心脏负荷，控制水、盐平衡，抢救危急症状（如肺水肿、严重心律失常）以及防治各种并发症。

二、主要护理问题

（1）心排血量减少　与心功能不全有关。
（2）气体交换受损　与左心功能不全致肺循环淤血有关。
（3）活动无耐力　与心排血量下降有关。
（4）体液过多　与心功能不全有关。
（5）潜在并发症　洋地黄中毒。

三、护理措施

1. 常规护理

（1）保证休息　环境安静，避免哭闹、情绪激动。
（2）体位　儿童取半卧位，婴儿可将头部抬高20°~30°。

（3）保持呼吸道通畅，鼻导管或头罩湿化给氧，氧浓度为 40% ~ 50%，咳粉红色泡沫样痰时湿化瓶内放 20% ~ 30% 酒精。

（4）迅速建立静脉通路，遵医嘱正确应用洋地黄、利尿剂、血管活性药物等。控制输液速度小于 5ml/（kg·h）。

2. 专科护理

（1）应用洋地黄药物应注意　①严密观察洋地黄的疗效和不良反应。②用药前测量心率，婴幼儿 < 100 次/分、儿童 < 70 次/分或心律失常者停用并与医生联系。③用药期间忌用钙剂，必须用时应间隔 4 ~ 6 小时。

（2）使用利尿剂时要注意观察有无电解质紊乱，如低钾、低钠等表现。

（3）应用多巴胺、多巴酚丁胺及血管扩张剂时，应注意观察血压、心率、心律和血流动力学的变化。多巴胺应使用单一的静脉通路，并保持静脉通畅，严防渗出以免引起局部皮肤坏死。

（4）应用氨力农、米力农时应注意观察心率、心律变化。

3. 病情观察

（1）临床观察　①心电监护，监测生命体征，注意心率、心律变化，密切观察面色、精神、食欲、尿量（记录每小时尿量）及肝脏动态变化。②中心静脉置管，监测中心静脉压和心功能情况。

（2）预见性观察　注意观察面色、皮肤温度、呼吸音、咳嗽情况、痰液颜色、心律、心音等，出现极度呼吸困难，端坐呼吸，面色发绀，四肢凉，极度烦躁，咳粉红色泡沫样痰，双肺闻及大量湿啰音及喘鸣音，心动过速，心尖部听到奔马律，可能为肺水肿，应及时与医生联系。

4. 健康指导

（1）遵医嘱按时服药，定期复查。

（2）适当活动，避免上呼吸道感染。发现病情变化及时来院就诊。

第八节　感染性休克

一、疾病概述

【概念与特点】

小儿感染性休克是发生在严重感染的基础上，由致病微生物及其产物所引起的急性微循环障碍、有效循环血量减少、组织血液灌注不足，导致组织细胞缺氧、细胞代谢障碍甚至重要器官功能衰竭的临床综合征。

感染性休克是儿科临床工作中的危重急症，它来势凶猛，发展迅速，若不尽早认识、正确处理，会带来严重后果。

【临床特点】

患儿除有严重感染症状外，表现为微循环功能不全和组织缺血、缺氧、重要器官代谢和功能障碍。临床上可出现血压低、脉压小、四肢冷、脉微弱、面色苍白、呼吸急促、精神萎靡或烦躁、尿少等。

【治疗原则】

（1）扩充血容量，纠正酸中毒。

（2）解除微循环血管的痉挛。

（3）强心治疗。

（4）抗感染。

（5）应用肾上腺糖皮质激素。

（6）保护重要脏器功能，防治脑水肿、心功能不全、急性呼吸窘迫综合征、弥散性血管内凝血及急性肾功能不全。

二、主要护理问题

（1）体温过高　与感染有关。

（2）组织灌流量的改变　与有效循环血量减少有关。

（3）气体交换障碍　与肺组织灌流量不足、肺水肿有关。

（4）体液不足　与失血、失液、体液分布异常有关。

（5）心排血量减少　与血容量减少有关。

（6）皮肤完整性受损　与长期卧床发生压疮有关。

三、护理措施

1. 常规护理

（1）平卧位，适当保暖，不随便搬动患儿。

（2）保持呼吸道通畅，必要时吸氧、吸痰。

（3）迅速建立2条有效的静脉通路，保证扩容的有效进行。

（4）用心肺监护仪监测生命体征，常规监测心率、脉搏、呼吸、血压。

（5）按医嘱迅速扩容，纠正酸中毒，应用血管活性药物，做好降温、止惊准备等。

2. 用药护理 观察扩容的效果，血容量补充应达到：①面色转红，肢端暖，发绀消失；②脉搏有力，血压达正常，脉压 > 30mmHg；③尿量 > 30ml/（m² · h）；④中心静脉压 6 ~ 12cmH₂O。使用血管收缩及舒张药时密切观察血压的变化；使用多巴胺时注意观察心脏的速率与节律；使用血管扩张药（山莨菪碱、东莨菪碱及阿托品）时注意观察面色是否转红、四肢是否转温和血压是否回升等情况。观察脱水剂的使用效果，注意有无明显的电解质紊乱。

3. 病情观察

（1）临床观察 ①密切观察生命体征变化，定时监测脉搏、呼吸、血压和体温。护士应视病情每 15 ~ 30 分钟测脉搏和血压 1 次，病情稳定后改为 1 ~ 2 小时 1 次。每 2 ~ 4 小时测肛温 1 次，体温低于正常者保温，高热者降温。②观察意识状态、神志，及早发现变化。若原来烦躁的患儿突然嗜睡，或已经清醒的患儿又突然沉闷，表示病情恶化；反之，由昏睡转为清醒、烦躁转为安稳，表示病情好转。③注意四肢皮肤温度及色泽，如面色苍白、甲床青紫、肢端发凉、出冷汗等微循环障碍、休克的表现，如有变化及时与医生联系。④详细记录尿量，必要时留置导尿管。按医嘱要求控制输液速度，准确记录出入量。⑤监测中心静脉压、肺毛细血管楔压、血气分析、血糖等。

（2）预见性观察 ①若部分重型休克患儿，经以上积极治疗休克始终不能缓解，应详细分析有无其他致病原因，临床常见有腹腔感染或腹部疾患（肠梗阻、肠坏死等）所致的肠源性休克，应随时请外科会诊。②注意呼吸的改变，如有进行性呼吸困难，出现呼吸衰竭、发绀、面色暗红或青灰，肺部体征早期可无异常，晚期可有呼吸音减低、啰音或管状呼吸音，是合并急性呼吸窘迫综合征的表现。③如并发心功能不全，可表现为低血压、脉细弱、脉压小、中心静脉压高、呼吸心率突然增快，青紫加重，肝脏有进行性增大。④感染性休克如伴有意识障碍并迅速加深而进入昏迷、惊厥，面色苍灰，肌张力增高，瞳孔改变及中枢性呼吸障碍，显示有脑水肿及颅内高压。⑤如感染性休克长时间不能纠正，扩容后仍表现为少尿或无尿，应用脱水或利尿剂后无反应者，可初步确诊为肾衰竭。⑥若全身皮肤出现花纹、瘀点、瘀斑，则提示为弥散性血管内凝血。

4. 健康指导

（1）做好各个年龄段小儿的预防保健工作，提倡母乳喂养，做好预防接种，增强小儿体质，整治环境、空气污染，全民讲卫生、防疾病等。

（2）告知家长患儿预后与是否彻底清除或控制原发感染灶（败血症、细菌性痢疾、肺炎等）有关，也与患儿治疗后是否神志清醒转安静、四肢温暖、发绀消失、尿量增多、血压回升、脉压增大有关，指导家长加强患儿的营养，增强体质，积极防治感染和各种容易引起感染性休克的疾病。

第八章

五官科急症

第一节　眼外伤

角膜异物

一、疾病概述

【概念与特点】

　　细小碎屑刺入并存留于角膜称为角膜异物。角膜受伤后大多数病人会有明显痛苦，使角膜透明度减低、弯曲度失常或感染，故应及时进行急救处理。常见致伤物有细小金属碎屑、砂轮的砂粒、铁屑、火药微粒、炭渣、谷粒等。

【临床特点】

　　（1）局部刺激症状　异物感、畏光、流泪、眼睑痉挛等。

　　（2）疼痛　铁屑引起的棕色的角膜锈环，灼热的碎屑在其周围形成烧伤和碳环。

【治疗原则】

　　（1）异物进入眼内时，不要慌张，不可用手搓揉眼睛。

　　（2）畏光者可用眼罩或墨镜遮盖受伤眼睛。

　　（3）眼睛疼痛时，可用1%丁卡因或4%可卡因滴眼。

　　（4）急送医院眼科去除异物。

二、主要护理问题

（1）疼痛　与异物刺激磨损角膜有关。

（2）舒适的改变　与局部刺激、异物感、畏光流泪有关。

（3）有感染的可能　与异物磨损角膜有关。

三、护理措施

1. 常规护理　嘱病人闭眼休息以减轻疼痛。

2. 专科护理

（1）剔除异物　在表面麻醉下，若为附在有膜表面的异物，可用水冲洗，或用棉签擦掉；若异物进入角膜组织浅层，可用注射器针头剔除；若为深入角膜深层的异物，需将浅层角膜切开后方能将异物剔除；若为磁性异物，于角膜浅层切开后，用电磁铁吸出；若为很多的碎屑或粉末，不易剔除，可分期将表面较大的颗粒去除。

（2）预防感染　角膜异物取出后，用0.5%的庆大霉素（或其他抗生素）滴眼液滴眼、涂抗生素眼膏、口服抗生素药物，并盖眼垫。

3. 健康指导

（1）异物入眼后不能揉眼。

（2）做好个人防护，在进行一些有可能导致异物进入眼内工作如收割、施肥、打铁、电焊时应戴防护眼罩或变色眼镜。

（3）异物剔除后嘱病人注意休息，勿到灰尘多或嘈杂的地方去避免再次感染。

（4）按时滴眼液，晚上涂抗生素眼膏，若有不适如眼胀痛、头痛等随时复诊。

眼球穿通伤

一、疾病概述

【概念与特点】

眼球穿通伤是一种常见的眼外伤，指一切在眼球上有穿通伤口的外伤。

常见致伤原因有：尖锐器具、高速飞行物等，车祸、爆炸伤、钝力打击可致眼球破裂。根据穿通的部位可将眼球穿通伤分为角膜穿孔伤、角巩膜穿孔伤、巩膜穿孔伤。

【临床特点】

（1）疼痛、视力下降　视力突然减退，严重者甚至无光感。

（2）结膜充血、出血、裂伤，可有脱出的眼内异物位于结膜下。

【治疗原则】

手术缝合以恢复眼球的完整性，防治感染和并发症。

二、主要护理问题

（1）疼痛　与外伤有关。

（2）潜在并发症　交感性眼炎。

（3）恐惧　与担心视力受损有关。

三、护理措施

1. 急救护理

（1）用干净敷料遮盖双眼。

（2）尽量减少不必要的局部检查及治疗操作。在检查和治疗时，禁忌压迫眼球。

（3）伤口的处理　小而对合齐的角膜伤口，若前房形成好，无伤口嵌顿，溪流征阴性，可不行伤口缝合，给予包扎，密切观察前房情况；伤口较大或不整齐者应立即缝合，脱出的色素膜组织如无明显污染，时间不超过 24 小时，可在使用抗生素溶液充分冲洗后送入眼内，时间较长及污染的色素膜应予剪除，位于结膜下的色素不必剪除，嵌顿于伤口处的玻璃体应剪除干净，嵌顿于伤口或脱出的晶体应除去。

（4）伤后 24 小时内注射破伤风抗毒素。

（5）术后充分散瞳，减轻炎性反应，预防粘连。

（6）全身或局部使用抗生素，预防感染。

2. 病情观察

（1）伤口护理　观察病人的神志、血压、呼吸、脉搏、伤情等，特别是复合伤者做好抢救准备。眼球穿通伤急救护理时，切忌冲洗，包扎双眼，止血、止痛，避免对眼球施加任何压力，预防眼内容物脱出或出血。

（2）观察伤口和敷料情况　有前房积血者给予半卧位并双眼包扎。遵医嘱应用抗生素、扩瞳、止血、镇静、止痛等药物。查看伤口愈合是否良好，敷料是否有出血、分泌物；指导病人减少头部活动，勿挤眼、揉眼、咳嗽、打喷嚏、用力擤鼻和低头弯腰，防止眼内出血和伤口裂开等。

3. 健康指导

（1）安全教育　加强安全知识教育，提高爱眼意识。

（2）自我保健　嘱病人出院定期门诊复查，说明复查的重要性，防止并发症的发生。按时滴眼药并教会病人正确的滴眼药方法。

（3）指导自我监测　注意眼部卫生，避免意外碰撞。眼部如果出现不适，应立即复诊。

（4）预防交感性眼炎　出院后密切观察健眼，及时发现交感性眼炎发生的征象，如出现视力下降、疼痛、视物变形等，应及时到正规医院就诊。

（5）按医嘱用药　指导病人用药注意事项。

第二节　眼部急性感染

急性眼眶蜂窝织炎

一、疾病概述

【概念与特点】

急性眼眶蜂窝织炎是一种累及眼眶内软组织的严重的眶部急性炎症。常见病因有邻近组织炎症的蔓延，如鼻窦、鼻旁窦、面部、中耳等处感染；穿透伤或带入异物引起感染；或全身性感染灶通过血行扩散至眼眶部等。常见于儿童或年轻人。由于眶与颅腔和眼球的密切关系，此病可严重影响视力，可引起颅内并发症或败血症致死。

【临床特点】

（1）局部严重疼痛。

（2）眶内眼组织肿胀，眼睑弥漫性红肿。

（3）结膜充血水肿，常突出于睑裂之外，眼球突出伴运动障碍，视力严重受损。

（4）全身症状 高热、头痛、恶心呕吐，严重时出现谵妄、昏迷等。

【治疗原则】

针对病因进行对症治疗，全身应用大量广谱抗生素，配合应用皮质类固醇，当肿块出现在结膜或皮肤表面时，行切开排脓，并置入橡皮条引流，眶眦邻组织的炎症，应相应处理。

二、主要护理问题

（1）焦虑 与担心视力受损有关。

（2）疼痛 与炎症引起组织肿胀疼痛有关。

三、护理措施

1. 急救护理

（1）迅速大剂量应用抗生素。

（2）使用镇静剂和止痛剂，并做局部湿热敷。

（3）脓肿形成后，切开排脓并引流。

（4）保护角膜 局部涂眼膏，保护突出的眼球，避免暴露性角膜炎。

（5）静脉补液 特别是儿童，应在儿科医生的指导下适当静脉补液。

2. 病情观察 每2~4小时测体温、脉搏，观察病人意识及神志，若发现病人出现体温骤降、寒战、高热、神志不清或体温不升者应及时报告医生，防止菌血症的发生。伴糖尿病的病人控制好饮食及监测血糖随时调整胰岛素的用量。

3. 健康指导

（1）强调特殊治疗时应采取眼部保护措施，防止眼部外伤发生。对伴有鼻窦炎、牙龈炎及糖尿病的病人及早治疗原发病。

（2）避免挤压面部危险三角区的疖肿，以免引起颅内感染。

电光性眼炎

一、疾病概述

【概念与特点】

电光性眼炎又称光照性眼炎，是由短波紫外线照射引起的眼球表面组织反应。常发生于工业生产中的电焊工人，紫外线灯下工作、用太阳灯治疗、高原地区太阳光照在雪地反射均可致电光性眼炎。病理显示眼部受紫外线过度照射可引起浅表性结膜炎及角膜炎。

【临床特点】

（1）双眼突发剧烈疼痛、畏光、流泪、异物感，伴眼睑痉挛。

（2）眼睑及面部皮肤潮红，眼睑痉挛及肿胀，球结膜混合充血。睑裂部角膜上皮微细点状剥脱，荧光素染色阳性。

【治疗原则】

（1）止痛　局部用麻醉剂，涂眼药膏。还可针刺四白、合谷、内关穴位。目的都在于缓和症状。

（2）眼睛保护（防止持续或再度损伤）　发病后必须即刻戴上护目镜。

（3）摘除隐形眼镜，减少角膜刺激和感染的机会。

（4）用消毒的棉布敷盖眼睛。

上述治疗措施必须持续 24~48 小时，直至眼部刺激症状完全消失。及时防治，一般不留眼部后遗症，恢复后视力也不受影响。

二、主要护理问题

（1）恐惧　与担心视力受损有关。

（2）疼痛　与炎症引起组织胀痛有关。

（3）有感染的危险　紫外线过度照射可引起结膜炎、角膜炎。

三、护理措施

1. 急救护理

（1）嘱病人24小时内闭双眼休息。

（2）为避免光线刺激，应戴墨镜或变色镜。

（3）电光灵滴眼液滴眼，每隔2~4小时1次，8小时后停用。可解除疼痛和眼睑痉挛。

（4）预防感染　0.5%庆大霉素或0.25%氯霉素眼液滴眼。

2. 健康指导

（1）告知劳动者进行焊接工作时必须遵守操作规程，同时做好个人防护，如戴好防护盔、防护盾或防护眼镜；紫外线消毒空气或物品时，开灯后立即离开，如不能离开必须用多重眼罩或用布盖住双眼，以防损害眼睛。

（2）电光性眼炎虽然对人体没有造成严重损害，但对日常生活和工作带来不便，杜绝此病关键在于预防。

第三节　视网膜脱离

一、疾病概述

【概念与特点】

视网膜脱离是指视网膜神经上皮层和色素上层的分离。无晶体眼、高度近视、外伤是视网膜脱离的三大好发因素。发病年龄一般在30岁以上，年轻人多有创伤史，男多于女。按发病的原因可分为孔源性、牵拉性、渗出性3类。

【临床特点】

突然加重的飞蚊症、闪光感。视网膜脱离部位相对方位的视野缺损，并逐渐向四周扩大。如视网膜脱离波及黄斑，可导致视力严重下降。多数病人眼压较低，脱离时间越久，范围越广，眼压越低。眼底检查见视网膜颜色变白色或青灰色隆起如同波涛起伏，视网膜下积液使之失去透明性。脱离区的视网膜血管爬行于隆起和皱褶之间，时隐时现，严重者呈漏斗状全脱离。用三面镜或间接检眼镜检查，可发现视网膜裂孔呈红色，裂孔周围脱离的视网膜呈灰白色。

【治疗原则】

本病应采用手术封闭裂孔，术前卧床，戴小孔镜或双眼包扎，避免眼球运动，使脱离区处于最低位置。手术方法较多，可采用电凝固合并放出视网膜下液法，光凝或冷凝疗法，巩膜外加压术及环扎术等方法。复杂病例需同时进行玻璃体手术。

二、主要护理问题

(1) 有复位后视网膜再脱离的危险　与术后炎症有关。

(2) 恐惧　担心疾病预后及视力受损有关。

(3) 生活自理缺陷　与视力缺失有关。

(4) 有视力丧失的危险　与视网膜永久性脱离有关。

(5) 知识缺乏　缺乏视网膜脱离预防保健相关知识。

三、护理措施

1. 急救护理

(1) 做好疾病的宣教及健康指导，与医护人员合作配合治疗，消除病人的顾虑，解释手术的目的及效果，使病人和家属对病情及视网膜脱离的手术治疗和护理有所了解。

(2) 指导病人取最佳体位卧床休息，使脱离的视网膜处于最低位。防止渗出的视网膜下积液给视网膜施加压力，导致脱离范围扩大。

(3) 病人术后有眼痛、恶心、呕吐时，可根据医嘱给予对症处理。

(4) 协助病人日常生活。术后有咳嗽、便秘时要及时处理，防止病人全身用力，不利于视网膜的复位。

(5) 玻璃体内注气、注液者可有一过性眼压升高，术后 24 小时内病人出现恶心、呕吐，对症用药效果欠佳者要考虑有眼压升高的可能，应及时报告医生。

(6) 做好出院指导。

2. 病情观察　观察病人眼部敷料是否出现渗液，及时更换污染敷料。经常询问病人是否出现眼胀、眼痛和头痛等症状，有无呕吐、恶心等，注意病人是否出现角膜水肿等，一旦出现眼压升高，立即向主治医师报告，并使用20%甘露醇对病人进行静脉滴注。术后1~3天，将眼罩打开，静脉滴注抗生素眼液，静脉滴注时动作应轻，禁忌对眼球造成压迫。针对眼痛剧烈的病人，对其应用止痛药物，药物选择左旋延胡索乙酸等。

3. 健康指导

（1）注意用眼卫生，避免用眼过度。

（2）保持良好的心态，进行适当的活动。

（3）避免参加剧烈活动和重体力劳动，防止复位的视网膜发生再脱离。

（4）保持良好的生活习惯，忌食辛辣、烟酒等刺激性食物，保持大便通畅，多食蔬菜、水果。

（5）定期复查，以观察视网膜恢复情况。如果出现眼前黑影、复视、闪光感，视力下降，视物变形，说明视网膜仍未完全复位或出现了新的裂孔，应立即卧床休息，并去医院就诊。

第四节　急性会厌炎

一、疾病概述

【概念与特点】

急性会厌炎是一种以声门上区会厌为主的急性炎症，又称声门上喉炎。本病好发于成人，男性多于女性，具有发病急、进展快、易致急性喉梗阻等临床特点。

【临床特点】

（1）全身症状　起病急骤，有畏寒、发热、无力等症状，体温常在38~39℃，少数可高达40℃以上。儿童及老年人症状更重，病情进展迅速，四肢发冷，面色苍白，血压下降甚至休克。

（2）局部症状　多数病人反应剧烈，咽喉痛，吞咽时尤甚。发音含糊不清。会厌高度水肿时可出现吸气性呼吸困难，严重时可发生窒息。

【治疗原则】

（1）立即控制感染。

（2）如已经形成脓肿，切开排脓处理。

（3）严重呼吸困难者，立即气管切开。

二、主要护理问题

（1）体温过高 与会厌感染有关。

（2）舒适改变 与剧烈疼痛、会厌充血肿胀有关。

（3）有窒息的危险 与炎症性喉梗阻有关。

（4）营养失调，低于机体需要量 与会厌水肿、吞咽困难有关。

三、护理措施

1. 常规护理

（1）注意口腔清洁，用生理盐水或朵贝液漱口。

（2）体温过高者采用物理降温措施。

2. 专科护理

（1）及时准确静脉给予抗生素和激素。

（2）超声雾化吸入。

（3）已做气管切开者，按气管切开术后护理。

（4）吞咽困难者，由静脉补充营养。

3. 病情观察 严密观察呼吸，必要时给氧，床旁备气管切开包，以防窒息。

4. 健康指导

（1）提高病人对本病的认识，了解其严重性。

（2）本病易复发，应避免上呼吸道感染，一旦复发要及时就医治疗。

（3）积极治疗，防止会厌周围邻近器官的感染。

（4）预防颈部创伤。

第五节 耳源性脑脓肿

一、疾病概述

【概念与特点】

耳源性脑脓肿是化脓性中耳乳突炎所并发的脑组织内的脓液积聚，是一严重威胁病人生命的耳源性颅内并发症。发病仅次于脑膜炎、乙状窦血栓性静脉炎而居第三位。约占脑脓肿发病率的80%。本病多见于青壮年。脓肿多位于大脑颞部及小脑。单侧发多见。致病菌以杆菌如变形杆菌、铜绿假单胞菌为主，也有混合感染者。

【临床特点】

（1）起病期 畏寒、高热、剧烈头痛、喷射性呕吐以及轻度脑膜刺激征等早期脑炎与脑膜炎表现，时间持续数日不等。

（2）潜伏期 持续10天或数周不等，多无明显症状，或有不规则头痛、低热以及嗜睡、抑郁、烦躁、少语等精神症状。

（3）显症期 历时长短不一，此期脓肿已形成，可出现下列症状。①中毒性症状：发热或体温正常或低于正常，全身乏力、食欲不振等。②颅内压增高症状：患侧持续性头痛，喷射性呕吐；意识障碍；脉搏迟缓与体温不一致；性格与行为的异常等。③局灶性症状：局灶性症状出现可早可晚，也可不明显。颞叶脓肿表现为对侧肢体偏瘫、对侧中枢性面瘫、运动性失语、对侧肢体强直性痉挛、同侧瞳孔散大或对侧锥体束征；小脑脓肿表现为中枢性眼震、同侧肢体肌张力减弱或消失、辨距不良、共济失调等。

（4）终期 此期脑疝形成或脓肿破入脑室形成脑室炎及暴发性弥漫性脑膜炎而死亡，病人常有剧烈头痛、呕吐、神志不清，最后呼吸、心跳停止。

【治疗原则】

（1）颅内压增高，进行脱水疗法，降低颅内压。病情严重，有脑疝危象者，可先钻颅穿刺抽脓，或做侧脑室引流术，待颅内压降低后再做乳突手术。

（2）及时进行乳突探查术，清除乳突病灶。

（3）脓肿处理 可经穿刺抽脓和切开排脓处理，脓肿包膜较厚，反复穿刺无效或多发、多房性脓肿者，应行脓肿摘除。

（4）控制感染 应用足量广谱抗生素。

（5）支持疗法 维持水、电解质平衡。

二、主要护理问题

（1）头痛 与炎症波及脑组织有关。

（2）潜在并发症 脑疝。

（3）体温升高 与感染有关。

三、护理措施

1. 急救护理 出现脑疝或脑疝前驱症状时，应立即静脉用 20% 甘露醇、气管插管、给氧、人工呼吸，并行紧急脑脓肿穿刺术，必要时进行侧脑室引流，降低颅内压，抢救生命。

2. 病情观察 严密观察神志、瞳孔、四肢活动及血压、脉搏、呼吸、体温的变化。

3. 健康指导

（1）由于病人病史长，体质虚弱，加上频繁呕吐，体质消耗大，应加强营养，让病人进营养丰富、易消化的膳食。

（2）定期为乳突换药，进行卫生宣教，告知病人洗头洗澡时耳内勿进水，保持耳道清洁。

第六节 鼻出血

一、疾病概述

【概念与特点】

鼻出血是耳鼻喉科最常见的急症之一，是以鼻腔、鼻窦或鼻咽部出血为表现，由局部或全身疾病所引起的鼻部症状。治疗以局部处理为主。

【临床特点】

（1）鼻出血量少或为鼻涕中带血，亦可为动脉性大量出血，甚至发生休克。鼻出血可为间歇反复出血，亦可持续出血。

（2）鼻出血大多数为一侧性，很少为两侧性。两侧性出血时，多为一侧出血后血经鼻咽部流到另一侧后鼻孔，然后从对侧前鼻孔流出。

（3）出血多发生在鼻腔前方，血从前鼻孔滴出。少数后方出血者，血可经鼻咽部从口吐出或咽下，病人可出现呕血或咯血。

（4）多数少量出血可自止或将鼻捏紧后止住。较为严重的出血需行止血处理。

（5）鼻中隔前下区、下鼻道后部或鼻咽部可见出血灶。

【治疗原则】

（1）安慰、镇静　多数鼻出血病人都精神紧张，医护人员应沉着处理，安定病人情绪，必要时给予镇静剂。

（2）准备好止血物品及设备，尽快止血，如指压法、填塞法、烧灼法、鼻腔填塞法等。

（3）病因治疗　治疗引起鼻出血的病因，如高血压、血液病、急性传染病等。

二、主要护理问题

（1）体液不足　与失血过多有关。

（2）潜在并发症　失血性休克、感染。

（3）恐惧　与出血量大及担心疾病预后有关。

（4）舒适的改变　与鼻腔填塞致使头痛及张口呼吸有关。

（5）知识缺乏　缺乏鼻出血相关保健与防护知识。

三、护理措施

1. 常规护理

（1）病人取坐位或半坐位。可疑休克者，取平卧位。

（2）出血严重者应准备输血，查血型及行交叉配血试验。

（3）做好心理护理，减轻紧张恐惧大量出血者及老年病人都会紧张和恐惧，应热情接待和安慰病人。在行诊疗措施前，耐心解释其目的、意义或使其安心接受治疗，必要时给予镇静剂。

2. 专科护理

（1）嘱病人切勿将血液咽下，应立即全部吐出，以便观察出血量。

（2）对出血严重者，立即予以止血。①简便止血措施：冷敷鼻部及前额以收缩血管。用拇指和示指紧捏两侧鼻翼 10～15 分钟，以压迫易出血区。或用 1% 麻黄碱或肾上腺素棉片（高血压病人忌用）塞入鼻腔暂时止血。②鼻腔填塞、后鼻孔栓塞止血：用于出血较严重，渗血面较大或出血部位不明者。鼻腔填塞可用吸收性药物填塞如明胶止血海绵、止血纱布或凡士林纱条填塞等。后鼻孔栓塞用凡士林锥形纱球压迫后鼻孔，再加凡士林纱条鼻腔填塞。将锥形纱条尖端丝线固定前鼻孔，另一条线留置口咽部，以便取出。填塞物于 48～72 小时内取出或更换，以免引起感染、鼻窦及中耳的并发症。③烧灼、冷冻、激光止血：发现出血点后，用麻黄碱棉片行局部收缩，再用丁卡因棉片做表面麻醉，然后再行烧灼、冷冻或激光止血。止血后创面涂以抗生素眼膏，起保护作用。

（3）鼻腔或鼻咽部气囊或水囊压迫止血。

（4）药物止血　可选用酚磺乙胺、巴曲酶、抗血纤维芳酸、维生素 C、维生素 K_4。

（5）输液、输血和抗感染　对重病人予以输液、输血补充血容量，纠正水、电解质紊乱。行鼻腔填塞者，使用抗生素预防感染。

（6）手术止血　各种方法止血无效者，可采取鼻窦内窥镜下电凝止血术或手术结扎相应血管并达到止血目的。

3. 病情观察　严密观察病情变化：流出的血量不多而病人面色苍白、出冷汗、烦躁不安、脉速、胸闷或血压下降，提示血液流入胃中，病人已进入休克或休克前期，应及时处理；多次反复出血或高血压鼻出血者，更应密切观察病人生命体征，特别是血压、脉搏的变化。遇有头发热、发胀或其他不适的反复出血或高血压鼻出血者，要及时报告医生处理。观察前鼻孔有无渗血，痰中有无血液。鼻腔填塞者，观察咽后壁有无血液流下，鼻腔填塞的纱条、纱球有无松动，防止坠入咽喉部引起窒息。注意了解有无耳鸣、耳痛、咽下痛、发热等并发症的表现。

4. 健康指导

（1）指导病人应尽量避免打喷嚏，以防震动使血管再破裂出血；起、卧及其他活动时应小心，动作宜缓慢；保持大便通畅勿用力以防血管内压力突然变化而致再出血。

（2）饮食给予半流质、高热量、易消化、无刺激性食物。

第七节　咽与食管异物

一、疾病概述

【概念与特点】

咽和食管异物是耳鼻喉科常见的急症，可发生于任何年龄，以鱼刺、肉骨、果核最多见。

【临床特点】

（1）咽异物常引起咽异物感，吞咽困难，局部持续刺痛，部位固定。吞咽时症状更明显。

（2）食管异物有不同程度异物梗阻感，吞咽困难，病人常张口流涎，不敢吞咽，也可表现为反复呕吐。

【治疗原则】

原则上一旦确诊应尽早将异物取出，有利于减轻病人痛苦，防止并发症的发生与发展。且早期黏膜肿胀轻，有利于异物的显露与取出。咽部异物一般在口咽视诊或在间接喉镜下用镊子或钳子取出。食管异物可在直接喉镜或食管镜下取出。

二、主要护理问题

（1）焦虑、恐惧　与担心异物能否取出有关。

（2）有感染的危险　与异物长期存在损伤黏膜有关。

三、护理措施

1. 急救护理

（1）对精神紧张不能合作者，应给予安慰。

（2）简单介绍取异物的方法，使病人能配合。

（3）异物取出后应禁食 1 天，给予输液。并注意观察痰中带血情况，遵医嘱酌情给予抗生素。

2. 病情观察

（1）对于食管黏膜损伤较重或炎性反应严重者，需密切观察病情变化，禁食 24～48 小时，视具体病情，考虑逐渐进流质或半流质饮食。

（2）对于食管穿孔者，给予置入鼻饲管，维持生理需要的热量和营养，同时密切注意是否发生并发症。若证实有圆钝异物进入胃内，可嘱病人进食韭菜等富含纤维的饮食，以利于异物排出。需观察大便情况，直至找到异物为止

3. 健康指导

（1）进食不宜匆忙，尤其食用带有骨刺类的食物时，要仔细咀嚼，将骨刺吐出，以防误咽。

（2）老年人有义齿时，不要进黏性强的食物，义齿有损坏时及时修整；睡眠前取下。

（3）教育儿童勿将硬币及玩具等放在口内玩耍。

（4）误咽异物后，切忌强行吞咽饭团、馒头等企图将异物推下，以免加重食管损伤，出现并发症，增加手术难度。

（5）护理人员要对咽异物病人进行有效的心理疏导，通过耐心的态度、通俗易懂的语言，让病人了解医务工作者的良苦用心，改善病人检查前的焦虑、紧张心理，鼓励和安慰病人，改善不良心理情绪，提高检查依从性，向接受纤维喉镜检查的病人耐心讲解咽喉部疾病的发病机制，对机体的不良刺激，指导病人办理好手术和住院手续；解答病人提出的与疾病相关的疑问，向病人介绍病友的成功案例，让病人建立起战胜疼痛和疾病的信心；同时应做好卫生知识宣教，嘱病人被异物卡喉时勿强行咽下，以免造成食管损伤，也勿用手抠咽喉，以免加重咽喉部损伤，增加取出难度；音乐是自然界声音

的再现，其与医疗的关系密切，能提高病人的生理、心理健康水平，缓解躯体和精神痛苦，消除病人的紧张情绪，分散病人注意力，从而达到减轻病人的恐惧程度、稳定血压、减少恶心发生次数的目的。

第八节 气管、支气管异物

一、疾病概述

【概念与特点】

气管、支气管异物有内源性及外源性 2 种。前者是指呼吸道内有假膜、干痂、干酪样坏死等堵塞。一般所指的气管、支气管异物属外源性，即外界物质误入气管、支气管内所致的疾病、是耳鼻喉科最为危险的急症之一，多见于 5 岁以下的儿童，3 岁以下最多，可占 60%～70%，偶见于成年人。

【临床特点】

（1）气管异物　异物经喉进入气管，刺激黏膜引起剧烈咳嗽、反射性喉痉挛而出现憋气、面色青紫等。活动性异物在咳嗽或呼吸气末期可闻及拍击音；异物固定不完全阻塞时发生肺气肿则出现呼吸音减低，完全性阻塞可致呼吸音消失，出现肺不张等相应体征。

（2）支气管异物　早期症状与气管异物相似。异物进入支气管后停留于内，刺激减少，咳嗽减轻。

【治疗原则】

呼吸道异物是危及生命的急症，应及时诊断尽早取出，以保持呼吸道通畅，并防止发生呼吸困难、缺氧而致心功能衰竭。

（1）游离性异物用直接喉镜下钳取，失败后改用支气管镜明视下取出异物。

（2）固定性异物应在支气管镜下取出，喉阻塞严重又缺乏取出异物条件时，可紧急气管切开，解除喉梗阻。

（3）尖锐异物或有气胸等并发症时，请胸外科协助治疗。

（4）较大异物可行气管切开术，在切口处取出。

二、主要护理问题

（1）有窒息的危险 与异物阻塞呼吸道有关。

（2）知识缺乏 缺乏气管、支气管异物的预防知识。

（3）潜在并发症 感染。

三、护理措施

1. 急救护理

（1）经支气管镜检查，未发现异物或取出不全者，仍应严密观察呼吸变化，以防漏诊。

（2）若为尖锐异物取出后黏膜会有损伤，常发生黏膜肿胀，也应严密观察病人呼吸情况，有无发热、胸痛、咳嗽、咳痰等，预防发生气管炎、肺炎。

（3）防止并发症的发生 遵医嘱合理使用抗生素、类固醇喉部雾化吸入，防止喉痉挛而窒息；经常漱口，保持口腔清洁，积极预防感染的发生；如体温升高、咳嗽、痰多提示感染的存在。

2. 病情观察 密切观察生命体征及全身情况，注意观察有无缺氧、呼吸困难、发热等情况，若出现面色青紫、呼吸窘迫、三凹征或窒息时，可将患儿立起，拍击后背使异物改变位置，以暂缓症状，为后续治疗争取时间，必要时配合医生采用环甲膜穿刺或气管插管等急救措施。

3. 健康指导

（1）8个月至3岁患儿开始独立行走，与外界环境接触增多，模仿力增强，家长应培养患儿良好生活饮食习惯。用餐时耐心地进行喂食或指导其自己动手用餐，进食时勿高声谈笑，不可诱其发笑，恐吓或打骂，集中注意力细嚼慢咽。

（2）4~8岁儿童，开始接触社会，采用讲故事形式教育患儿，使他们明白不良饮食行为习惯的危害，如将玩具放入口、鼻内，边跑边玩边吃，边看电视边吃，极易造成气管内异物等。

（3）对文化层次低、卫生知识欠缺的患儿家长可进行集体宣教和个别指导，强调对患儿看护，物品妥善安放。对花生米、黄豆、瓜子等硬干果类食物可以碾粉调成糊状喂食。

（4）对知识层次相对较高的患儿家长，纠正他们对患儿的溺爱等不良行为，如拿碗跟着小孩后面喂食，允许小儿口含食物玩耍等。讲解气管异物的症状和急救的常识。

（5）教会家长现场救护措施　①拍背法让小儿趴在救护者膝盖上，头朝下，托其胸，拍其背部数次，使小儿咳出异物。也可将患儿倒提拍背。②催吐法用手指伸进口腔，刺激舌根催吐，适用于较靠近喉部的气管异物。③海利希手法：救护者抱住患儿腰部，用双手示指、中指、无名指顶压其腹部，用力向后上方挤压，压后放松，重复而有节奏进行，以形成冲击气流，把异物冲出。以上方法未奏效，应分秒必争尽快送医院耳鼻喉科，切不可拖延。呼吸停止者给予口对口人工呼吸。

第九节　喉阻塞

一、疾病概述

【概念与特点】

喉阻塞亦称喉梗阻，是因喉部或其邻近组织的病变使喉部通道发生阻塞，引起呼吸困难。喉阻塞通常较危重，如不及时治疗可引起窒息而死亡。

【临床特点】

（1）吸气期呼吸困难为喉阻塞的临床特征。

（2）吸气期喉喘鸣　吸气时气流挤过狭窄的声门裂，产生一种尖锐的喉喘鸣声，为喉阻塞突出表现。喉鸣声的大小与喉阻塞程度有关。

（3）吸气期软组织凹陷　吸气时空气不易通过声门进入肺部，胸腹辅助呼吸肌代偿性加强运动，使胸廓扩张，胸腔内负压增加，将胸廓周围软组织吸入，出现胸骨上窝、锁骨上下窝、胸骨剑突下或上腹部、肋间隙在吸气期凹陷，即"四凹征"，儿童的肌张力较弱，凹陷更为显著。

（4）声音嘶哑。

【治疗原则】

对急性喉阻塞的病人，治疗必须争分夺秒，因地制宜，迅速解除呼吸困难，以免造成窒息或心力衰竭。

二、主要护理问题

（1）恐惧、焦虑　与担心梗阻能否解除及呼吸困难有关。

（2）呼吸困难　与气道阻塞有关。

（3）潜在并发症　窒息。

三、护理措施

1. 急救护理

（1）一度　明确病因，积极治疗。如由炎症引起，使用足量抗生素和糖皮质激素。

（2）二度　积极治疗病因。如炎症引起，用足量有效抗生素和糖皮质激素；若为异物，应迅速取出；如为喉肿瘤、喉创伤、双侧声带麻痹等一时不能去除病因者，应考虑做气管切开术。

（3）三度　由炎症引起，喉阻塞时间较短，在密切观察下积极使用药物治疗，并做好气管切开术的准备。若药物治疗未见好转，全身情况较差时，应及早行气管切开术。

（4）四度　立即行气管切开术。若病情十分紧急，可先行环甲膜切开术，或先气管插管，再行气管切开术。

2. 病情观察　术后密切观察体温、切口变化，早期发现吻合口瘘。

3. 健康指导

（1）急性喉炎患儿，应注意多饮水，增加营养，避免带孩子到人群集中的地方去，多晒太阳，做户外运动增加抵抗力等。

（2）喉肿瘤摘除病人应鼓励病人提高战胜疾病的信心，正确认识疾病，增强锻炼，及时治疗，从心理上不畏疾病，延长生命。

第九章
传染科急症

第一节　流行性腮腺炎

一、疾病概述

【概念与特点】

流行性腮腺炎是腮腺炎病毒引起的急性呼吸道传染病。其主要临床表现为以腮腺非化脓性肿痛为特征，偶可无腮腺肿大（20%～40%腮腺不肿大），大多有发热、咀嚼受限，并可累及其他腺体组织或脏器，好发于儿童和青少年，冬春季是发病的高峰季节。早期病人和隐性感染者是本病的传染源。

【临床特点】

（1）前驱期　多无前驱症状，少数病例可有发热、肌肉酸痛、周身不适、食欲不振等前驱症状。

（2）腮肿期　发病1～2天后出现颧骨弓或耳部疼痛，腮腺逐渐肿大，体温随之上升可达40℃以上。腮腺肿大通常先为单侧，2～4天后对侧亦肿大，双侧肿大者约占75%。腮腺肿大以耳垂为中心向前、下、后方向发展，边界不清，触之有弹性并有触痛。局部皮肤发亮但不红，皮温增高。早期腮腺导管阻塞，故咀嚼或进食物等促进唾液分泌增加时疼痛加剧。腮腺肿大于48小时达高峰，持续4～5天后渐消退。颌下腺或舌下腺可单独或同时受累。颌下腺肿大时，下颌部明显肿胀，可触及椭圆形腺体。舌下腺肿大时，可见舌下及颈前下颌部明显肿胀，并有吞咽困难。

（3）恢复期　腮腺肿大持续4～5天后逐渐消退，体温恢复正常，整个病程10～14天。

【治疗原则】

（1）抗病毒治疗　发病早期可使用利巴韦林（病毒唑）静脉滴注，疗程5~7天。

（2）对症治疗　体温过高者给予药物或物理降温；腮腺胀痛者，局部选用青黛散或如意金黄散等以适量食醋调和后外敷，胀痛较重者可给予镇静剂。

（3）并发症的治疗　①睾丸炎：用丁字带将肿大的睾丸托起，局部冷敷，以减轻疼痛。疼痛剧烈者可用2%普鲁卡因做精索封闭。早期可口服己烯雌酚以预防睾丸炎的发生。②脑膜脑炎：除对高热、头痛、呕吐等进行治疗外，可静脉滴注20%甘露醇进行脱水治疗。重症病人可短期应用糖皮质激素。

二、主要护理问题

（1）体温过高　与炎症刺激引发热有关。

（2）疼痛　与炎症致红、肿、热、痛有关。

（3）潜在并发症　脑膜炎、睾丸炎。

三、护理措施

1. 急救护理

（1）呼吸道隔离　病人应隔离至腮腺肿胀完全消退。对于接触者，儿童留院观察3周。

（2）急性期应卧床休息，保证营养和液体摄入，给予清淡、易消化的流质或半流质饮食，勿进食酸性食物，以避免加剧腮腺疼痛。

（3）高热时按高热护理常规　①局部疼痛可选用中药制剂局部外敷以减轻受累组织的胀痛。②嘱病人勤刷牙，经常用温盐水漱口，以保持口腔的清洁卫生，防止继发细菌感染。③有睾丸炎者用棉花垫和丁字带将肿胀的睾丸托起，注意避免过紧影响血液循环。

（4）按《传染病防治法》的要求上报疫情。

2. 病情观察　主要观察体温、脉搏，腮腺肿痛的表现及程度、口腔是否清洁、腮腺导管开口有无红肿及脓性分泌物；其他器官与腺体有无受累的表

现，特别是当体温恢复过程中又升高时更应注意，及早发现和处理并发症。及时了解血常规、血及尿淀粉酶等化验检查结果。

3. 健康指导

（1）做好患儿的心理护理　病毒性脑炎起病急、病情重，且有发热、头痛、恶心、呕吐等症状。住院后他们对医院的环境不熟悉，而患儿需要打针、吃药，心理上有恐惧感，要求我们医护人员关心患儿，体贴患儿并主动与患儿沟通，使患儿有亲切感，尽快适应陌生的住院环境。

（2）做好家属的工作　家属的情绪变化会直接影响患儿的情绪，护士要做好家属的教育工作，家属对患儿的安慰和鼓励有时会起到护士难以起到的作用，有助于患儿克服焦虑、不安，使患儿积极配合我们治疗。

（3）根据本病的流行特点，护士应主动与患儿及家属交谈，提高他们的卫生科普知识。在流行期间应加强对易感人群宣传教育，避免接触传染源，对易感儿可接种腮腺炎减活疫苗，以减少发病率。

第二节　流行性出血热

一、疾病概述

【概念与特点】

流行性出血热又称肾综合征出血热，是由汉坦病毒引起的一种自然疫源性疾病。临床上以发热、低血压休克、出血、肾损害等为主要特征。黑线姬鼠和褐家鼠是我国主要传染源，可通过呼吸道、消化道、接触、虫媒等途径传播。人群普遍易感，感染后可获持久免疫力。以男性青壮年发病较多。有明显季节性，其中黑线姬鼠传播者以 11 月至次年 1 月为高峰，5～7 月为小高峰，家鼠传播者 3～5 月为高峰。

【临床特点】

流行性出血热的潜伏期为 4～46 天，一般为 7～14 天，典型病例有发热期、低血压休克期、少尿期、多尿期和恢复期的 5 期经过，亦可有越期或几期重叠现象。

（1）发热期　起病急骤，主要表现为全身中毒症状、毛细血管损伤和肾损害。具体表现为高热、多呈稽留热或弛张热型，热程多为 3~7 天。发热同时伴有剧烈头痛、腰痛、眼眶痛（三痛征）及颜面、颈部、前胸皮肤潮红（三红征）。全身皮肤、黏膜均可有充血、出血、水肿现象。穿刺部位可见大片瘀斑，球结膜充血、水肿，重者可呈水疱样。肾损害表现为蛋白尿和尿镜检发现管型等。

（2）低血压休克期 多在病程的第 4~6 天出现，多数病人在发热末期或热退时出现血压下降，一般持续数小时至 3 天，持续时间长短与病程轻重、治疗措施是否及时和正确有关。主要为全身小血管病变、血管壁通透性增加、血浆外渗、血容量下降所致原发性休克。一般血压开始下降时四肢尚温暖，若血容量继续下降则表现为面色苍白、四肢厥冷、脉搏细弱或不能触及，尿量减少。当脑供血不足时出现烦躁、谵妄。少数顽固性休克病人，由于长期组织灌注不良出现发绀，并促进弥散性血管内凝血、脑水肿、急性呼吸窘迫综合征和急性肾衰竭的发生。此外，在病程中还可发生因腔道大出血、继发感染、水及电解质紊乱、弥散性血管内凝血等引起的继发性休克，应注意与原发性休克鉴别。

（3）少尿期 少尿期一般出现于病程第 5~8 天，持续 2~5 天，继休克期之后出现，亦可与休克期同时出现，因而要与肾前性少尿鉴别。若尿相对密度 >1.20，尿钠 <40mmol/L。尿素氮与血尿素氮之比 >10∶1，应考虑为肾前性少尿。24 小时尿量 <400ml 为少尿，<100ml 为无尿。此期病人主要表现为尿毒症、酸中毒和水、电解质紊乱，严重者可出现高血容量综合征和肺水肿。多数病人此期由于 DIC、血小板功能障碍或肝素类物质增加而出现出血现象加重，表现为皮肤瘀斑增加，鼻出血、便血、呕血、咯血、血尿或阴道出血，少数病人出现颅内出血及其他内脏出血。少数病人无明显少尿而存在氮质血症，称无少尿型肾衰竭，这是肾小球受损而肾小管受损不严重所致。此期并发症多见，容易引起病人死亡。

（4）多尿期 多尿期一般在病程第 9~14 天，分 3 个阶段。移行期：每天尿量逐渐增至 2000ml，此期虽尿量增加但血尿素氮和肌酐等反而上升，症状加重，需特别注意病情变化；多尿早期：尿量由每天 2000ml 增至 3000ml，此期氮质血症未见改善，症状仍重；多尿后期：每天尿量 >3000ml，一般尿量可达 4000~8000ml/d，少数可达 15 000ml/d，尿素氮、肌酐逐步下降，精神食欲逐日好转。此时若水和电解质补充不足或继发感染,可发生继发性休克,亦可发生低钠、低钾症状。

(5)恢复期 多尿期过后,尿量逐渐恢复到2000ml/d以下,症状基本消失,尿素氮、肌酐恢复正常。一般需1~3个月体力才能完全恢复,少数病人可遗留高血压、肾功能障碍、心肌劳损和垂体功能减退等症状。

【治疗原则】

本病以综合治疗为主,早期抗病毒治疗,中晚期则针对病理生理改变进行对症治疗。"三早一就"是本病的治疗原则,即早期发现、早期休息、早期治疗和就近治疗。

二、主要护理问题

(1)体温过高 与流行性出血热病毒感染有关。

(2)组织灌注量改变 与血管壁损伤造成血浆大量外渗有关。

(3)体液过多 与组织水肿和血管通透性增加及肾脏损害有关。

(4)皮肤完整性受损 与血管壁损伤造成皮肤出血有关。

(5)潜在并发症 出血、肾功能不全、电解质紊乱、酸中毒。

(6)焦虑 与发热不退、隔离治疗、害怕疾病预后不好有关。

三、护理措施

1. 常规护理 病人应绝对卧床休息,避免随意搬动。给予清淡可口、高热量、富含维生素、有营养的流质或半流度饮食,少量多餐。少尿期宜给予低盐、低蛋白饮食。加强皮肤及口腔护理。注意空气消毒,预防继发感染。

2. 专科护理

(1)高热的护理 绝对卧床休息,禁止搬动。严密观察病情,每4小时测体温1次。发热末期注意血压、脉搏、尿量的变化。注意观察发热的程度及热型,伴随症状并详细记录。体温超过38.5℃时,可在体表大血管处冷敷,不宜用酒精擦浴和发汗退热药物。及时送检尿标本,遵医嘱给予补液治疗。

（2）组织灌注量不足的护理 将病人置于休克体位，给氧。注意保暖，室温保持在20℃左右，可加盖棉被、毛毯等，但忌用热水袋保温，防止机体反应性低而造成烫伤。严密观察并记录脉搏、血压、意识状态、皮肤温度、24 小时出入量。迅速建立静脉通道，以利快速扩容及静脉用药。遵医嘱扩充血容量，纠正酸中毒，使用血管活性药物并观察药物疗效。

（3）按《传染病防治法》的要求上报疫情。

3. 病情观察

（1）生命体征的观察 应严密监测病人的生命体征，尤其对血压的观察更为重要，发热期应每 2 ~ 4 小时测血压 1 次，发热末期和低血压休克期每 30 分钟测量 1 次，或按需要随时测量，并做详细记录。

（2）出血的观察及护理 观察是否有鼻出血、咯血、呕血、便血，是否有烦躁不安、面色苍白、脉搏增快、血压下降等休克表现；常规查血型、交叉配血，并做好输血准备；根据不同的出血部位做相应处理，遵医嘱给予止血药；进行有关凝血功能的检查；根据病情准备抢救用物及药品；注射后需延长按压时间，防止出血及皮下血肿。

（3）急性肾衰竭的观察及护理 严密观察尿量，准确记录 24 小时出入液量；少尿期严格控制入液量，每天入量为前 1 天出量加 500 ~ 700ml；还应限制钠盐及钾盐的摄入，并给予低蛋白饮食；遵医嘱使用利尿药，并观察利尿效果，及时采血监测肾功能和电解质；导泻病人应记录大便次数、量及性质；进行血液透析的病人给予相应的护理。

（4）肺水肿的观察及护理 注意观察是否存在呼吸困难、烦躁、心率增快、咳粉红色泡沫样痰、肺底湿啰音等，发现有左心功能不全表现后立即停止输液或控制输液速度，立即报告医生共同处理。病人取坐位或半卧位，双下肢下垂，给予用30% ~ 50%酒精湿化后氧气吸入；遵医嘱使用强心、利尿、降压等药物并观察药物疗效及不良反应。

4. 健康指导

（1）流行性出血热病人恢复正常需数月甚至数年时间，出院后不能掉以轻心，要定期复查肾功能、血压及垂体功能，如有异常应及早治疗。

（2）加强营养、注意休息、不宜劳累，以便早日康复。

第三节 钩端螺旋体病

一、疾病概述

【概念与特点】

钩端螺旋体病简称钩体病，是致病性钩端螺旋体引起的动物源性传染病。临床上主要表现为急性发热与全身酸痛，重者可累及多个脏器，引起肺出血、黄疸、肾衰竭、脑膜炎，甚至死亡。我国钩端螺旋体病的主要传染源为黑线姬鼠、猪和犬等。人体主要通过间接接触传播。带菌动物从尿排出钩端螺旋体，污染周围环境，钩端螺旋体通过皮肤和黏膜，特别是破损的皮肤侵入体内。人群普遍易感，病后可获得较强的同型免疫力。但对不同型钩端螺旋体仍然易感。以青壮年、农民、渔民、屠宰工人发病为主。主要流行于夏秋季（6～10月）。

【临床特点】

钩端螺旋体病的潜伏期为2～20天，一般为7～13天。病情轻重不一，整个病程分为3期。

（1）早期　多数病人起病急骤，畏寒发热，热型多为稽留热，部分为弛张型，热程一般为4～7天。头痛、全身肌痛，尤以腓肠肌及腰背肌疼痛最为显著，腓肠肌压痛，拒按。全身乏力，腿软，行走困难。浅表淋巴结肿大与压痛，以腹股沟淋巴结及腋下淋巴结群较见。一般为黄豆至蚕豆大小，呈软性隆起，伴压痛。部分病人伴呼吸道、消化道症状，可能有肝、脾大及出血倾向。

（2）中期　为症状明显期，常见临床类型如下。①流感伤寒型：又称感染中毒型，即单纯败血症。除初期表现外，无明显内脏损害，病程一般5～10天，发热渐退而愈。②肺出血型：病程3～4天后病情加重而出现不同程度的肺出血。轻度肺出血型表现为咳嗽与痰中带血，肺部可闻及少量湿啰音，X线胸片可见双肺散在点状或小片状阴影，经及时而适当的抗菌治疗较易痊愈；肺弥漫性出血型表现为发热及其他中毒症状进行性加重，同时出现面色改变，由潮红转为苍白或青灰，继之在口唇、甲床、鼻尖等处出现发绀，这往往是钩端螺旋体病肺弥漫性出血病情严重的一个重要标志，也是严重缺氧的一个标志。呼吸、脉搏增快，肺部出现湿啰音，咳血痰或咯血，血液呈暗红色。病人神志恍惚或昏迷，临终前常口、鼻涌血。肺弥漫性出血型病情进展迅猛，病死率极高。早期诊断、早期治疗具有非常重要的临床意义。③黄疸出血型：病程的4～5天以后出现黄疸、出血倾向和肾损害表现。黄疸逐渐加深，于病程10天左右达高峰。深度黄疸者预后较差，多数伴有明显出血，肝、肾衰竭。部分病例可伴皮肤瘙痒、相对缓脉、呃逆等。肝脏轻至中度肿大，触痛，部分病例可有脾脏轻度肿大。多数病例发生不同程度的出血现象，常表现为鼻出血、皮肤黏膜瘀点、瘀斑，腔道出血尤其是消化道出血。本型肾脏损害很普遍，轻者有蛋白尿、镜下血尿，重者发生急性肾衰竭，表现为少尿或无尿。急性肾衰竭是黄疸出血型最常见的死亡原因，此外，肝衰竭也是本型死亡原因之一。部分病例可合并脑膜炎、心肌炎、心包炎、胸腔积液等。④肾衰竭型：各型钩端螺旋体病病人都可有肾损害的表现，如尿中有蛋白质、红细胞与管型等。仅少数发生肾衰竭，表现为少尿、氮质血症和尿毒症。肾衰竭常与黄疸出血型合并出现，单独肾衰竭型少见。一般于发病3天后出现肾实质损害表现，少尿或无尿常发生于病程的第1周内，平均病程2～3周，恢复期一般无肾脏后遗损害，远期预后良好。⑤脑膜脑炎型：在钩端螺旋体病发病后2～3天，出现头痛加重、烦躁，甚至恶心呕吐，颈部有抵抗力，克氏征阳性等脑膜炎表现及嗜睡、神志不清、谵妄、瘫痪、抽搐与昏迷等脑炎表现。重者可发生脑水肿、脑疝与呼吸衰竭等。脑脊液压力增高，蛋白含量增高，白细胞计数增多，一般在$500 \times 10^6/L$以下，以淋巴细胞为主，糖正常或稍低，氯化物正常。脑脊液的钩端螺旋体培养阳性率较高。单纯脑膜炎者，预后较好。脑炎或脑膜脑炎者病情较重，脑炎较重伴有脑水肿者预后差。⑥后期并发症：少数病人在发热消退进入恢复期后可出现再次发热，体温38℃左右，经1～3天退热，称为后发热。此时无钩端螺旋体血症，不需抗生素治疗。某些病人在后发热时或稍后出现脑膜脑炎症状和体征，但脑脊液钩端螺旋体培养阴性，称为反应性脑膜炎，预后良好。部分病人在退热后1周至1个月左右眼出现的后发症，主要为虹膜睫状体炎、脉络膜炎、葡萄膜炎、巩膜表层炎、球后视神经炎等，主要发生于波摩那型钩端螺旋体。另外某些波摩那型钩端螺旋体病病人在钩端螺旋体病后2～5个月出现偏瘫、失语，可为短暂的反复发作，是钩端螺旋体病后并发症中的闭塞性脑动脉炎，可能为变态反应所致。

【治疗原则】

钩端螺旋体病的治疗原则是早期诊断，及早进行抗菌治疗和相应的对症治疗。

二、主要护理问题

（1）活动无耐力　与骨骼肌纤维受损有关。

（2）气体交换受损　与肺弥漫性出血有关。

（3）潜在并发症　肝性脑病、急性肾功能不全。

三、护理措施

1. 常规护理　急性期病人应严格卧床休息，直至临床症状及体征消失方可下床活动，并应注意逐渐增加活动量及逐渐延长活动时间。协助病人洗漱、床上大小便，减少体力消耗，并保持皮肤的清洁干燥。急性期应给予高热量、低脂、适量蛋白、少渣及易消化的流质或半流质饮食，以保证营养充足。局部肌肉疼痛者可用热敷，每次 15 分钟，每天 3～4 次。明显头痛伴肌肉痛者可给予镇静剂。

2. 专科护理

（1）高热的护理　每 4 小时测量 1 次体温、脉搏、呼吸，并做好记录。降温以物理降温法的冰枕、冰帽、冰敷等为主。有皮肤出血倾向者，不宜酒精擦浴。降温后 0.5 小时测量体温，并准确记录于体温单上。鼓励病人多饮水，出汗后及时更换衣服，注意保暖。协助进行口腔护理，每天 2 次，口唇干燥时可涂护唇油。

（2）肺出血的护理　病后若未注意休息、未及时治疗、病人免疫力低（如未接种钩体疫苗者或新到疫区的人）、病原菌毒力很强、情绪紧张、赫氏反应等均可诱发肺弥漫性出血，故应尽量避免诱发因素。密切观察病情变化，及时发现肺弥漫性出血的先兆并立即报告医生。保持病人安静，避免一切不必要的检查和操作，禁止搬动。咯血时需保持侧卧位，防止血液堵塞呼吸道引起窒息。一旦发生呼吸道阻塞，应紧急行气管切开，以保持呼吸道通畅。遵医嘱给氧并给予镇静剂、氢化可的松、强心药物。输液速度应缓慢，控制在 1ml/min 以内。

（3）药物治疗的护理　赫氏反应可促发肺弥漫性出血使病情加重，故在首剂应用青霉素 15 分钟至 6 小时内，应密切观察有无突起发冷、寒战、高热、大汗、低血压等表现，应随时询问病人的感觉，以便及时发现，并给予妥善处理。

（4）按《传染病防治法》的要求上报疫情。

3. 病情观察　密切观察病人的生命体征。观察病人是否有心悸、烦躁不安、面色苍白、呼吸急促等表现，以早期发现肺部大出血；观察皮肤、黏膜有否出血点及紫癜，并注意鼻出血、呕血、便血、咯血及血尿等出血现象；观察神志、瞳孔等变化，以便及早发现脑水肿及脑疝；准确记录 24 小时出入量，尤其是尿量。

4. 健康指导

（1）心理护理　病人得病后会出现焦虑、紧张等不良心理状态，加之又是传染病，甚至有恐惧的心理。病人处于这种状态下，对病情的恢复是极为不利的。护士应尽可能多地接触病人，与病人交流，向病人宣传本病的知识，针对病人提出的各种问题，耐心解释，消除其紧张、焦虑、恐惧心理，使病人积极配合治疗，树立战胜疾病的信心。

（2）补充水分和营养，给予热量、富含维生素及易消化、清淡食物，禁食刺激性食物及不易消化食物，保持水、电解质和酸碱平衡，并鼓励病人多饮水，每天 1500～3000ml，以利毒物排泄和保证身体的需要。

（3）早期卧床休息，减少体力消耗，以利恢复。不要随意搬动病人，各种操作集中进行，减少不必要的检查，以防止意外。待病情稳定后，继续休息 2～3 周，恢复期也不宜过早活动。

（4）出院宣教　病人出院后嘱其注意休息，如出现发热、胫前皮肤发红、视野减退、视野缺损、偏瘫、语言障碍等眼部、神经系统等后遗症时，及时复诊。

第四节　麻　疹

一、疾病概述

【概念与特点】

麻疹是由麻疹病毒引起的急性呼吸道传染病，多见于小儿，在易感人群聚集的地方易发生暴发流行。临床上以发热、咳嗽、流涕、眼结膜充血、颊黏膜有麻疹黏膜斑及全身性斑丘疹为特征。

【临床特点】

（1）典型麻疹分3期　①前驱期：从发热到出疹为前驱期，一般持续3～4天。有咳嗽、流涕、流泪等，口腔黏膜见麻疹黏膜斑为特征。②出疹期：发热后3～5天，皮肤开始见疹，自耳后发际向面颈躯干四肢蔓延直至手足心。疹色淡红，疹间可见正常皮肤界线，压之退色，少数可融合成片，重症者可见出血性皮疹、嗜睡、谵妄、抽搐等。③恢复期：出疹1～2天后热渐退，疹色变深，退疹后有脱屑及色素沉着。无并发症者病程10～14天。非典型麻疹有轻型麻疹，重型麻疹（中毒性、休克性、出血性、疱疹性），异型麻疹。

（2）体征　①眼结膜充血。②发病第2～3天出现口腔麻疹黏膜斑。③发病第3～5天皮肤出现皮疹，出疹顺序先耳后、颈部，迅速发展到面部、躯干、四肢，2～3天遍及手掌、足底，皮疹2～5mm大小，初呈淡红色、散在，后渐密集呈鲜红色，进而转为暗红色，疹间皮肤正常。④出疹时全身浅表淋巴结及肝脾轻度肿大，肺部可闻及干湿啰音。⑤疹退后遗留淡褐色色素沉着，伴糠麸样脱屑，1～2周消退，疹消退后全身症状减轻，热退。

【治疗原则】

（1）对症治疗　高热者酌情用小剂量退热药，咳嗽用祛痰止咳药，烦躁不安可用镇静剂。

（2）并发症治疗　支气管肺炎主要为抗菌治疗；心肌炎有心力衰竭者按心力衰竭处理，重症者可同时用糖皮质激素保护心肌；喉炎者给予雾化吸入稀释痰液，选用抗菌药物，重症者可同时用糖皮质激素以减轻喉部水肿。

二、主要护理问题

(1) 体温过高 与炎症有关。

(2) 皮肤完整性受损 与皮疹有关。

(3) 气体交换受损 与病毒侵及呼吸道黏膜使其受损影响换气有关。

(4) 清理呼吸道低效 与痰液黏稠、长期卧床咳嗽无力有关。

(5) 营养失调,低于机体需要量 与食欲下降、高热、消耗增多有关。

(6) 有感染的危险 与机体免疫力低下有关。

(7) 有传播病毒的危险 与呼吸道排出病毒有关。

(8) 恐惧、焦虑 与家属不了解病情及预后有关。

(9) 潜在并发症 心肌炎、喉炎、脑炎。

三、护理措施

1. 常规护理

(1) 呼吸道隔离至出疹后 5 天,有并发症者延长至出疹后 10 天;绝对卧床休息,保持室内空气新鲜、通风,室内光线不宜过强以防止强光对病人眼睛的刺激;饮食以营养丰富、富含维生素、易消化的流质、半流质饮食为主,避免生冷、干硬、油腻及含刺激性调料品,并应注意补充充足的水分,可给予果汁等少量多次喂服,脱水、摄入过少者给予静脉补液,注意水、电解质平衡。

2. 专科护理

(1) 发热的护理 在前驱期尤其是出疹期,如体温不超过 39℃ 不予处理,因体温太低影响发疹。如体温过高,可用温水擦浴(忌用酒精擦浴,以免刺激皮肤影响皮疹透发及体温骤降引起末梢循环障碍),或服用小剂量退热药,使体温略降为宜。

(2) 皮疹的护理 注意保持皮肤清洁,每天用温水轻擦皮肤,禁用肥皂水与酒精擦拭皮肤;有皮肤瘙痒者应避免搔抓,防止抓伤皮肤造成感染。应注意修剪指甲,幼儿自理能力差,可将手包起来;皮肤剧痒者可涂炉甘石洗剂等；退疹后皮肤干燥可涂以润滑油。衣着应宽松，内衣裤应勤换洗；床褥应保持清洁、松软、平整、干燥；有口腔黏膜斑的病人，应注意做好口腔护理，每日用生理盐水或朵贝液彻底清洗口腔 2~3 次，每次进食后用清水擦拭口腔，以保持口腔清洁、黏膜湿润；皮疹发生破溃后应及时处理，可涂以抗生素软膏防继发感染。

（3）眼、鼻的护理　因麻疹病人有结膜炎，应每天用生理盐水或硼酸溶液冲洗双眼 2~3 次，冲洗后滴入眼药水，以预防继发细菌感染。随时清除鼻腔分泌物，保持鼻腔通畅。

（4）按《传染病防治法》的要求上报疫情。

3. 病情观察

（1）注意体温、脉搏、呼吸及神志状态，如出现体温过高或下降后又升高、呼吸困难、发绀、躁动不安等，均提示可能出现并发症。

（2）皮疹变化　出疹期应观察出疹顺序、皮疹颜色及分布情况，如出疹过程不顺利，提示可能发生并发症，需报告医生及时处理。

（3）观察有无脱水、酸中毒及电解质紊乱的表现。

（4）观察支气管肺炎、喉炎等并发症表现。

4. 健康指导

（1）饮食指导　①由于病人高热消耗较大，应鼓励病人少食多餐，进食一些营养丰富、易消化的流质、半流质饮食，忌食虾、蟹及辛辣、生冷油腻的食物。②注意补充水分，可予果汁、芦根水，少量、多次喂食，摄入过少者给予静脉输液，注意水、电解质的平衡。③疹退后要供给高蛋白、富含维生素食物，尤其是富含维生素 A 的食物，如动物的肝脏和胡萝卜，防止角膜混浊、软化、穿孔。

（2）消毒隔离指导　①指导家属进行麻疹疫苗的接种。②呼吸道隔离，病人隔离至出疹 5 天，伴有呼吸道并发症者隔离期延长至出疹 10 天。因在阳光下或流动空气中 20 分钟麻疹会失去致病力，但要避免病人被风直接吹到，为避免阳光直晒，可用深色窗帘遮盖，室温不可过高，18~20℃，湿度 55%~60%，可在病房洒些水。增加空气的湿度。③病人尽量减少与他人接触，不宜出门，出病房时戴双层口罩，在规定的区域活动。④护理人员注射麻疹疫苗，护理操作尽量集中进行，护士戴防护口罩，操作完成后在通风处逗留片刻，以防交叉感染。⑤病室每日紫外线空气消毒 1 次，每次时间为 60 分钟。⑥严格限制人员探视，防止麻疹病毒的传播。

（3）生活起居指导 ①每隔 4 小时进行 1 次体温测量，对于高热者 2 小时测 1 次；对出疹期持续高热病人重点加强观察。②休息与活动：卧床休息，特别是发热期，病人感疲乏无力，直至疹退咳止。③前期、出疹期体温在 39.5℃以上时可以用紫雪散、柴胡、清热解毒散等缓和的退热剂退热，把握热度不能降得过猛，使体温维持 38～39℃，以免剧烈的退热会使疹子发散不充分。头部可敷温湿毛巾，切忌酒精擦浴、冰袋降温。④一旦发现手心、脚心有疹子出现，说明疹子已经出全，病人进入恢复期。如果病人出现高热不退、呼吸急促、咳嗽加剧、鼻翼扇动、口周紫红、四肢冰凉、脉搏细弱、心率加快、皮疹引退或出疹不全、声音嘶哑等症状，说明病人有其他合并症，需及时汇报医生并配合抢救。⑤皮肤的护理 保持床褥清洁、干燥、平整，盖被应柔软，内衣柔软宽大并勤换洗，切忌紧衣厚被"捂汗发疹"，在出疹期和疹退后常有皮肤瘙痒，应剪短指甲，防止抓伤皮肤，每天应温水擦浴（忌用肥皂），皮痒者可涂炉甘石洗剂或清凉止痒搽剂。退疹后皮肤干燥者可涂适量润滑油。⑥口腔护理 麻疹病人急性期食欲减退，营养不良，容易出现各种口腔炎症，每天用 0.9% 的生理盐水清洁口腔，防止口腔炎、溃疡、鹅口疮的发生。对患儿口腔麻疹消退情况加强观察，对口腔有无黄色分泌物、扁桃体红肿和口腔溃疡等问题进行及时发现和处理，用棉签蘸生理盐水擦拭口腔。